AF329587

GUIDE PRATIQUE

D'ÉLECTROTHÉRAPIE

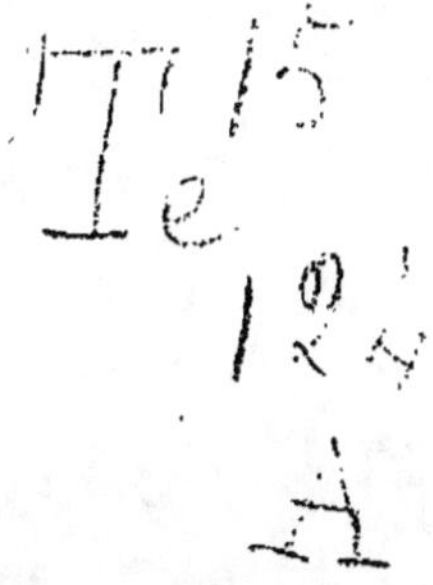

Recherches sur l'occlusion des orifices auriculo-ventriculaires. 1865.

De la théorie dynamique de la chaleur dans les sciences biologiques, 1866. Ouvrage couronné par la Société de biologie.

Expériences sur la genèse des leucocytes et sur la génération spontanée. 1867.

De la vibration nerveuse et de l'action réflexe dans les phénomènes intellectuels. 1868.

Des mouvements de l'intestin. De la contraction des fibres lisses. — Influence des courants sur le système nerveux, — sur la circulation, etc., en collaboration avec Cu. Legros, professeur agrégé à la Faculté. (Médaille d'or de l'Académie des sciences. 1870.)

Recherches expérimentales sur les phénomènes consécutifs à l'ablation du cerveau et sur les mouvements de rotation. 1872.

De l'État mental de la population de Paris pendant les deux sièges. 1872.

Contribution à l'étude de la septicémie. 1873.

Traité d'Électricité médicale, en collaboration avec Cu. Legros. (La seconde édition est sous presse.)

Deux leçons sur l'emploi médical de l'Électricité faites à l'hôpital de la Salpêtrière. 1873.

Du langage considéré comme phénomène automatique et d'un centre nerveux phono-moteur. 1873.

De la différence d'action des courants continus, et des courants induits, sur l'organisme. 1875.

De la Psychologie dans les drames de Shakespeare. 1876.

Articles Muscle et Contractures dans le Dictionnaire Encyclopédique.

Étude physiologique et clinique des surfaces en contact avec le sol. 1881.

Des déformations du pied et de la jambe. 1882.

CORBEIL. — TYP. ET STÉR. CRÉTÉ.

GUIDE PRATIQUE

D'ÉLECTROTHÉRAPIE

RÉDIGÉ D'APRÈS LES TRAVAUX

ET LES LEÇONS

DU DOCTEUR ONIMUS

Lauréat de l'Institut (Grand Prix de médecine et de chirurgie
de l'Académie des Sciences), etc.

PAR

LE Dr E. BONNEFOY

DEUXIÈME ÉDITION

Revue et augmentée par le Dr ONIMUS

Avec 113 figures dans le texte

PARIS

G. MASSON, ÉDITEUR

LIBRAIRE DE L'ACADÉMIE DE MÉDECINE

120, Boulevard Saint-Germain, en face de l'École de Médecine

MDCCCLXXXII

INTRODUCTION

DE LA DEUXIÈME ÉDITION.

Nous avons conservé dans cette deuxième
édition le plan général adopté par M. le
Dr Bonnefoy dans la première édition, car ce
n'est toujours qu'un simple Guide pratique
que nous voulons donner au public médical.
Les questions si compliquées et si hypothé-
tiques de l'électrotonus, les aperçus physiologiques, les théories sur le mode d'action des
courants électriques, etc., ne trouvent guère de
place ici, et nous les avons réservés pour le
Traité d'électricité dont la deuxième édition est
sous presse.

Nous aurions voulu également passer sous
silence les questions encombrantes du magnétisme et de la métallothérapie, etc., mais nous
avons dû les indiquer au moins sommairement,

car dans ces dernières années elles ont été l'objet de l'attention du public, et quelques médecins ont cherché, en France surtout, à les tirer de l'oubli où elles étaient tombées.

Les praticiens d'un certain âge n'ont pas été, il est vrai, émus de ces tentatives, car dans leur jeunesse, l'Académie de médecine avait déjà été saisie de questions analogues, et à l'enthousiasme de quelques-uns avait succédé la conviction presque générale que ces faits, si curieux qu'ils fussent, ne renfermaient rien de vraiment pratique.

Il faut, quoi qu'il en soit, s'attendre, tous les trente ans environ, à voir ces mêmes questions réapparaître, car l'étude des phénomènes hystériques est si variée, si saisissante, si émouvante et même si amusante, que le public se jette avec passion sur tout ce qui a rapport à ces manifestations. — On a beau lire ce qui a été dit sur ce sujet, on a beau être convaincu qu'il y a en tout ceci plus d'apparence que de médecine rationnelle, on a beau savoir que ce sont là des cas exceptionnels qui ont toujours été exceptionnels, et qui le seront toujours, on se sent malgré tout comme attiré par l'étrangeté de ces phénomènes. Ils ont en même temps pour le spectateur ordinaire quelque chose d'imposant, de tragique, qu'autrefois on supposait divin ou satanique, et qu'aujourd'hui encore on cherche volontiers à faire passer pour surnaturel. — Aussi, chaque génération a eu et aura une période où l'on étudiera avec engouement les singularités du système nerveux, et tous les phénomènes qui constituent pour ainsi dire l'*incognoscible* de la médecine. Oui, il y aura toujours dans toutes les sciences, et principalement dans les sciences médicales, des faits dont l'explication ne peut être donnée,. et qui sont l'analogue de l'*incognoscible* en philosophie. C'est même cette partie des sciences qui a pour l'esprit humain le plus d'attrait, car c'est dans ces questions que l'imagination peut se livrer à tout son essor, même à toutes ses divagations, et cela sans que la réfutation scientifique soit réellement possible.

Dans toutes les recherches vraiment scientifiques et pratiques, il faut se garder de trop côtoyer ces régions, et pour la médecine surtout, il faut se rappeler qu'il n'y a guère de profit, mais des dangers divers à se laisser entraîner dans le domaine psycho-nerveux, et spécialement dans l'association de ces deux éléments : les manifestations pathologiques de l'hystérie et l'emploi de l'électricité.

Il y a peu de malades, surtout au début de notre pratique, qui ne nous aient demandé si, entre les courants électriques et le magnétisme animal, il n'y avait pas identité ; et tous ceux-là auraient bien volontiers voulu se soumettre à des pratiques étranges et plus ou moins mystérieuses. C'est même la raison principale pour laquelle nous avons toujours cherché à simplifier le plus possible les appareils et tous les accessoires, et c'est également pour cette raison que nous n'avons jamais voulu user, sans raison absolue, des appareils à électricité statique, et de tout cet attirail qui frappe tant l'imagination du malade.

Pour que l'électrothérapie fasse de véritables progrès, il faut même exagérer la simplicité des méthodes, et lutter contre la tendance du grand public et du public médical, à voir dans cette médication un agent mystérieux et extraordinaire. Les amateurs de mysticisme et de métaphysique, les oisifs, les admirateurs de tout ce qui est nouveau et étrange, sont en quête de toutes ces choses-là, et dès qu'il se produit scientifiquement un fait quelconque dans ce sens, ils l'amplifient, le dénaturent et le livrent aussitôt à la curiosité publique. Nous avons été mieux placé que bien d'autres, pour voir combien toutes les expériences de métallothérapie et d'hypnotisme et la publicité générale donnée à ces phénomènes ont été aussitôt exploités par les spirites, les électro-magnétiseurs, etc., et combien le public les a encouragés, au point qu'ils sont devenus une distraction de la haute société, et qu'on est allé jusqu'à remplacer, dans les soirées mondaines, les divertissements ordinaires, par des représentations de ce genre. Un médecin, qui dans la journée fait de l'électrothérapie et surtout des applications d'électricité statique, y a joint la spécialité de se rendre le soir dans les salons avec deux ou trois *sujets*, et d'y répéter, comme dit le programme, « les expériences de la Salpêtrière ».

On ne saurait trop le répéter, c'est là l'écueil de l'électrothérapie, c'est par là qu'elle perd à chaque instant de sa considération scientifique, et qu'elle dévie vers des procédés plus ou moins blâmables. Il en résulte naturellement, même dans les esprits les plus impartiaux, une réaction qui, pendant des années, pèse sur le progrès de ces études.

Cependant, bien des recherches sur les maladies les plus communes sont encore à faire, et surtout bien des notions utiles et d'un emploi journalier sont encore à propager et à faire accepter ; avant de pénétrer dans l'*incognoscible*, il y a encore bien des choses à faire dans le *cognoscible*. Aussi est-ce sur ce terrain accessible et solide que nous avons tenu à nous maintenir, mettant notre amour-propre à être utile à nos confrères, aux malades, et à nous montrer digne des encouragements de toute espèce que nous avons obtenus (1). La seule ambition de notre vie scientifique est de contribuer pour une part, si petite qu'elle soit, au progrès et à la considération professionnelle de la thérapeutique.　　　　　　　　　O.

Novembre 1881.

(1) Parmi ces encouragements, à côté du Grand Prix de médecine et de chirurgie de l'Académie des sciences, que nous avons obtenu, nous plaçons la mention qui nous a été accordée dans le prix Volta et les paroles si flatteuses, prononcées par M. Foucher de Careil. Notre récompense la plus agréable est de reproduire le passage suivant du compte rendu de la séance du Sénat du 20 décembre 1880 :

« Plusieurs de nos honorables collègues m'ont fait observer que dans le rapport que vous avez pu lire dans le

Journal officiel, il n'est pas question du grand prix de 50,000 francs qui a été décerné cette année par la commission du prix Volta, ni du rapport fait au ministre de l'instruction publique à l'occasion de cette grande récompense, ni du concours si remarquable d'inventions qui lui a donné lieu.

« Il y avait, en effet, messieurs, peut-être une omission à ne pas citer dans le rapport, à côté des noms des grands électriciens étrangers, ceux des électriciens français qui avaient attiré son attention par les travaux accomplis dans cette branche de la physique et dont les noms se trouvent mentionnés avec faveur, je dirai même avec honneur, dans le rapport de la commission du prix Volta.

« Je vous demande donc la permission de vous citer les quelques lignes qui les concernent. On lit dans cet important document :

« La commission signale également les travaux de
« M. Gaston Planté, relatifs à la construction et à l'emploi
« des couples et des batteries secondaires de son inven-
« tion ; ces appareils permettent d'accumuler et de trans-
« former la puissance de la pile voltaïque, de manière à
« donner temporairement des effets de tension et de quan-
« tité très supérieurs à ceux de la source génératrice. »

« Et elle mentionne encore, avec éloge, « les travaux
« électro-physiologiques de M. le Dr Onimus qui a étudié
« avec persévérance les propriétés physiologiques des
« courants électriques, suivant leur direction, leur inten-
« sité et leur durée, ainsi que l'influence que peut exercer
« l'électricité dans les principales affections de l'orga-
« nisme. » J'aurais eu d'autant plus de regret d'oublier ces grands inventeurs français que les savants étrangers eux-mêmes leur rendent hommage dans les termes les plus flatteurs pour notre amour-propre national.

« Enfin, l'Académie des sciences tout entière, ne pouvant

pas créer une nouvelle récompense, après avoir distribué les 70,000 francs accordés, savoir 50,000 francs au téléphone de M. Bell et 20,000 francs à la machine Gramme, l'Académie des sciences, à l'unanimité, par une exception rare et par un véritable privilège pour ces deux inventeurs français, les a recommandés à M. le ministre de l'instruction publique pour qu'une récompense honorifique leur fût décernée. Je viens donc réparer cette omission et compléter ainsi le rapport sur la demande de plusieurs de nos honorables collègues. » (Très bien ! très bien !)

PRÉFACE

DE LA PREMIÈRE ÉDITION

Comme l'indique son titre, ce livre est uniquement un résumé pratique des modes d'application des courants électriques. M. le Dr Bonnefoy, en recueillant la plupart des leçons que nous avons faites depuis quelques années à l'École pratique de la Faculté de médecine, a tenu à éliminer toutes les questions théoriques et toutes celles qui comportent de longues discussions. On ne trouvera donc ici ni l'exposé des expériences et des principes d'électro-physiologie, ni des observations cliniques, ni enfin aucune étude critique des travaux publiés, soit en France, soit à l'étranger, sur les applications médicales de l'électricité. Nous avons été obligés de procéder par indications sommaires et par affirmations *à priori*, ce qui est, nous nous

hâtons de l'avouer, contraire à notre goût.
Nous aurions préféré, pour chaque cas patho-
logique, indiquer sur quels faits ou sur quel
raisonnement nous nous fondons pour conseiller tel ou tel mode opératoire, car nous
répéterons ici ce que nous avons écrit dans
notre *Traité d'Électricité médicale :* « Pour que
l'électricité puisse devenir un agent thérapeutique méthodique et rationnel, il faut que le
médecin sache, avant tout, quelles sont les diverses modifications qu'il détermine dans l'organisme, lorsqu'il applique sur une région
quelconque les électrodes d'un appareil électrique. » Mais si les recherches physiologiques
et cliniques sont nécessaires pour constituer
toute science médicale, et surtout une science
aussi nouvelle que l'électrothérapie, les applications pratiques, principalement pour les cas
les plus communs, peuvent être faites sur de
simples indications, et d'après les conclusions
qui découlent des faits déjà observés. Notre but
serait donc atteint si cette publication contri-
buait à rendre service à ceux-là mêmes qui
n'ont pu étudier que très imparfaitement toutes
les questions que comporte l'emploi de l'électricité. Les encouragements personnels que

nous avons reçus du public médical et la haute récompense que nous avons obtenue de l'Institut nous font un devoir de consacrer tous nos efforts à répandre les notions utiles de cette science et à la mettre, autant que possible, à la portée de tous.

Aujourd'hui, en effet, ni les préventions des uns, ni les enthousiasmes exagérés des autres, ne peuvent plus nuire à la propagation de l'emploi de l'électricité comme moyen thérapeutique. Elle n'est plus, comme tant d'autres remèdes, une médication d'engouement ou d'essai; on peut affirmer qu'elle a passé cette période critique, et que dorénavant son emploi se vulgarisera, à mesure qu'on en connaîtra plus scientifiquement les effets, et qu'on saura mieux en régulariser les actions.

Plusieurs affections ne sont vraiment guérissables que par l'emploi des courants électriques; pour d'autres, l'électricité, sans être aussi indispensable, hâte singulièrement la guérison; enfin l'état de beaucoup de maladies incurables est relativement amélioré par ce traitement. Peu d'agents thérapeutiques ont à leur actif autant de titres et une valeur aussi incontestable. Cependant, il faut le reconnaître, l'emploi de l'électricité est encore bien limité, et de toutes parts on rencontre, à son égard, des préventions qui sont difficiles à dissiper. Cette sorte de défiance tient aussi bien aux particularités des phases historiques traversées par l'électrothérapie, qu'à ses effets singuliers sur l'organisme, et aux conditions physiques de son mode d'administration.

Au siècle dernier, lorsqu'on découvrit l'électricité, on crut avoir trouvé en même temps le principe de la vie, car les manifestations étranges de cet agent sur les cadavres et sur les membres paralysés lui donnèrent aussitôt l'apparence d'une panacée universelle. L'illusion ne fut pas de longue durée; comme toujours, on alla d'un excès à l'autre, et l'emploi de l'électricité fut un instant le monopole exclusif des empiriques. Malgré les travaux de savants distingués, cette défaveur dura bien des années, et elle ne se dissipa en partie que lorsque cette science fut de nouveau étudiée, et nous pouvons dire illustrée, par les Magendie, A. Becquerel, Hiffelsheim, Remack, Duchenne (de Boulogne). Grâce à son génie d'observation, ce dernier surtout a fait faire à l'électrothérapie des progrès immenses; l'œuvre qu'il a laissée est une

des plus considérables de notre époque. Sans
titre officiel, abandonné à ses propres ressources, en lutte pendant longtemps contre des
préventions de toute espèce, Duchenne, jusqu'aux derniers jours de sa vie, a enrichi la
science de découvertes importantes. Il a, pour
ainsi dire, ouvert une ère nouvelle à l'étude des
affections nerveuses et musculaires, et nul
mieux que lui n'a montré toutes les ressources
que l'on peut tirer de l'emploi de l'électricité.
A côté de ses talents personnels et de ses
grandes qualités médicales, il a été admirablement secondé, il faut le reconnaître, par cet
appareil physique qui, au premier abord, ne
paraît utile que pour faire tressaillir des muscles.
C'est, en effet, en explorant patiemment la
contractilité électro-musculaire que Duchenne
est parvenu à grouper certaines affections mé-
dullaires mal définies jusqu'à lui, et à distinguer
les diverses formes d'atrophies musculaires. A
l'aide de ces détails d'exploration électrique et
de ces caractères spéciaux qui paraissaient insi-
gnifiants aux autres médecins, il a su remonter
aux lois générales et, par voie de synthèse,
reconstituer l'ensemble et la nature réelle d'un
grand nombre d'affections.

Avec son talent d'observateur, combien devait lui être utile cet instrument physique, qui lui donnait toujours des indications précises, et sur lesquelles ne peuvent influer ni l'imagination, ni les idées préconçues. Pour beaucoup de maladies du système nerveux, l'examen de la contractilité électro-musculaire est en effet un moyen des plus exacts de diagnostic, et l'on pourrait presque dire que ce procédé remplit vis-à-vis de ces affections le rôle important que l'auscultation et la percussion ont acquis, dans le diagnostic et dans le pronostic des affections pulmonaires et cardiaques. Aujourd'hui, grâce à la comparaison que nous pouvons faire, de l'action des différentes formes de courants électriques sur l'organisme, nous arrivons, dans beaucoup de cas, à établir le diagnostic avec une certitude absolue.

Il existe contre l'électrothérapie deux préjugés que l'on rencontre à chaque instant. L'un qui veut, à tout prix, que l'électricité soit un agent mystérieux, dont les effets ne peuvent jamais être étudiés et connus. La vérité est qu'il y a, au contraire, peu d'agents thérapeutiques dont le mode d'action soit mieux connu et analysé. On sait, en effet, en grande partie comment il agit sur la circulation, sur les muscles et sur le système nerveux. Mais on hésite toujours à l'assimiler aux autres agents thérapeutiques, et l'on persistera longtemps encore à en faire une chose à part et qui ne peut être employée qu'exceptionnellement. Ce n'est qu'à bout de ressources, et après avoir épuisé tous les autres remèdes, qu'on songe aux courants électriques, et l'on dirait que leur rôle est uniquement de guérir les maladies dites incurables, tandis que leur influence est incontestable dans un grand nombre d'affections communes où leur emploi serait plus simple et plus avantageux que les autres médications. L'électricité n'est pas un spécifique, et ne doit pas être réservée pour des cas exceptionnels ; c'est un des agents les plus puissants que nous ayons pour modifier la nutrition intime des tissus, les circulations locales, les atrophies ou les contractures des muscles, les irritations ou les paralysies du système nerveux. Dans tous ces cas, il peut rendre de grands services comme agent principal ou comme adjuvant ; mais encore une fois, ce n'est point par une influence occulte que l'électricité agit et guérit, c'est uniquement par les phénomènes chimiques et physiologiques qu'elle détermine dans l'organisme.

L'autre préjugé, et le plus répandu, même parmi les médecins, est que l'électricité sous toutes ses formes est le plus violent et le plus dangereux des excitants. Cela peut être vrai dans certaines conditions, mais cela est absolument erroné dans la majorité des cas ; car les courants électriques agissent souvent comme un sédatif très puissant, et loin d'amener des effets d'excitation, ils ont une action calmante remarquable. Nous l'affirmons, *rien n'est moins dangereux que l'électricité*, à la condition expresse qu'on s'attache à l'appliquer rationnellement, et selon les affections, en employant les courants qui sont indiqués. Le plus souvent, cela est facile et surtout pour les maladies nettement définies ; mais, nous le reconnaissons, dans les cas délicats, cela devient d'une grande difficulté. La variété d'action des courants électriques selon leur nature, selon leur direction, selon leur durée d'application, selon leur intensité, devient une première cause d'embarras. Une seconde cause est la difficulté, dans bien des cas, d'un diagnostic absolument précis, car il ne suffit plus ici d'entrevoir la maladie, il faut en reconnaître la cause et la nature intime. Que de variétés, par exemple, dans les névralgies, même dans une seule de leurs formes, la sciatique! Eh bien, le traitement doit être modifié selon les symptômes, selon que l'affection est récente ou ancienne, selon qu'il y a ou qu'il n'y a pas altération consécutive des muscles, selon le siège des douleurs, etc. Et malheureusement, pour toutes ces circonstances, il est impossible de poser *à priori* des règles fixes ; on ne peut que tracer des indications générales.

Un second élément qui échappe complètement à des lois fixes est le malade même ; rien, en effet, n'est plus variable que la tolérance des malades pour les courants électriques ; l'un éprouvant certains effets qu'un autre malade, dans des conditions en apparence identiques, éprouvera avec un courant deux, trois, quatre fois moins fort. Aussi est-il impossible de déterminer d'une façon exacte, au moins pour certaines personnes, la durée et quelquefois même la direction du courant. Il y a presque pour chacun, dans les premiers jours, un essai à faire, et c'est dans ces cas que rien ne peut suppléer à la pratique et à l'observation personnelle.

Nous ajouterons même qu'il est important de tenir compte du moment où l'on fait les applications électrothérapiques, et que les indications sont souvent différentes selon les symptômes du moment. Entre plusieurs exemples, nous citerons le suivant, parce qu'il est des plus remarquables. Nous avons vu récemment un médecin appliquer, avec une persévérance qui fut funeste au malade, un courant ascendant assez intense dans un cas d'ataxie locomotrice, et cela pendant une poussée excessivement forte, accompagnée de fièvre et de toutes les manifestations d'un état aigu. Il agissait ainsi d'après des indications contenues dans notre *Traité d'électricité médicale*, et qui avaient été mal interprétées. Nous n'avons jamais pu supposer, en effet, que l'on fît ces applications dans des conditions pareilles, et si, malgré l'état aigu, on avait voulu dans ce cas se servir de courants électriques, c'est évidemment un courant moyen, de direction opposée, qu'il eût fallu employer. En thérapeutique comme ailleurs, l'*opportunisme* joue un grand rôle, et surtout dans l'emploi des courants électriques.

Nous sommes partisan convaincu de la médecine expérimentale, mais nous avouons volontiers que tous les faits cliniques ne peuvent être expliqués et surtout dominés par les faits physiologiques; non qu'il y ait contradiction entre eux, mais parce que les conditions où ils se produisent ne sont plus les mêmes. Les causes d'irritation du système nerveux, chez un malade, sont souvent différentes de celles que nous pouvons déterminer chez un animal sain, et, par conséquent, ce qui s'applique à un cas ne saurait convenir à l'autre. Aussi, si les lois peuvent être absolues pour les phénomènes physiologiques, elles ne peuvent plus l'être pour les faits cliniques. Il est, par exemple, vrai et toujours vrai que chez les animaux mis en expérience, le courant continu descendant diminue l'excitabilité de la moelle, mais cela pourra être moins absolu chez les malades. Certes, la loi physiologique nous donne des indications importantes, qui doivent servir de base à toute application thérapeutique, et qui sont exactes dans la majorité des cas; mais l'irritation médullaire pourra dépendre, dans les états pathologiques, de bien des causes, et l'une ou l'autre de ces causes pourra amener des modifications telles que la loi physiologique cessera d'être applicable. Les lois cliniques n'ont donc jamais le même degré de certitude que celles qui résultent des recherches physiologiques, et, par conséquent, les préceptes que nous avons formulés dans cet ouvrage ne sont exacts qu'autant que des principes de thérapeutique peuvent l'être.

Mais, ces réserves faites, nous espérons avoir donné aux médecins des indications utiles et pratiques, et qui leur serviront dans les nombreux cas où l'électricité trouve son application thérapeutique.

Dr ONIMUS.

GUIDE PRATIQUE

D'ÉLECTROTHÉRAPIE

COURANTS DE LA PILE

Courants continus ou constants.

DE LA PILE EN GÉNÉRAL. — Si l'on met en présence des métaux et des liquides différents, il se produit, selon les dénominations usitées, une composition du fluide neutre : le fluide positif se porte sur l'un des métaux, le fluide négatif se porte sur l'autre ; on a, en un mot, production d'électricité dynamique. Si nous prenons une lame métallique formée par la réunion d'un morceau de zinc et d'un morceau de cuivre (fig. 1), et si nous plongeons ses deux extrémités dans de l'acide sulfurique étendu

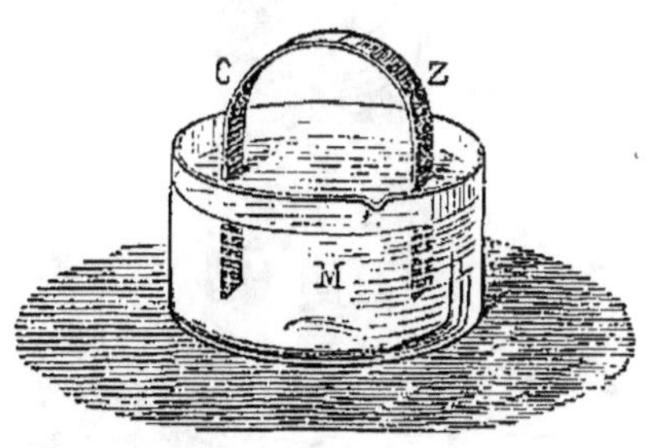

Fig. 1.

d'eau, la force électromotrice sépare les deux élec-
tricités : le zinc Z prend la tension positive et le cuivre C prend la tension négative.

C'est sur cette propriété physique que, vers la fin du XVIIIe siècle, Volta construisit la pile qui porte son nom. Cette pile est formée par la superposition d'un certain nombre de couples formant une colonne. Chaque couple se compose d'un disque de cuivre C (fig. 2) et d'un disque de zinc Z séparés par une rondelle de drap imbibée d'un acide capable d'agir chimiquement sur le zinc.

Si l'on met en contact, en les superposant, un grand nombre de ces couples, on

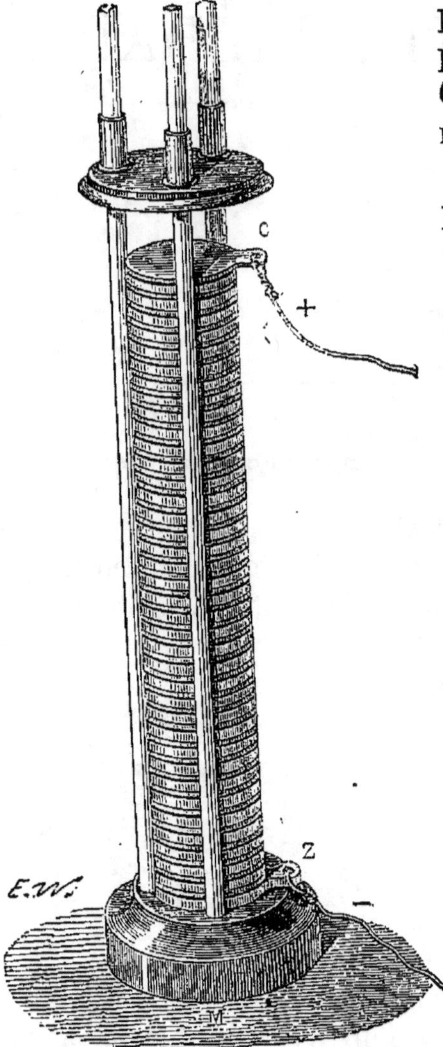

Fig. 2. — Pile de Volta.

réunit les électricités développées par chacun d'eux ; l'électricité positive se porte sur le cuivre C et la négative sur le zinc Z. Les signes + et — indiquent le sens de la tension électrique à chaque pôle.

Ce phénomène n'est pas dû, comme l'a cru Volta, au simple contact de corps hétérogènes, mais bien aux actions chimiques qui se passent dans ces corps mis en présence, et l'on peut dire d'une manière générale que toute action chimique est accompagnée de phénomènes électriques.

Puisque l'action chimique est la source de l'électricité dégagée par un couple métallique, on doit évidemment chercher à associer deux métaux dont l'un soit fortement attaqué, et dont l'autre ne soit point attaqué. Plus la différence d'action chimique sur ces deux métaux sera grande, plus la quantité d'électricité sera considérable. Le zinc est, en général, le métal que l'on emploie pour être attaqué, et pour le métal le moins attaquable on emploie le cuivre, le platine et enfin le charbon.

DE LA QUANTITÉ ET DE LA TENSION. — La quantité d'électricité produite en un temps donné est proportionnelle à l'intensité de l'action chimique que subit le métal attaqué. Cette quantité dépendra donc de la surface des métaux et de l'énergie des liquides excitateurs. La nature de l'action chimique influe en même temps sur l'intensité de l'électricité ; car dans les différentes actions chimiques qui se produisent, une partie des électricités développées se recombine immédiatement ; celle qui reste libre, et qui s'accumule aux pôles, possède nécessairement une intensité dépendant de la manière dont les molécules se sont groupées dans les mouvements dont les anime l'action chimique.

Les électricités qui s'accumulent aux pôles ont une tendance à s'unir à travers le couple même. Cette recomposition des deux fluides sera d'autant plus difficile, que les fluides accumulés aux deux pôles éprouveront plus de résistance à travers le liquide et les métaux qui composent le couple. Plus cette résistance sera grande, plus la *tension* sera forte.

Lorsqu'on réunit plusieurs couples (fig. 3), la

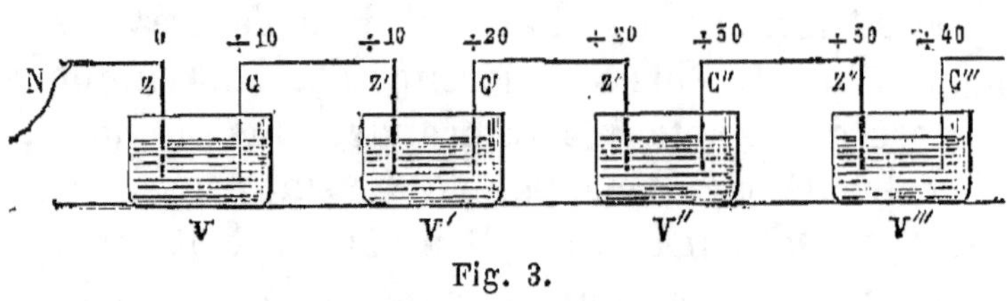

Fig. 3.

résistance intérieure qui s'oppose à la réunion des fluides accumulés aux pôles sera encore plus considérable qu'avec un seul couple, puisque chaque nouveau couple vient apporter la même somme de résistance ; donc, lorsque plusieurs couples sont réunis, la tension augmente, et elle augmente avec le nombre des éléments. Il faut pour cela que les pôles de chaque élément soient en contact avec les pôles contraires de l'élément suivant : le zinc, par exemple, avec le cuivre, comme cela est représenté dans la figure 3.

La *quantité* d'électricité et la *tension* ne sont donc

point deux termes synonymes, comme quelques personnes peu initiées aux sciences physiques le supposent quelquefois : l'une, en effet, est proportionnelle à l'intensité de l'action chimique, l'autre est en rapport avec la résistance intérieure de la pile, et avec le nombre d'éléments employés.

Une série d'éléments réunis en tension ne donne pas plus de quantité qu'un seul élément, mais elle permet de surmonter des résistances extérieures et d'obtenir des effets impossibles à réaliser avec un seul élément. Plus on aura d'éléments, plus la force électrique aura de puissance ou de tension pour se frayer un passage et pour imprimer des modifications mécaniques aux molécules des corps qu'elle traverse.

Si, par exemple, nous supposons une série de locomotives dont la force motrice, pour chacune, peut produire un trajet de dix kilomètres, toutes ces locomotives, reliées entre elles, ne parcourront exactement que les dix kilomètres. Mais si, pendant ce trajet, elles ont des masses considérables à traîner, elles produiront ce travail bien plus facilement si elles sont nombreuses que s'il n'y en a qu'une, et plus il y aura de locomotives, plus facilement les masses seront enlevées, ou, ce qui revient au même, plus facilement les résistances seront surmontées.

Il en est de même pour la pile. Quel que soit le nombre d'éléments employés, la quantité d'électricité produite ne varie pas, mais la tension augmente ou diminue, suivant que le courant provient

d'un plus grand ou d'un plus petit nombre de
couples. C'est cette tension qui permettra de surmonter des obstacles considérables, alors qu'il
serait impossible d'obtenir ce résultat avec un petit
nombre d'éléments, quoique, dans ce dernier cas,
la quantité d'électricité produite soit la même ; car
il est important de le remarquer, et nous verrons
la conséquence de ce fait, non seulement la tension permet au flux électrique de se combiner à
travers les corps interposés entre les rhéophores,
mais une fois la résistance vaincue, elle agit encore
sur ces corps en forçant les molécules à prendre
une certaine orientation, et facilite en même temps
les actions chimiques qui ont lieu dans les tissus.

DE L'ACTION CHIMIQUE DE LA PILE. — Lorsque dans
un liquide contenant un sel en dissolution on
plonge les deux pôles d'une pile, le sel ne tarde
pas à être décomposé ; l'acide se porte sur le pôle
positif, la base sur le pôle négatif.

La quantité chimique d'une pile est évaluée par
le voltamètre, petit appareil qui se compose d'un
vase de verre traversé par des fils métalliques dont
les extrémités sont en platine (fig. 4). Ces fils sont
isolés l'un de l'autre et sont mis en communication par leur partie extérieure avec les électrodes
d'une pile. Le vase contient de l'eau, et dès que le
circuit est fermé, on voit partir de chaque point des
fils de platine de petites bulles de gaz que l'on
recueille dans des éprouvettes placées au-dessus.
L'hydrogène se dégage au pôle négatif, l'oxygène
au pôle positif. Selon la plus ou moins grande

quantité de ces gaz qui se dégage dans un temps donné, on peut juger des effets chimiques d'une pile.

Si, au lieu de la solution, on expérimente sur des substances organiques, on voit un phénomène identique se produire ; sur des muscles détachés

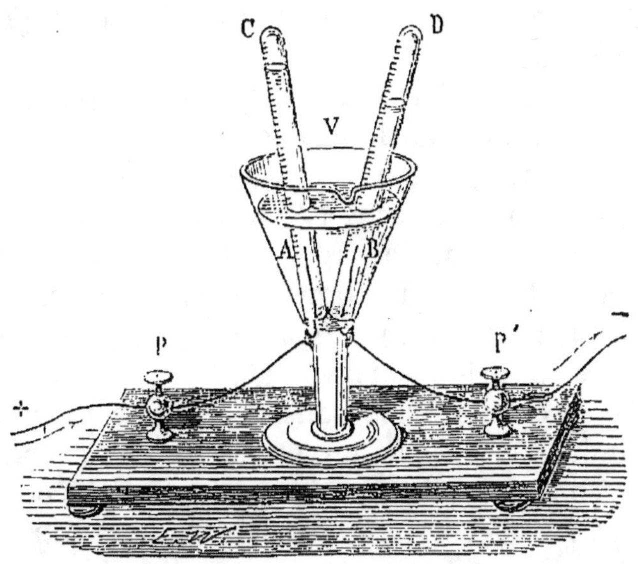

Fig. 4. — Voltamètre.

du corps et soumis à un courant, on obtient, du côté de l'électrode positive, des acides sulfurique, phosphorique, chlorhydrique et azotique, et du côté du pôle négatif, des alcalis, de la potasse, de la soude, de l'ammoniaque.

Cette action décomposante des tissus a été utilisée en chirurgie surtout. On peut, en effet, et cela se conçoit *à priori*, au moyen de courants assez énergiques, décomposer les sels qui se trouvent dans les tissus, et obtenir, au pôle positif, une cautérisation due aux acides qui viennent s'y rendre, et au pôle négatif, une cautérisation faite par les alcalis.

On verra, dans la partie chirurgicale de ce traité, les avantages que l'on peut tirer de cette propriété électrolytique.

Enfin, il est deux autres principes très importants à retenir pour le médecin.

Le premier est que le métal le plus attaqué prend toujours l'électricité négative. Comme il est nécessaire, pour les applications thérapeutiques, de connaître la direction des courants, il suffit, pour bien distinguer le signe des pôles, de se rappeler ce principe général.

Le second principe consiste en ce fait, que la quantité d'électricité que donne un seul couple est la même que celle que donnent plusieurs couples égaux réunis entre eux par leurs pôles contraires.

Des conditions de constance. — La pile voltaïque s'affaiblit assez vite lorsque son circuit est fermé. Cette diminution peut provenir en partie de l'altération du liquide sous l'influence de l'action chimique, mais elle provient surtout des dépôts qui se forment sur les lames métalliques et qui donnent lieu à des courants secondaires se dirigeant en sens inverse de celui de la pile et le détruisant en partie. Enfin, ces couches déposées, surtout lorsqu'elles sont gazeuses, ont encore pour effet de séparer les lames métalliques du liquide, ce qui ralentit l'action chimique et forme un obstacle au passage de l'électricité du liquide dans le métal, ou réciproquement.

Dans plusieurs piles, on a entouré le métal non attaqué, de liquides propres à absorber les gaz qui viennent ainsi se rendre à l'un des pôles, et qui

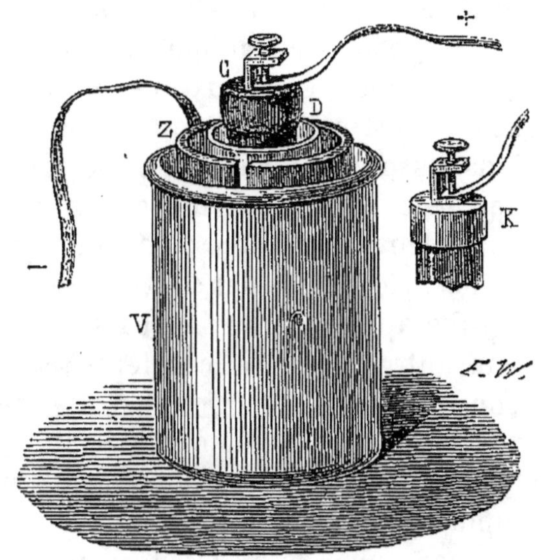

Fig. 5. — Pile de Bunsen.

par leur présence diminuent l'intensité de la pile. C'est cet usage que remplit l'acide azotique dans la pile de Bunsen.

Dans cette pile (fig. 5), le zinc plonge dans de l'eau acidulée par l'acide sulfurique et le vase poreux reçoit le charbon et l'acide azotique. On peut également remplacer l'acide azotique, dont les vapeurs sont si désagréables, par une solution de bichromate de potasse. Cette dernière modification constitue la pile de Grenet.

Les conditions nécessaires pour qu'une pile soit constante sont donc :

1° Que le dégagement des gaz soit évité ;

2° Qu'il n'y ait point, autant que possible, de changement chimique dans les liquides de l'élément ;

3° Que les surfaces métalliques ne soient point altérées par le dépôt de métaux nuisibles.

La constance est une condition des plus importantes dans les piles employées en médecine. Il est en effet nécessaire que le médecin soit certain, à chaque moment, de la force du courant qu'il emploie. De plus, la tolérance des courants, et par suite leur action thérapeutique, varie beaucoup d'un individu à un autre. Dans les premières séances, on est très souvent obligé de faire des tâtonnements pour savoir le nombre d'éléments que supporte le malade, ou même l'intensité du courant qu'il est utile d'employer pour obtenir des résultats avantageux. On conçoit ainsi la nécessité d'une pile absolument constante, car ces premiers tâtonnements ne doivent pas être répétés chaque jour. Certainement qu'avec des rhéostats bien construits, on peut arriver à obtenir un courant qui, chaque fois, aura la même intensité ; mais ce sont là des procédés longs, délicats et réellement fastidieux en pratique. La chose la plus simple et la plus facile est d'avoir une pile constante, et, sous ce rapport, la pile au sulfate de cuivre est de beaucoup supérieure aux autres.

DES DIFFÉRENTES PILES

Les piles le plus généralement employées en médecine se présentent sous des formes bien différentes, mais elles ne sont, en somme, que des modifications des types initiaux, modifications destinées à obtenir des conditions de constance, de solidité et de commodité, que ne possédaient point les premiers appareils. Ces piles se rangent naturellement en plusieurs catégories, suivant les agents chimiques qui entrent dans leur composition. C'est l'ordre que nous suivrons dans leur description.

Piles aux sels de mercure.

ÉLÉMENT DE MARIÉ-DAVY. — Les éléments de Marié-Davy aux sels de mercure sont, l'un au bisulfate de mercure, l'autre au protosulfate. Ces deux éléments renferment chacun une lame de zinc et un morceau de charbon. L'avantage qu'ils présentent, c'est que pendant l'action de la pile, lezinc, se trouvant en présence du mercure libre, s'amalgame de lui-même et constamment. Les produits de la décomposition du sulfate de mercure sont de l'acide sulfurique, de l'oxygène, dont s'empare l'hydrogène naissant, du mercure métallique et un oxyde de mercure qu'on trouve au fond du vase poreux.

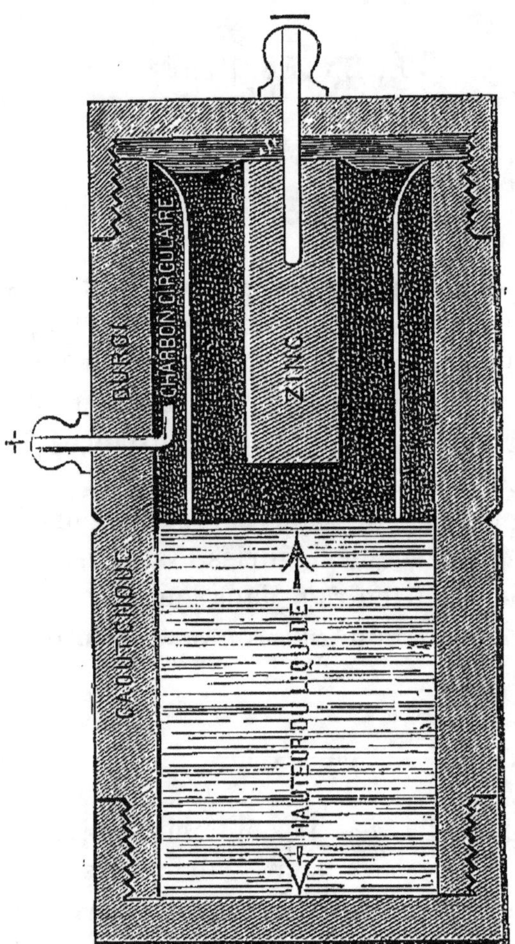

Fig. 6. — Pile hermétique de Trouvé.

Le bisulfate de mercure est plus soluble que le protosulfate, et comme il renferme en même temps plus d'acide sulfurique, l'élément au bisulfate est bien plus intense et offre, à un moment donné, une plus grande quantité d'électricité que l'élément au protosulfate.

Aussi cet élément est-il employé en médecine, surtout pour les appareils induits.

PILE HERMÉTIQUE DE TROUVÉ. — Cette pile est formée (fig. 6) d'un couple zinc et charbon renfermé dans un étui de caoutchouc durci fermant hermétiquement. Le zinc et le charbon n'occupent que la moitié de l'étui, l'autre moitié est occupée par le liquide excitateur (eau et bisulfate de mercure).

Tant que l'étui conserve sa position ordinaire, le sommet en haut, le fond en bas, l'élément ne plonge pas dans le liquide : il n'y a pas production d'électricité. Mais, dès que l'étui est renversé, le couple charbon et zinc plonge dans le liquide, et il y a aussitôt dégagement d'électricité qui se continue jusqu'à épuisement complet du liquide excitateur.

PILE FAUCHER. — Cette pile se compose essentiellement d'un vase de porcelaine émaillée, de forme rectangulaire : il est divisé intérieurement en deux compartiments égaux par une cloison verticale

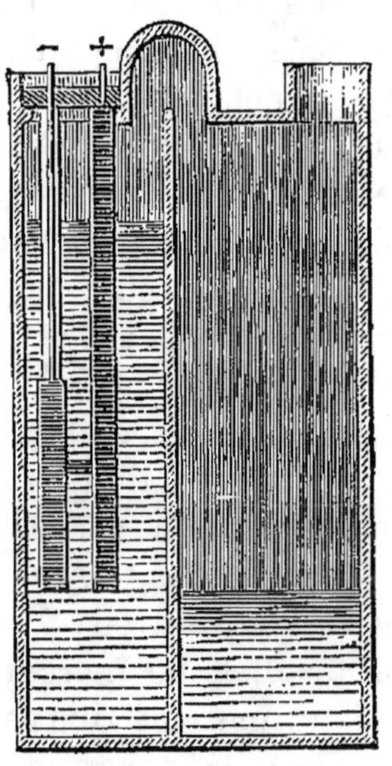

Fig. 7. — Pile de Faucher.

présentant une échancrure à sa partie supérieure (fig. 7). Le liquide excitateur occupe un des compartiments, et la pile proprement dite, c'est-à-dire le couple zinc et charbon, occupe l'autre compartiment. En inclinant le vase dans le sens du couple, le liquide excitateur pénètre dans le second compartiment et, par son contact avec ce couple, donne lieu à une production d'électricité. Si l'on veut empêcher la production de l'électricité, on n'a qu'à incliner le vase en sens inverse et le liquide revient dans le premier compartiment : toute action chimique est alors suspendue. Grâce à cette ingénieuse disposition, la pile peut être chargée longtemps d'avance, et, de plus, le liquide n'étant en contact avec le zinc que pendant la durée du passage du courant, il ne s'épuise que lentement et l'on peut faire un long usage de la pile sans avoir à la renouveler.

Ajoutons à tous ces avantages qu'elle est d'un transport facile grâce à son petit volume, et qu'elle peut être appliquée à tous les appareils d'induction. On l'a également employée pour des appareils à courants continus, mais elle a trop d'action chimique pour cet usage.

Nous avions, il y a quelques années, employé pour des appareils à courant continu la pile au protosulfate de mercure, en séparant le charbon et le cylindre de zinc par de la sciure de bois mouillée d'eau contenant 2 à 3 pour 100 de sulfate de zinc ; depuis nous avons complètement renoncé à cet appareil.

MM. Rumkhorff et Morin ont également construit des appareils à courants continus avec les piles au sulfate de mercure ; mais ces piles ont une action chimique trop considérable pour pouvoir être employées dans les applications des courants continus, si ce n'est pour les opérations électrolytiques.

Pile au chlorure d'argent.

La pile au chlorure d'argent a été imaginée par M. E. Becquerel et par M. Marié-Davy : elle a été per-

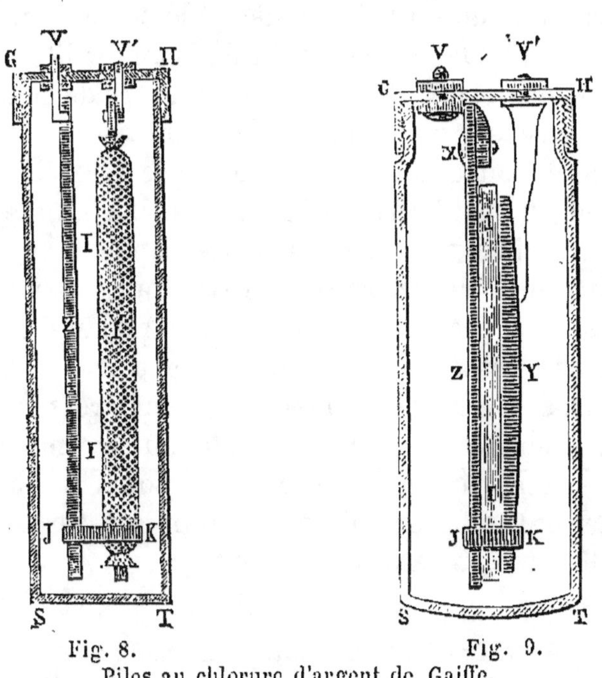

Fig. 8.   Fig. 9.

Piles au chlorure d'argent de Gaiffe.

fectionnée par M. Warren de la Rue. Le modèle construit par M. Gaiffe se compose d'une lame de zinc Z (fig. 8 et 9) et d'une lame de chlorure d'argent fondu Y enveloppée de toile, contenues dans un flacon GHST en caoutchouc durci, qui se ferme hermétiquement à l'aide du bouchon à vis GH. Des crampons V', V, sur lesquels s'accrochent les lames Z, Y, portent les courants à l'extérieur du flacon. Un coussin formé de six ou huit feuilles de papier buvard, destiné à contenir dans ses pores le liquide excitateur, remplit l'espace I et maintient les lames à un écartement convenable. Un lien JK en caoutchouc serre les lames et le coussin de papier. Le liquide excitateur est de l'eau distillée contenant environ 3 pour 100 de chlorure de sodium.

Pour recharger la pile, il faut dévisser le couvercle de chaque couple, enlever le lien JK, desserrer un peu la vis X qui attache le zinc, retirer celui-ci ainsi que le coussin de papier I, remplir la cuvette V de chlorure d'argent pur en poudre, après avoir préalablement enlevé le résidu du chlorure usé, remettre un coussin de papier neuf et un zinc également neuf et bien amalgamé, resserrer la vis X, replacer le lien de caoutchouc, tremper les lames dans le liquide excitateur pour imbiber le papier et le chlorure d'argent, enfin revisser le couvercle en le serrant légèrement.

Piles au chlorhydrate d'ammoniaque.

PILE DE LECLANCHÉ. — Cette pile se compose d'un vase extérieur en verre (fig. 10), d'un bâton ou d'une lame de zinc, d'un prisme de charbon entouré d'un mélange de peroxyde de manganèse et de coke concassé. Ce mélange est enfermé dans un vase poreux.

La pile se charge en versant dans le vase intérieur une solution concentrée de chlorhydrate d'ammoniaque, jusqu'aux deux tiers de sa hauteur envi-

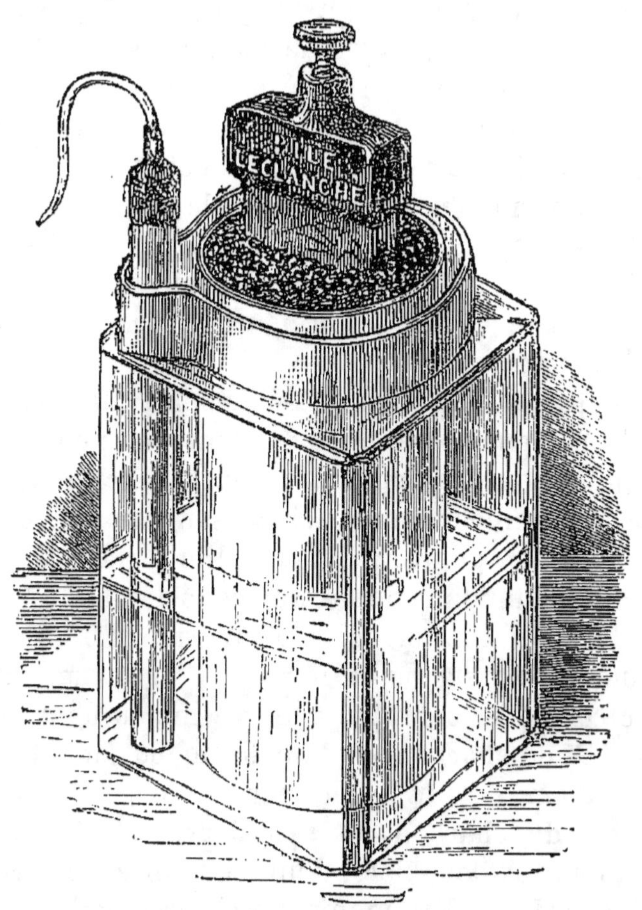

Fig. 10. — Pile Leclanché.

ron. En mettant dans le vase un excès de sel, il entre en dissolution au fur et à mesure de l'usure. Au moment où l'on ferme le circuit, on obtient les réactions suivantes : l'eau et la solution de chlorure d'ammoniaque se décomposent, le chlore se combine avec le zinc, l'hydrogène est absorbé par l'oxygène du peroxyde de manganèse, et l'ammoniaque est mise en liberté. Celle-ci est d'abord saturée par l'eau ; mais, dès que l'eau en est saturée, l'ammoniaque s'échappe dans l'atmosphère.

Cette pile n'use que lorsque le circuit est fermé. Quels que soient le nombre et la durée des expériences, elle fournira un travail dont la durée totale sera de 120 à 130 heures, sans avoir besoin d'être rechargée.

Cette pile se polarise facilement, mais ce n'est pas seulement cet inconvénient qui nous l'a fait rejeter pour les appareils à courants continus, c'est principalement l'intensité de son courant, car les piles de ce genre, même à petite surface, ont une action chimique encore trop considérable.

Pile au chlorhydrate d'ammoniaque et au sesquioxyde de fer de Clamond et Gaiffe (fig. 11). — Ce couple se compose d'un prisme ou d'un agglomérat de charbon et d'un bâton ou lame de zinc amalgamé. Pour le charger, on dépose dans les pores du charbon du sesquioxyde de fer, et on remplit aux deux tiers, d'une solution concentrée de chlorhydrate d'ammoniaque, le vase qui contient les éléments du couple.

Ce couple, dont la théorie est la même que celle du couple Leclanché, ne diffère de ce dernier que par la substitution du sesquioxyde de fer au peroxyde de manganèse.

Ce nouveau dépolarisateur ne s'épuise pas ; il a la propriété de reprendre à l'air, pendant les temps

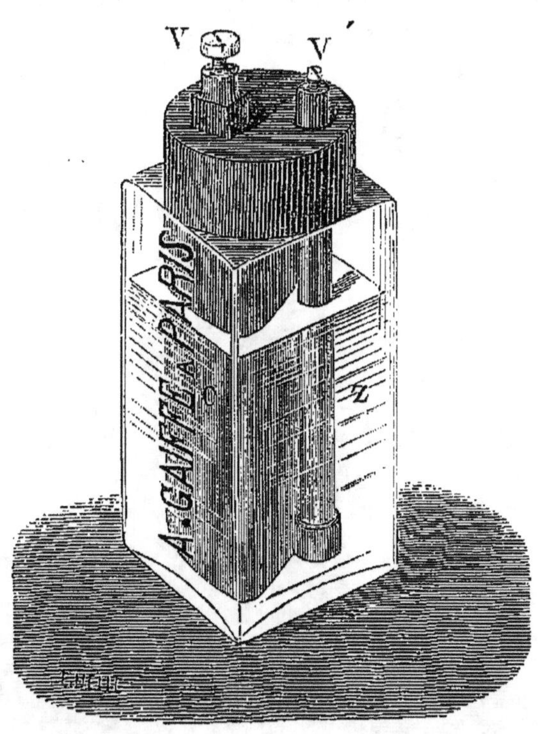

Fig. 11. — C, prisme de charbon poreux ; Z, bâton de zinc amalgamé ; V, V', vis de pression qui servent à établir les communications des couples entre eux.

de repos, l'oxygène qu'il a abandonné pendant la marche de la pile.

Par suite, l'entretien de la pile se réduit à remplacer de loin en loin la solution de chlorhydrate d'ammoniaque et de zinc.

Le couple au sesquioxyde de fer ne s'use pas lorsque son circuit est ouvert.

L'action chimique du courant est extrêmement faible et sa constance est très grande. Dans les appli-

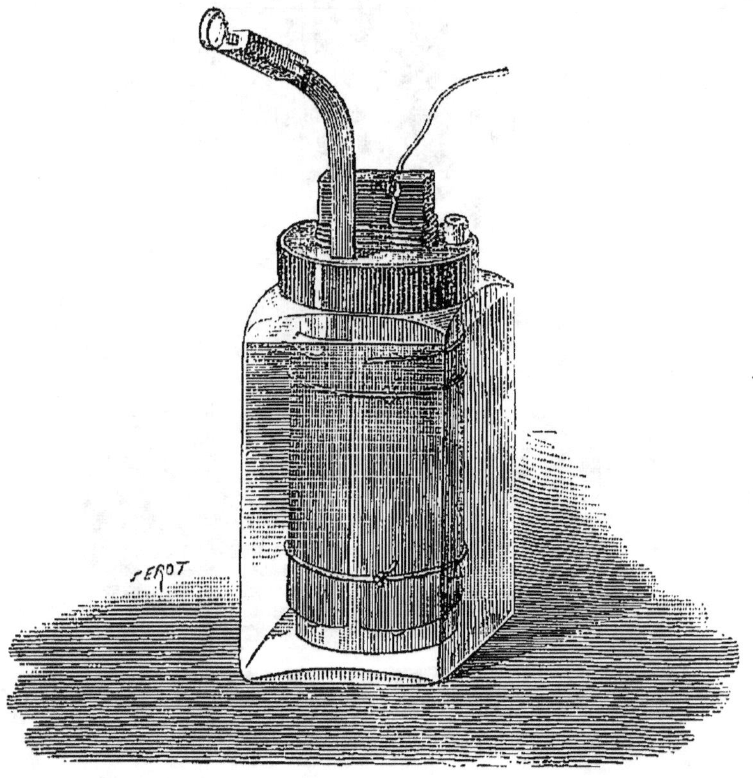

Fig. 12.

cations médicales, une batterie portative peut fournir 2 ou 3 heures, et une batterie de couples moyens peut fournir 8 ou 10 heures de travail journalier sans qu'il y ait polarisation et affaiblissement du courant.

Pile au chlorure de chaux de Niaudet.

M. Niaudet a imaginé une pile qui est avantageuse surtout par la modicité des prix de revient des substances employées. La pile se compose (fig. 12) d'un morceau de chaux qui plonge dans une solution de chlorure de chaux, et d'un morceau de zinc qui plonge dans une solution de chlorure de sodium.

Le chlorure de chaux du commerce est un mélange de chaux, d'hypochlorite de chaux et de chlorure de calcium.

L'acide hypochloreux de l'hypochlorite est composé d'oxygène et de chlorure qui peuvent se combiner avec l'hydrogène et forment ainsi de l'eau et de l'acide chlorhydrique.

C'est ce dernier acide ainsi mis en liberté qui s'unit à la chaux et forme du chlorure de calcium.

Tous les corps qui prennent naissance étant solubles, le liquide garde sa limpidité, mais il faut avoir soin de bien boucher le vase, à cause de l'odeur désagréable du chlorure de chaux.

Piles au sulfate de cuivre.

ÉLÉMENTS DE DANIELL (fig. 13). — La pile de Daniell est formée par deux métaux et deux liquides différents. Les deux métaux sont, d'une part, le zinc et le cuivre, et les deux liquides sont l'eau acidulée par l'acide sulfurique et une solution de sulfate de cuivre. Il n'y a pas, *théoriquement*, d'action chimique tant que le circuit est ouvert; mais dès qu'il est fermé, le zinc est attaqué par l'acide, et il se forme du sulfate de zinc ; l'hydrogène de l'eau décomposée arrive dans la solution de sulfate de

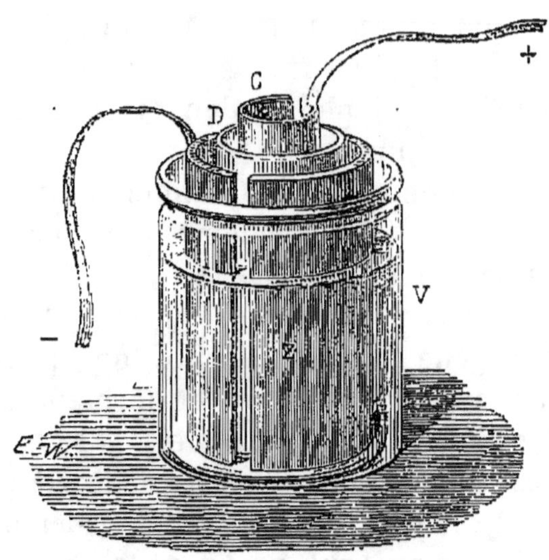

(Fig. 13. — Pile Daniell.

cuivre, s'empare de l'oxygène de l'oxyde de cuivre, et le cuivre se dépose sous forme pulvérulente sur la lame de cuivre.

Pour obtenir une action constante, on fait plonger dans le vase poreux où se trouvent le cuivre et la solution de sulfate de cuivre des cristaux de ce sel, destinés à saturer la solution à mesure qu'elle se décompose sous l'influence de l'action chimique.

ÉLÉMENT DE SIEMENS ET HALSKEL (élément de Remak).. — L'élément de Remak (fig. 14) n'est autre que la pile de Daniell modifiée. On emploie abso-

lument les mêmes métaux et les mêmes liquides,
seulement la disposition du vase poreux est modifiée, car au lieu de former un cylindre, la terre poreuse est placée horizontalement et forme une sorte

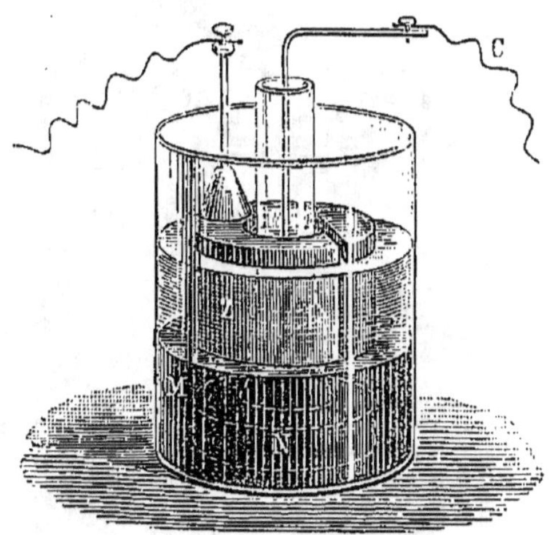

Fig. 14. — Élément Remak.

de couvercle au-dessus du cuivre. Les résistances
dans l'élément sont, de plus, augmentées par l'interposition d'une masse de papier mâché entre le
cuivre et le zinc. Les inconvénients de cette pile
sont son poids et surtout la difficulté de la nettoyer,
car il est difficile d'enlever la lame de terre poreuse
et la masse de papier mâché sans abîmer la pile.

Élément de Callaud et de Trouvé (fig. 15). — Ce
n'est encore qu'une modification de la pile de
Daniell; car elle n'en diffère que par l'absence de
vase poreux. Cet élément se compose d'un vase

extérieur en verre, d'un fil ou lame de cuivre qui descend au fond du vase, d'un cylindre en zinc, qui tapisse le tiers supérieur du vase.

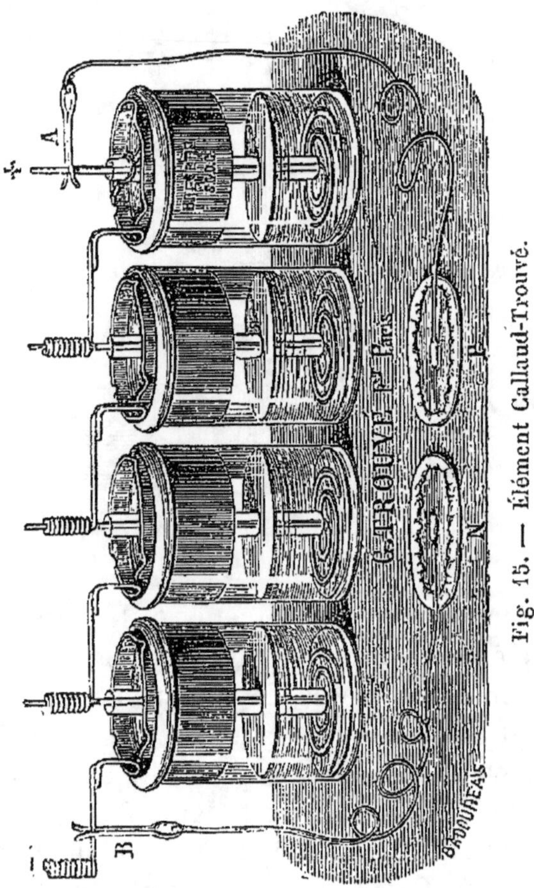

Fig. 15. — Élément Callaud-Trouvé.

La pile se charge en plaçant des cristaux de sulfate de cuivre dans le fond du vase, et en versant par dessus de l'eau ordinaire jusqu'à ce qu'une partie de la lame de zinc soit baignée par le liquide. Au bout de quelques heures la pile est en action. La densité de la solution cuivrique la maintient au fond du vase en contact avec le cuivre, et l'empêche de se mêler aux couches supérieures du liquide, dans lesquelles plonge la lame de zinc. La figure montre quatre éléments Callaud rangés en tension. Cette pile a l'inconvénient de ne pouvoir être transportée.

Élément Onimus. — C'est également une pile Da-

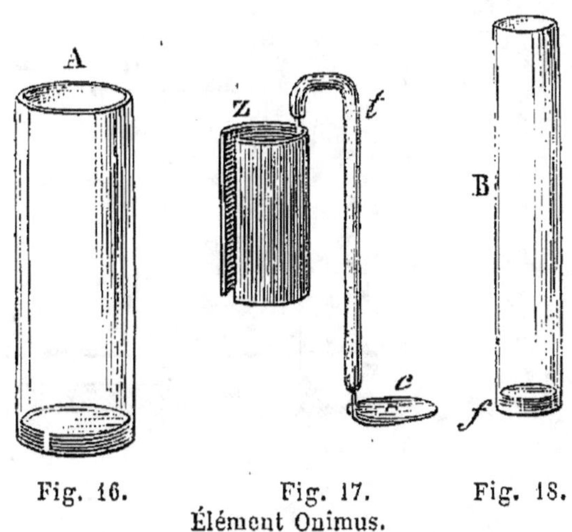

Fig. 16. Fig. 17. Fig. 18.
Élément Onimus.

niell que nous avons modifiée spécialement pour les usages médicaux. Elle se compose d'un vase extérieur en verre A (fig. 16) renfermant un petit cylindre de zinc Z et une tige de cuivre terminée par une plaque de cuivre c (fig. 17). De plus, dans le milieu du vase et entouré par le zinc, plonge un tube en verre B ouvert par ses deux bouts, mais

dont l'ouverture inférieure est fermée par une substance poreuse f (fig. 18). Nous avons choisi à des-
sein, comme substance poreuse, la bourre de fusil,
calibre 24, afin qu'il fût facile à tout le monde de la

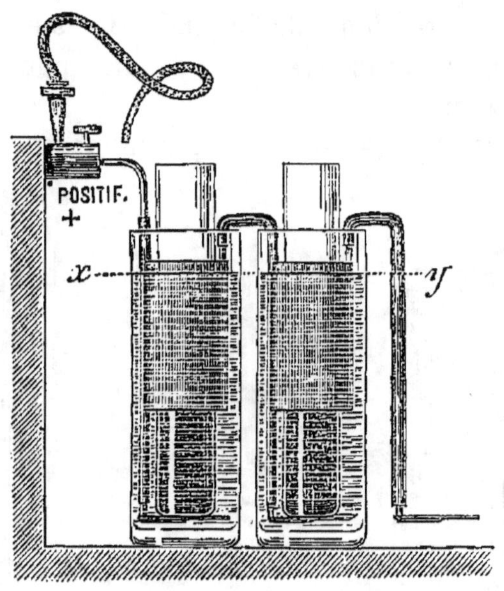

Fig. 19.

remplacer lorsqu'il en serait besoin. C'est dans ce
tube en verre B que l'on met les cristaux de sulfate
de cuivre, qui en remplissent environ la moitié, et
la pile est alors représentée par la disposition de la
figure 19.

Pour faire marcher la pile, il suffit de verser de
l'eau ordinaire dans le vase extérieur et dans le
tube où se trouvent les cristaux. de manière que le

niveau de l'eau atteigne à peu près le bord supérieur du zinc, comme cela est représenté figure 19, où la ligne xy indique la hauteur que doit atteindre le niveau de l'eau. Deux pipettes pleines d'eau suffisent, en général, pour chaque élément.

Le courant est établi d'une façon constante au bout de quelques heures, et la pile marche alors régulièrement pendant plusieurs mois. A de rares intervalles, il suffit d'ajouter quelques gouttes d'eau et d'examiner les tubes pour voir s'ils contiennent encore des cristaux de sulfate de cuivre et en remettre quelques-uns dans les tubes où ils ont disparu.

Nous pourrions citer encore bien d'autres piles, mais nous nous bornons ici à indiquer les principales ; d'ailleurs, dans le chapitre consacré aux appareils à courants continus, nous aurons forcément l'occasion de revenir sur les diverses piles.

APPAREILS A COURANTS CONTINUS

Toutes les piles que nous venons de décrire ont servi à former des appareils à courants continus, et en dehors de la nature de la pile, la disposition

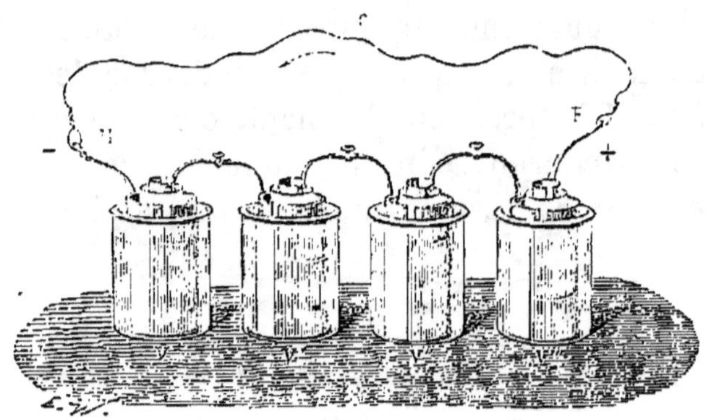

Fig. 20.

de ces appareils est, en général, à peu près la même, c'est-à-dire que d'un côté il y a l'agencement des éléments et de l'autre le moyen de graduation.

Ces appareils se divisent naturellement en appareils fixes et en appareils portatifs.

Le type des appareils fixes, ou de cabinet, est une caisse renfermant les éléments reliés entre eux (fig. 20), et communiquant avec un collecteur indépendant.

Les éléments sont tous groupés sur une même surface plane, ou bien quelquefois superposés les uns au-dessus des autres, dans une sorte d'armoire. Cette dernière disposition est la moins commode, car il est plus difficile d'examiner chaque élément, et de bien vérifier les communications des piles d'un étage inférieur avec celles de l'étage supérieur. Dans tout ce qui est appareil électrique, la simplicité est la première des conditions, et il faut absolument sacrifier ce qui est élégant à ce qui est commode et solide.

La meilleure installation est de placer dans une case spéciale chaque élément. Ces cases sont faites avec des tiges de bois ordinaire et mince, et isolent chaque élément. On fait ainsi une série de rangées (fig. 21 et 22) et on laisse le tout à découvert, ou si l'on préfère masquer la batterie, on peut recouvrir le tout d'une planche qui prend toute la longueur de l'appareil. Au moyen de fils de cuivre assez gros et recouverts de gutta-percha, on dirige le courant vers un collecteur que l'on peut placer, plus ou moins loin de la boîte qui renferme les éléments, soit sur cette boîte elle même, soit isolément en un endroit quelconque.

Collecteur.

Le collecteur le plus pratique se compose d'une plaque en bois ou en caoutchouc durci, que l'on peut fixer à la muraille. Cette plaque porte des boutons de cuivre disposés en cercle ou en demi-cercle et communiquant chacun avec un certain

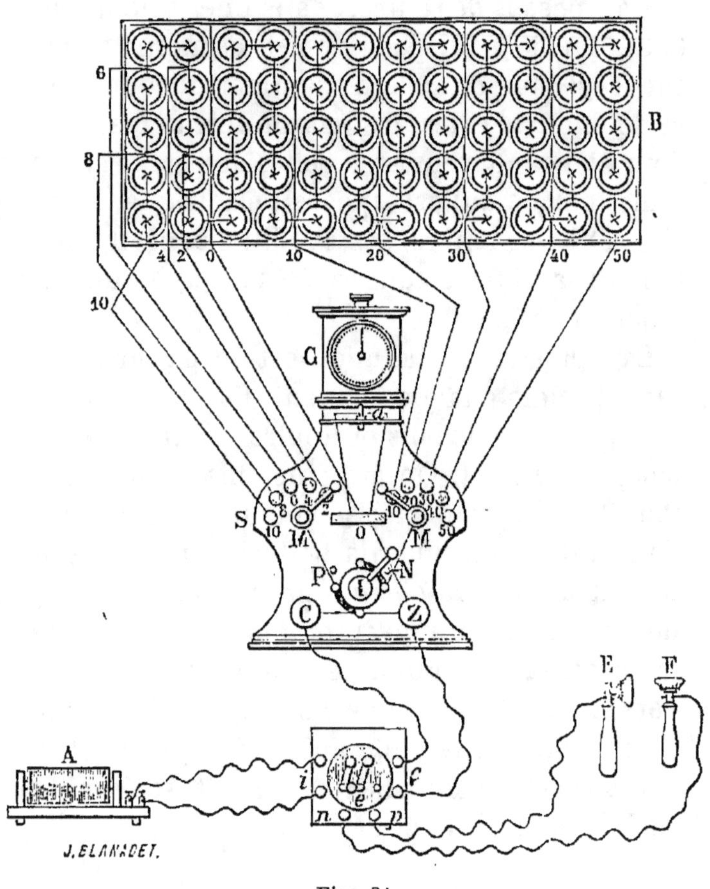

.Fig. 21.

nombre d'éléments de la pile. Une manivelle métallique pivotant au centre du cercle peut se mettre en contact successivement avec chacun des boutons, et permet de donner passage à un courant d'une intensité plus ou moins grande, suivant le bouton avec lequel on le met en contact. On a donné à ce mode de collecteur, lequel du reste a reçu des modifications de peu d'importance, le nom de collecteur vertical. La figure ci-jointe (fig. 21) indique un de ces collecteurs ; de chaque côté de la planchette se trouvent 5 boutons métalliques, à gauche ces boutons représentent les unités, et à droite les dizaines. Ainsi, d'après la disposition représentée sur la figure 21, le courant serait de $10 + 2$ éléments. On comprend qu'il est facile d'augmenter ou de diminuer à volonté la force de ce courant ; qu'on peut, par exemple, l'avoir de 2, 4, 6, 22, 24, etc., éléments. Lorsqu'on veut mettre l'appareil au repos, on amène les deux manettes au point O.

Ce collecteur est celui qu'employait Remak, c'est également celui dont nous nous sommes toujours servi, et depuis bien des années nous n'avons eu que les éléments à changer. Nous avons ajouté à ce collecteur, comme l'indique la figure 21, une seconde planchette sur laquelle existent une série de boutons métalliques et un renverseur de courant. Aux deux boutons C sont attachés les fils du courant continu ; aux boutons I ceux de l'appareil induit A, et nous pouvons ainsi, sans changer de conducteurs ni de tampons, avoir à volonté soit les courants de l'appareil à courant continu, soit ceux de l'appareil induit.

La plupart des fabricants construisent ce collecteur comme celui qui est représenté dans la fig. 22, et qui sort des ateliers de M. Trouvé. Sa modi-

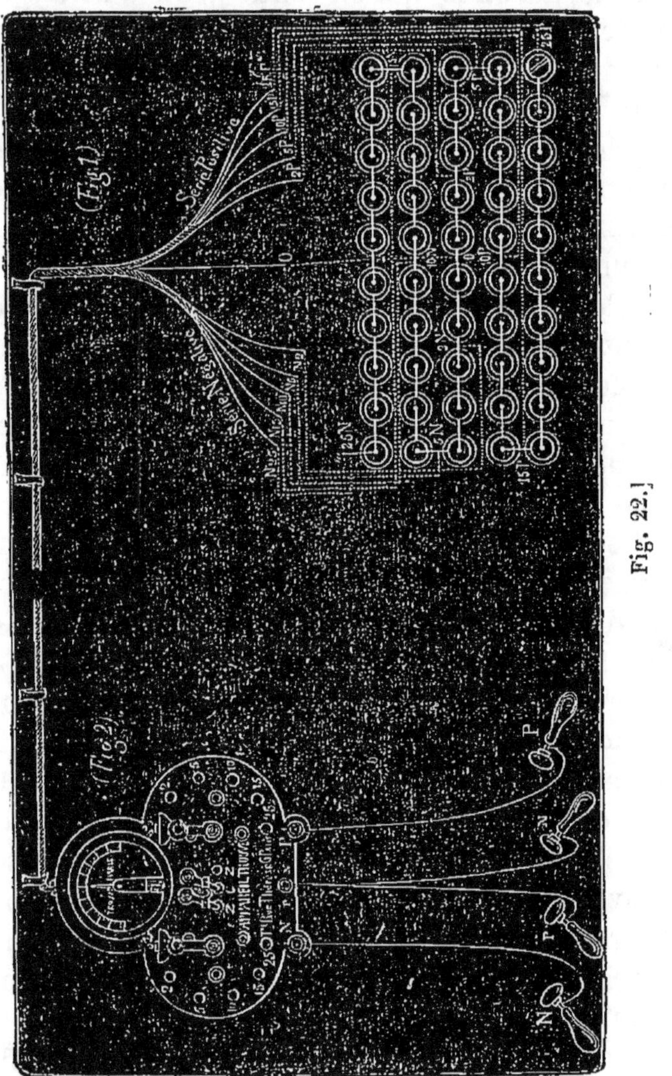

Fig. 22.

fication consiste dans l'arrangement des boutons,

de manière que l'on puisse à volonté se servir de la
première moitié des éléments ou de la dernière moitié, ce qui ménage l'usure des premiers éléments.

C'est également pour pouvoir employer successivement tous les éléments que M. Gaiffe a construit
le collecteur double.

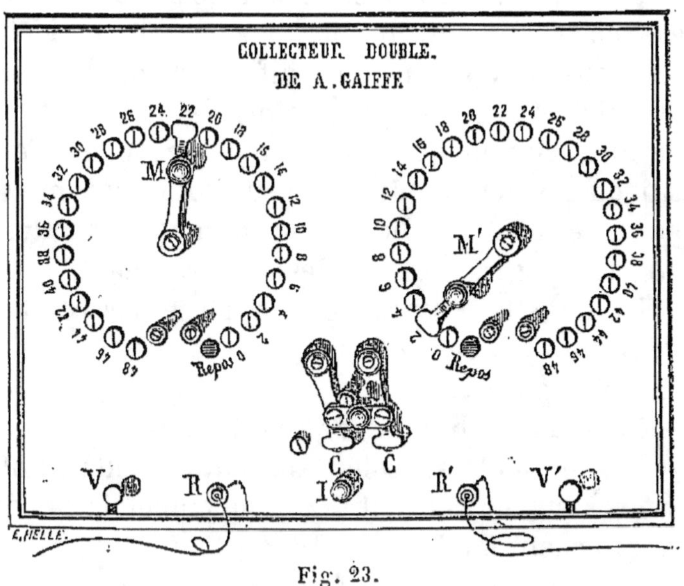

Fig. 23.

La figure 23 représente un collecteur de 48 couples qui prend les couples deux par deux.

Il consiste essentiellement en deux rangées circulaires de boutons numérotés sur lesquels se pro-
mènent deux manettes M, M'.

Les deux boutons portant les mêmes chiffres sur
les deux cadrans sont reliés métalliquement entre
eux ; c'est-à-dire que le bouton n° 0 du cadran de

gauche est relié par un fil métallique au bouton n° 0 du cadran de droite ; le bouton n° 2 gauche est relié de la même manière au bouton n° 2 droite, et ainsi de suite jusqu'aux derniers.

Les boutons n° 0 communiquent avec le pôle négatif du premier couple de la batterie ; les boutons n° 2 communiquent avec le pôle positif du 2ᵉ couple et avec le pôle négatif du 3ᵉ ; les boutons n° 4 communiquent avec le pôle positif du 4ᵉ couple et avec le pôle négatif du 5ᵉ, et ainsi de suite jusqu'au dernier bouton qui communique avec le pôle positif du dernier couple ; par cette combinaison, une paire de boutons du même numéro est toujours négative par rapport à celles qui précèdent.

La manette M est reliée à la pièce percée R ; M est relié à R'. Les pièces R, R' reçoivent l'extrémité des rhéophores.

Lorsqu'on a besoin de produire des chocs voltaïques, on ajoute au collecteur l'interrupteur I ou le renverseur de courant CC, ou quelquefois ces deux organes ensemble.

Il résulte de ce qui précède qu'en plaçant d'abord les deux manettes sur les 0 et en avançant graduellement l'une des deux jusque sur le n° 48, on introduit dans le circuit tous les couples deux par deux, sans produire d'interruption et avec une augmentation graduelle de tension qui ne provoque pas de choc sensible ; que quelle que soit la position des deux manettes, il ne peut se trouver compris dans le circuit que les couples situés entre les deux numéros sur lesquels elles sont placées, puisque ceux qui sont en deçà de la manette qui est sur le chiffre le plus faible et ceux qui sont au-delà de l'autre manette forment deux séries de couples isolées n'ayant chacune qu'un de leurs pôles en communication avec les manettes et demeurant par conséquent inactives.

Cet isolement facultatif d'un ou de deux segments de la pile situés à ses extrémités fait que lorsqu'on a besoin d'une partie seulement des couples, on peut les prendre aussi bien au commencement qu'au milieu ou à la fin de la batterie. Si, par exemple, on emploie 12 couples pour une opération, on peut les prendre une première fois en mettant l'une des deux manettes sur le n° 0 et poussant l'autre jusque sur le n° 12 ; une seconde fois en mettant les deux manettes sur les n°s 12 et en faisant avancer l'une d'elles jusque sur le n° 24, et ainsi de suite jusqu'au bout de la batterie pour recommencer par les premiers.

On évite ainsi d'user rapidement les premiers couples, ce qui arrive forcément avec la plupart des collecteurs, puisqu'avec ceux-ci, quel que soit le nombre des couples qu'on veut employer, il faut toujours commencer par les premiers auxquels on ajoute successivement les autres. Cet inconvénient, néanmoins, n'est pas considérable.

Le collecteur double permet aussi de renverser, sans choc et sans déplacement des excitateurs, le sens du courant à travers le patient lorsque l'application du courant alternatif est indiquée. En effet, d'après ce qui est dit plus haut, la manette qui se trouve sur le chiffre le plus faible étant toujours négative par rapport à l'autre, il suffit d'intervertir

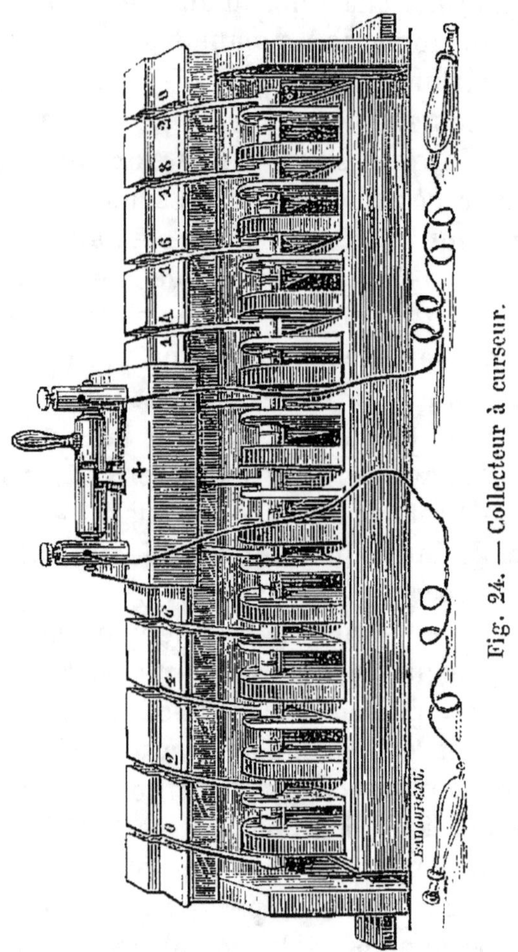

Fig. 24. — Collecteur à curseur.

la position des deux manettes pour que celle qui était d'abord négative devienne positive, et que l'autre de positive devienne négative.

Le collecteur double permet enfin de vérifier rapidement tous les couples de la batterie et, sans rien démonter, de reconnaître quelles sont les parties en défaut lorsqu'un accident s'est produit. Pour cela, on ne laisse entre les deux manettes qu'un numéro d'intervalle, et on les promène dans les mêmes positions respectives sur toute l'étendue des cadrans. Dans ces conditions, les manettes ne prenant que le courant d'un ou de deux couples à la fois, on juge facilement par la déviation du galvanomètre dans quel point l'action électrique est ralentie ou supprimée.

Le collecteur horizontal, que l'on trouve dans les appareils de Stöhrer et Kruger (de Berlin) et qui est assez généralement employé en Allemagne et en Amérique (fig. 24), se compose d'une planchette rectangulaire placée horizontalement sur une table, et sur les bords de laquelle sont situés, à intervalles égaux, des plaques de cuivre correspondant à un certain nombre d'éléments.

Un curseur métallique, placé sur la partie médiane est mobile entre les deux rangées de plaques en cuivre, et se met en contact avec elles.

Si le curseur est à 0, le courant ne passe pas ; s'il est en contact avec les plaques portant le numéro 2, il donne passage au courant de 4 éléments, 2 positifs et 2 négatifs. Enfin, le courant augmente à mesure que le curseur s'éloigne du point O.

Interrupteur. — Au collecteur on ajoute quelquefois un appareil destiné à interrompre le courant et à le renverser, c'est-à-dire à transformer rapidement le pôle positif en pôle négatif et le né-

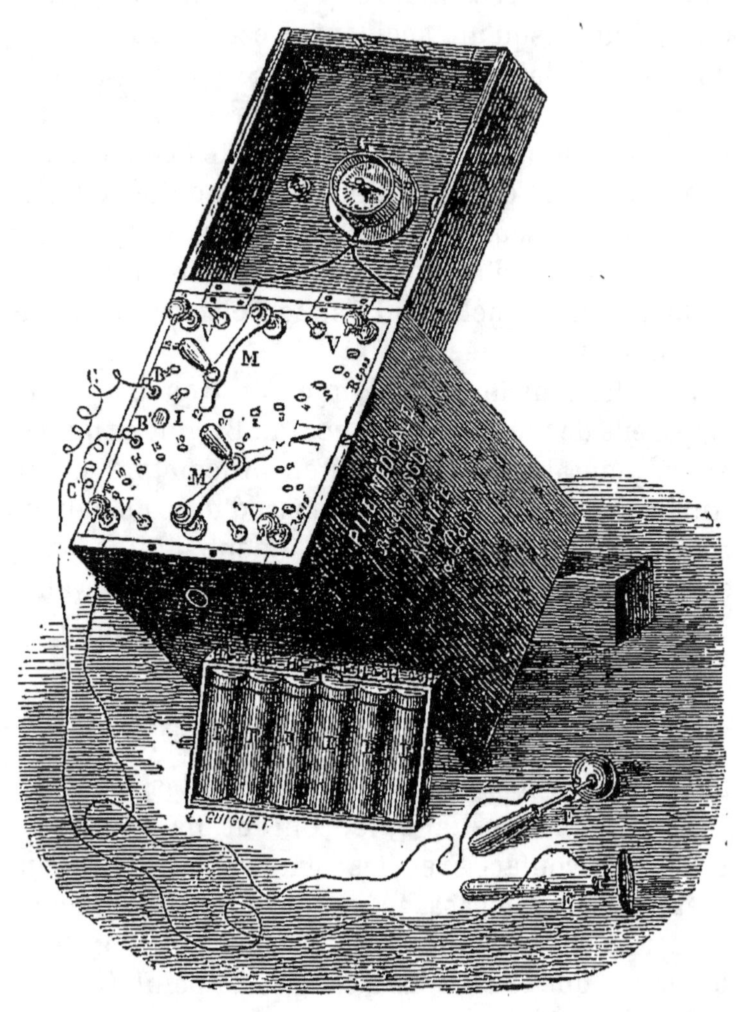

Fig. 25.

gatif en positif. Son application thérapeutique est

fort restreinte et, on ne l'emploie que dans les cas où l'on veut obtenir des secousses.

Appareils portatifs à courants continus.

APPAREIL PORTATIF DE GAIFFE. — En apportant de légères modifications à ses éléments au chlorure d'argent, M. Gaiffe a pu en réunir un assez grand nombre sous un volume relativement assez petit, de façon à constituer un appareil très portatif (fig. 25).

Chaque série se compose d'une boîte quadrangulaire renfermant un plus ou moins grand nombre de casiers contenant chacun six couples F, F, F, F, F, F. Chaque série de couples est surmontée de colonnettes métalliques H, H, H, H, H, H, communiquant par l'intermédiaire de ressorts avec un collecteur qui recouvre la boîte.

B, B′ sont les pièces qui livrent le courant et sur lesquelles s'attachent les réophores, M, M′, deux manettes qui font communiquer B, B′, avec la série des couples que l'on veut employer. N est une lettre gravée sur le manipulateur, qui indique le sens du courant ; la manette la plus rapprochée de N ainsi que le réophore qui lui correspond sont négatifs. G, galvanomètre qui indique le passage du courant par la déviation de l'aiguille aimantée. I, interrupteur qui donne les chocs voltaïques par interruption sous la pression du doigt.

Enfin, M. Gaiffe a pu réunir sous un volume encore plus petit 24 couples au chlorure d'argent contenus dans une petite boîte rectangulaire de la

dimension d'un volume in-8. (fig. 26). T, tablette
sous laquelle sont fixés les couples ; P, N, pôles
positif et négatif. Ces couples s'usent cependant
pendant le repos, et au bout de 4 ou 5 mois, les

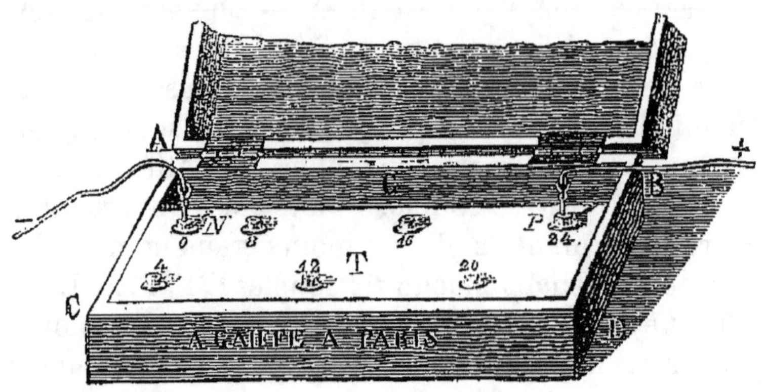

Fig. 26.

éléments sont détruits, alors même qu'on ne se
serait pas servi de la pile. Cet appareil trouve surtout son emploi dans les applications d'assez longue durée.

Batterie portative au sesquioxyde de fer. —
Cette batterie, construite par M. Gaiffe, ne diffère
de celle au chlorure d'argent que par la nature des
couples qui la composent.

Elle possède comme elle un galvanomètre d'intensité et un collecteur double.

Elle est seulement un peu moins portative et
demande plus de soin dans le transport, attendu
qu'elle contient du liquide ; en revanche, elle est
beaucoup plus économique.

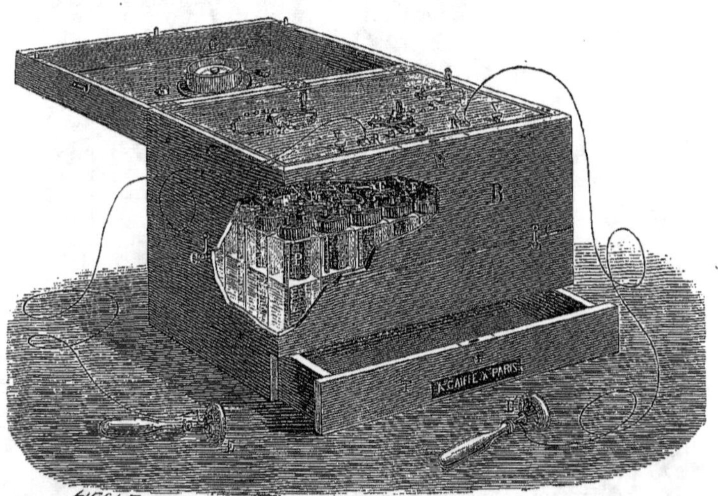

Fig. 27. — B, partie de la boîte contenant les couples, et fermée sur sa face supérieure par la tablette du collecteur (voir la description de celui-ci); G, galvanomètre; P, couples de la pile; F, F, fils qui relient les couples au collecteur; T, tiroirs aux excitateurs; C, C, crochets qui assemblent la partie inférieure et la partie supérieure de la boîte; celles-ci peuvent être séparées complètement pour examiner les couples et leur donner les soins nécessaires; E, E, excitateurs.

Elle est composée de 12 à 60 couples.

Appareil au bisulfate de mercure, de Morin. — Dans cette pile (fig. 28), deux métaux, zinc et charbon, sont suspendus par séries à une planche formant le couvercle d'une boîte. Au fond de cette

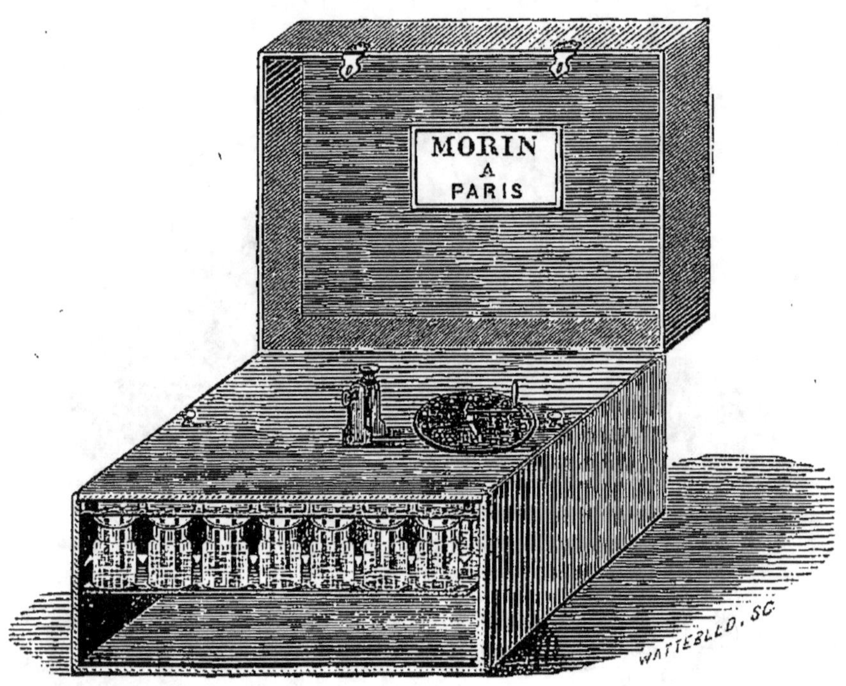

Fig. 28.

boîte et au-dessous de chaque couple sont disposés des vases renfermant une solution de bisulfate de mercure. On fait marcher l'appareil au moyen d'une manivelle qui soulève les vases et met le liquide en rapport avec les couples. Lorsque l'on ne veut plus se servir de l'appareil, la même manivelle permet de replacer les vases au fond de la boîte, et les couples, se trouvant ainsi suspendus, ne sont plus en contact avec le liquide excitateur, et peuvent rester ainsi indéfiniment sans éprouver aucune altération. C'est un appareil de ce genre que M. Ruhmkorff a construit pour Duchenne (de Boulogne). Mais ces appareils ne doivent pas être employés pour les courants continus, car la pile au bisulfate et même au protosulfate de mercure a trop d'action chimique.

Les appareils des constructeurs allemands sont construits sur ce modèle et ils ont par conséquent les mêmes défauts.

APPAREILS AVEC LA PILE AU SULFATE DE CUIVRE.

APPAREIL A PAPIER DE TROUVÉ (fig. 29). — Ces appareil est formé de 40 éléments au sulfate de cuivre, réunis dans une boîte carrée portative.

Chaque élément est constitué de la manière suivante :

Entre deux disques (fig. 29 z c et z′ c′), l'un de cuivre, l'autre de zinc, sont empilées des rondelles de papier buvard. La moitié inférieure de ces rondelles est préalablement saturée de sulfate de cuivre, l'autre moitié de sulfate de zinc.

Pour remplacer le sulfate de cuivre de cette batterie, on la sort de sa boîte pour la dessécher, et ensuite on la plonge à moitié dans une solution de sulfate de cuivre très concentrée à chaud, que l'on fait dans une cuvette spéciale en cuivre livrée avec l'appareil.

Il est regrettable que cet appareil, qui est très léger et très élégant, s'épuise si rapidement, et qu'une fois épuisé, il soit fastidieux à être rechargé. Ce n'est pas que le mode opératoire soit

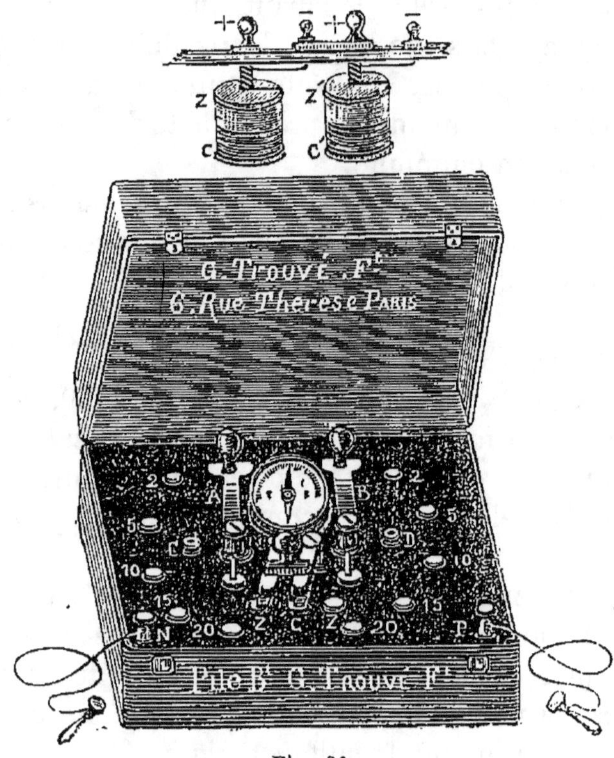

Fig. 29.

compliqué, mais la pile ne reprend que pour un temps très court son activité première. Le fabricant peut, il est vrai, obtenir un fonctionnement meilleur, mais nous avons entendu plusieurs médecins de province se plaindre de l'inconstance et

des inconvénients de cet appareil. Il a, évidemment,
les inconvénients de ses avantages.

M. Trouvé fournit également un appareil à courant continu, moins portatif, mais qui est vraiment
très bon marché et qui consiste en petits éléments

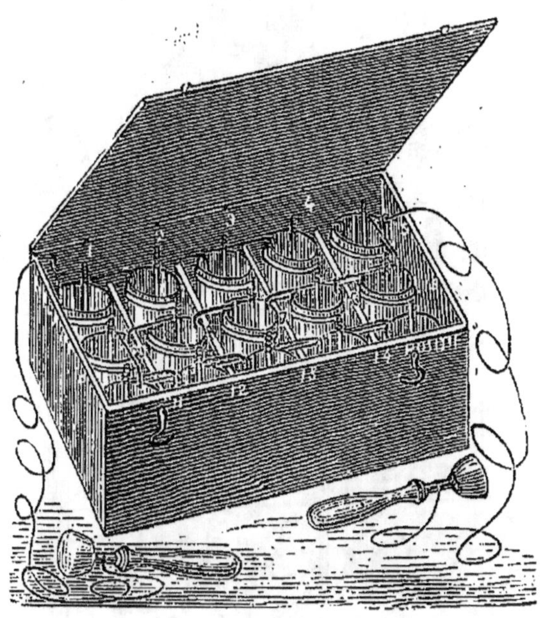

Fig. 30.

Callaud, renfermés dans une boîte en bois blanc
(fig. 30).

M. Chardin, successeur de M. Morin, a également construit un appareil à courant continu, avec
une pile au sulfate de cuivre. C'est cet appareil qui
est actuellement employé dans les hôpitaux ; il peut
fonctionner très longtemps sans qu'il soit nécessaire
d'en avoir un soin quelconque (fig. 31).

3.

Le maximum des éléments est de 20, et si l'on veut employer une force plus considérable on superpose une boîte l'une sur l'autre, et on établit la

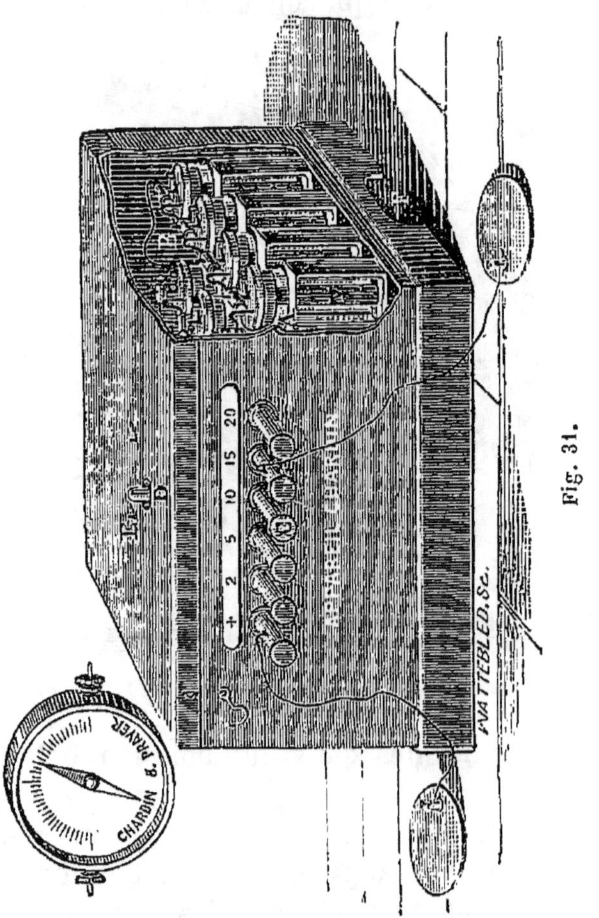

communication de l'une à l'autre au moyen d un fil conducteur allant du pôle positif de l'une au pôle négatif de l'autre ou inversement.

Appareil Onimus. — Cet appareil est composé d'un certain nombre des éléments décrits précédemment (fig. 19).

Les éléments sont disposés dans une boîte (fig. 32) de manière à pouvoir augmenter ou diminuer le courant par trois éléments; lorsqu'on veut se servir de l'appareil, on place un des fils, le fil rouge par exemple, au point marqué + (positif), et l'autre fil est placé successivement dans les trous 3, 6, 9, 12... 42, selon que l'on veut avoir un courant de 3, 6, 9, 12... 42 éléments. Ce dernier fil représente toujours le pôle négatif.

Il est bon, lorsque la pile a été chargée pour la première fois, et si on veut s'en servir dans la même journée, de fermer le courant pendant une heure, en faisant communiquer par un même fil la première pile (positive) avec la dernière (négative). Cette communication est utile si l'on ne se sert de l'appareil que le lendemain.

Lorsqu'il s'est amassé une trop grande quantité de cristaux blancs (sulfate de zinc) sur les éléments, il est nécessaire de les laver après avoir enlevé les tubes intérieurs ; et pour cela, après avoir dévissé les deux petites traverses du milieu, on enlève soit isolément, soit en bloc, les vases, et on les plonge complètement dans de l'eau ordinaire. Après quelque temps d'immersion dans l'eau, les zincs se détachent mieux des petits locaux et on lave le tout à grande eau, puis on replace les zincs ou les cuivres selon leurs dispositions premières, qu'il est facile de retrouver d'après les coudes des éléments

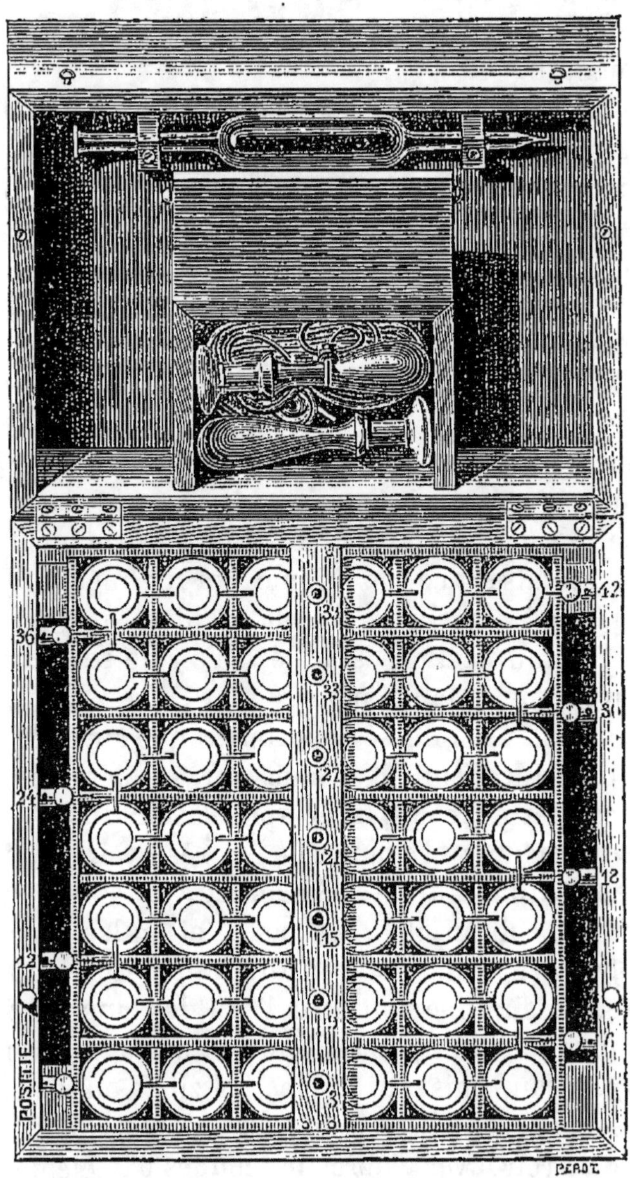

Fig. 32. — Appareil portatif à courants continus.

qui communiquent avec les différentes viroles.

Cet appareil présente les avantages suivants:

Comme toutes les piles au sulfate de cuivre, elle a une grande constance et une faible action chimique, condition indispensable pour l'usage médical.

Mais elle offre sur toutes les autres piles au sulfate de cuivre l'avantage important d'avoir avec une tension égale, l'action chimique la plus faible, car la solution de sulfate de cuivre ne pénètre que peu à peu à travers la bourre, dans le vase où se trouvent le zinc et le cuivre. D'après des expériences faites au laboratoire du Ministère des télégraphes, ces piles, tout en ayant la même tension que celles de Daniell, ont au bout de fort peu de jours une action chimique presque deux fois moins forte. C'est là un avantage sérieux pour un grand nombre de cas, comme nous le verrons plus loin.

L'appareil est facilement transportable grâce à son volume, et de plus, malgré le transport et les cahots, le liquide excitateur ne vient jamais se mêler avec le liquide extérieur qui entoure le zinc; l'intensité du courant ne peut donc être modifiée, et les conditions des diverses parties de la pile restent toujours les mêmes. C'est la seule pile à eau qui soit transportable dans des conditions aussi avantageuses.

La pile est facile à entretenir, à réparer, à nettoyer; enfin, elle s'use très lentement, et offre de plus l'avantage de pouvoir rester sans la moindre altération dès qu'on ne s'en sert pas pendant quelque temps; pour cela, il suffit d'enlever les petits tubes intérieurs qui contiennent les cristaux de sulfate de cuivre, aussitôt les éléments cessent de fonctionner et cela pour deux raisons : premièrement, parce que la source du liquide excitateur est abolie ; en second lieu, parce que le liquide vient à baisser de niveau et que les zincs se trouvent alors hors du contact de l'eau.

On peut ainsi laisser l'appareil sans la moindre usure pendant tout le temps qu'on n'en a pas besoin, et dès qu'on veut s'en servir, il suffit de remettre les tubes dans l'intérieur des divers vases.

Dans le couvercle de la boîte (fig. 32), on met les tampons, et, si l'on veut, on peut encore ajouter un galvanomètre horizontal. L'entretien de cet appareil est des plus faciles ; voilà plus de sept ans que nous nous en servons comme pile portative et comme appareil de cabinet. La pile de cabinet, d'un modèle plus grand, remplace avec avantage la pile de Siemens et Halske (pile Remak) ; elle lui est supérieure, comme commodité et comme faiblesse d'action chimique. Ces appareils sont fabriqués par MM. Brewer, à Paris, et se trouvent également chez M. Collin (Maison Charrière).

DU CHOIX ET DE L'EMPLOI DES APPAREILS

A COURANTS CONTINUS

> Si Duchenne (de Boulogne) a soutenu pendant longtemps que.les courants continus avaient des inconvénients, c'est parce que dans ses premières expériences il s'est servi de la pile de Bunsen, c'est-à-dire d'une pile à action chimique très intense.

Le nombre des appareils à courants continus est très considérable comme on vient de le voir, et nous n'avons même mentionné que les principaux d'entre eux. Mais au point de vue thérapeutique, il n'y a qu'un point important à considérer dans tous ces appareils, c'est la nature de la source électrique, c'est-à-dire la pile qui est employée. C'est en cela que consiste la vraie différence, et tout le reste n'est qu'une question de facilité de maniement, ou de commodités d'application et de transport.

Dans les cas ordinaires, lorsqu'il ne s'agit que d'exciter des organes périphériques, et surtout chez des personnes robustes, toute pile peut le plus souvent être employée avec avantage. Mais, dans les lésions centrales, et dans les traitements plus délicats où l'intensité et, pour ainsi dire, la dose du courant électrique sont d'une importance capitale, dans les affections où l'on veut agir sur la nutrition intime de tissus d'autant plus susceptibles qu'ils se trouvent dans des conditions pathologiques ; dans les cas, en un mot, où il faut éviter une excitation anormale, et qui sont le vrai domaine thérapeutique des courants continus, il est absolument nécessaire d'avoir comme source électrique une pile qui offre les conditions suivantes :

1° Une action chimique très faible.

2° Une grande constance.

Nous avons déjà indiqué l'importance de la constance pour les piles médicales ; quant aux inconvénients d'une action chimique trop considérable, ils sont nombreux.

La sensation de brûlure et la désorganisation de la peau ont lieu très rapidement avec une pile dont l'action chimique est forte.

De plus, les courants continus fournis par ces piles sont toujours plus ou moins irritants, et déterminent une excitation générale. Nous n'avons jamais observé ni effet calmant ni effet sédatif dans ces conditions, et cependant malgré l'opinion généralement reçue qui attribue à tout courant électrique une action irritante, l'électricité sous forme de courants continus a souvent *une action calmante des plus puissantes.* Nous insistons d'autant plus sur ce point, que l'histoire même des applications médicales de la pile nous enseigne combien il est utile de tenir compte de la nature des éléments dont on se sert pour les appareils médicaux. Si les courants de la pile ont été délaissés au commencement de ce siècle, c'est justement parce que les piles employées étaient inconstantes et d'une grande force électrolytique ; si Duchenne (de Boulogne) a soutenu si longtemps l'inutilité, le danger et les effets si douloureux des courants continus, c'est justement parce que, dans les expériences qu'il avait faites sur le galvanisme, il s'était servi de piles de Bunsen ; c'est cette première opinion de Duchenne qui a toujours influé sur ses recherches ultérieures, et dans la dernière édition de son ouvrage « De l'Électrisation localisée », on retrouve encore à chaque instant cette idée absolument erronée que les courants continus ont le grave inconvénient de produire des brûlures et des vésications. Nous croyons ce fait tellement important et si typique que nous l'avons placé en tête de ce chapitre comme épigraphe. Il doit rester gravé dans la mémoire detous les médecins qui veulent se servir de courants continus.

Le choix de la pile est donc loin d'être indifférent, et, quant à nous, nous avouons employer à contre-cœur toute autre pile que celle au sulfate de cuivre, et encore faut-il que son action chimique soit réduite au minimum ; nous l'avons déjà dit, elle est le type de la pile médicale, et toutes les autres considérations de maniement, de transport, etc., nous paraissent insignifiantes à côté des avantages du courant électrique qu'elle fournit.

Récemment M. le Dr Stein (de Francfort) nous a présenté un appareil portatif très commode et très portatif, mais trop puissant; avec 5 ou 6 de ses éléments il obtient les mêmes sensations qu'avec 20 éléments Daniell; et c'est pour cela, comme nous le lui avons dit, que nous n'osons conseiller son appareil pour d'autres usages que des usages électrolytiques. Lui-même, d'ailleurs, nous a avoué qu'il obtenait de meilleurs effets thérapeutiques avec sa pile *non portative*.

Il ne faut pas non plus se servir d'appareils pouvant être employés à différents usages. C'est absolument comme si un chirurgien voulait avoir un instrument qui serve en même temps de bistouri, d'écraseur, de ciseaux, etc.

Quelles que soient les lois physiques qu'on peut invoquer et les moyens qui permettent de régler l'intensité d'un courant, nous croyons qu'au point de vue pratique, il est important d'avoir un appareil spécial pour chaque usage spécial. Pour les usages médicaux proprement dits, il faut avant tout une pile constante et à action chimique faible, et il est toujours illogique et imprudent de se servir de n'importe quelle pile en graduant et en dosant le courant par des appareils spéciaux, tels que le rhéostat, ou le rhéostat-voltamètre.

Graduation des courants continus.

Duchenne a proposé de faire toujours passer le courant à travers un appareil dit rhéostat-voltamètre, qui consiste dans l'adjonction d'un voltamètre au rhéostat liquide ordinaire.

Cet instrument permettrait, d'après lui, de régler l'intensité du courant, « et d'utiliser les piles plus ou moins constantes, plus ou moins volumineuses en régularisant leur courant. » Avec soixante éléments quelconques, par exemple, on fait passer tout le courant à travers l'eau du rhéostat-voltamètre, et l'on mesure la quantité d'eau décomposée. en une minute ; on peut alors augmenter ou diminuer l'intensité du courant en rapprochant ou en éloignant les tiges métalliques qui plongent dans l'eau.

Sans parler de ce que cette opération a de fastidieux, nous ne comprenons pas l'avantage de cette graduation, quand, avec une pile constante, on peut graduer l'intensité du courant beaucoup plus directement, en ne prenant que le nombre d'éléments voulus et dont on connaît d'avance l'intensité.

Pourquoi prendre toute espèce de piles et essayer, par une série de combinaisons, de les rendre analogues à d'autres plus simples et plus commodes ?

Pourquoi chercher des méthodes compliquées alors qu'il est plus pratique de choisir avant tout une pile constante, sans trop d'action chimique, ayant une tension suffisante, et que l'on peut faire varier à volonté, et sans danger aucun, en augmentant le nombre des éléments ?

Les faits sur lesquels s'appuie Duchenne plaident au contraire en faveur de notre opinion. Ils sont trop importants en pratique pour ne pas y insister ; leur discussion nous permettra en même temps de mieux faire comprendre le mode opératoire dans l'électrisation de la région cervicale.

« Une malade (veuve de médecin), dit Duchenne, atteinte depuis deux ans d'une hémiplégie du côté gauche, consécutivement à une hémorrhagie cérébrale, m'a été adressée par M. le docteur Gretscher, pour être traitée par le courant continu. Le membre inférieur gauche avait alors recouvré une grande partie de sa motilité, mais le membre supérieur présentait les troubles musculaires symptomatiques d'une sclérose secondaire fasciculée du cordon antéro-latéral du côté gauche. Je fis passer pendant cinq minutes un courant descendant dans la direction de la moelle, et pendant les cinq autres minutes, le pôle positif restant appliqué dans la région cervicale, je promenai le second rhéophore sur les nerfs propres de certains muscles moteurs du membre supérieur, selon la méthode appelée par Remak : galvanisation par courant labile. Cette application fut faite avec toutes les précautions possibles, afin d'éviter les vertiges et les accidents qui pouvaient en être la conséquence. Le courant galvanique était fourni par vingt et un éléments de mon appareil Ruhmkorff-Duchenne au plus faible degré d'immersion, et son action électrolytique avait été graduée et mesurée à l'aide de mon rhéostat-voltamètre. Lorsque je dépassais la dose ainsi mesurée, des vertiges apparaissaient. Les choses étant réglées, les courants furent appliqués par mon aide, pendant quelques séances, sans accident ; la malade assurait qu'elle éprouvait déjà une amélioration notable ; elle avait moins de raideur dans les mouvements d'extension des doigts et dans l'élévation du bras sur l'épaule. Mais un jour, *par un défaut d'attention de l'opérateur, la tige du rhéostat liquide s'étant trouvée plus enfoncée que de coutume*, la puissance du courant fut doublée, et, à l'instant, la malade éprouva un fort vertige, avec embarras de la parole, engourdissement et pesanteur des membres supérieur et inférieur gauches, avec fourmillements et picotements dans les doigts ; elle fut même sur le point de s'évanouir ; sa face était devenue rouge, en un mot, elle éprouvait tous les symptômes d'une nouvelle congestion cérébrale. Ces accidents persistèrent quelque temps, bien que le passage du courant eût été immédiatement arrêté.

« Cet accident que j'avais observé plusieurs fois avant l'emploi du voltamètre, chez des individus soumis avec les plus grandes précautions aux courants appliqués dans la région cervicale, prouve que, sous l'influence du courant, il s'est produit dans ces circonstances une congestion (dont je ne veux pas exposer ici le mécanisme), probablement sous l'influence de l'excitation des vaso-moteurs de cette région. »

« Je rapporterai encore un autre exemple de syncope avec pâleur de la face. Un ataxique, à qui j'appliquais le courant continu descendant provenant de quatorze éléments de ma grande pile Trouvé-Callaud, *mais dont je n'avais pas réglé l'action* électrolytique à l'aide du rhéostat-voltamètre, tomba immédiatement en syncope avec une pâleur extrême de la face. Il fut quelques minutes à en revenir, et il me dit alors que sa syncope avait été précédée d'un vertige. J'ai pu cependant soumettre ce malade à de nouveaux courants continus appliqués dans la même région, sans accident, mais après avoir réglé progressivement, à l'aide du rhéostat-voltamètre, le degré de son intensité. S'il m'arrivait de dépasser un peu cette dose, *en enfonçant la tige du rhéostat* liquide, les vertiges apparaissaient avec décoloration à la face.

« A ces faits je pourrais joindre un cas de galvanisation de la corde du tympan, qui produisit, outre une salivation très abondante et un goût métallique très prononcé, un vertige suivi de syncope. »

Enfin, comme preuve de l'excellence du rhéostat-voltamètre, Duchenne cite un cas de trophonévrose de la face, où, avec un courant de soixante éléments traversant le rhéostat-voltamètre, il a pu en diminuer et en mesurer l'intensité avec assez de précision et de sûreté pour faire passer le courant dans la face du côté malade pendant trente séances, durant chacune dix minutes, et cela sans produire de vertiges. « Pendant l'application du courant continu, la face rougissait, la circulation vaso-motrice y était évidemment activée. (Je ne puis me prononcer encore sur les résultats obtenus dans ce cas.) Plusieurs fois il m'est arrivé, chez cette malade, d'augmenter un peu, à l'aide de mon graduateur liquide, le dégagement de gaz produit par la décomposition de l'eau, et immédiatement la face pâlissait, et l'apparition des vertiges me forçait de suspendre la séance. »

« En résumé, les faits et les considérations que je

viens d'exposer démontrent l'utilité de la graduation et du dosage du courant continu par le rhéostat-voltamètre dans la région cervicale et à la face. »

Comme nous le disions, les faits invoqués par Duchenne indiquent précisément les inconvénients du rhéostat, car il eût été plus facile de régler l'intensité du courant en se servant du collecteur, et en n'employant qu'un courant faible ou moyen, et en sachant d'une façon précise le nombre d'éléments qu'on employait ; on aurait ainsi évité l'accident qui s'est produit forcément, parce que, « par un défaut d'attention, la tige du rhéostat liquide s'était trouvé plus enfoncée que de coutume ». C'est là un inconvénient assez fréquent avec le rhéostat à eau, sans compter que l'eau elle-même, à cause des sels qui s'y forment par l'oxydation des tiges, n'a pas toujours la même conductibilité.

Il est donc toujours plus simple et plus avantageux de modifier l'intensité du courant en diminuant ou en augmentant le nombre des éléments, au lieu d'en faire varier l'intensité au moyen d'un rhéostat quelconque. C'est à peine si, pour l'électrisation de l'oreille, il peut être utile quelquefois d'employer ce mode de graduation.

Les faits précédents sont trop instructifs pour que nous n'en profitions pas pour montrer les inconvénients que peut présenter l'électrisation des centres nerveux et surtout de la tête, lorsqu'on n'y met pas toute la prudence nécessaire. Les vertiges et les symptômes de la congestion cérébrale sont toujours à redouter lorsque les rhéophores sont placés près de la tête, et surtout près du ganglion cervical, et que le courant a une forte intensité : c'est un principe des plus importants en électrothérapie, de ne jamais employer, surtout au début, plus de 8 à 10 éléments [1] lorsqu'on porte le courant à la région cervicale, et, d'un autre côté, il faut encore bien se rappeler que c'est surtout au moment de l'interruption du courant, que ces symptômes apparaissent. Aussi, il ne faut jamais enlever brusquement les rhéophores, car cette cessation brusque entraîne bien plus facilement des vertiges ; il faut toujours glisser lentement le tampon sur la peau, avant de l'enlever ; de cette façon, le rhéophore arrive sans interruption du courant, en contact avec des parties de l'épiderme qui, étant moins mouillées, sont moins bonnes conductrices de l'électricité, et l'on diminue ainsi l'intensité du courant, dans une proportion assez considérable, pour qu'il n'y ait aucune sensation de l'interruption. Il peut arriver que pendant l'électrisation du ganglion cervical, le malade accuse du vertige, ou une sensation insolite ; c'est surtout dans ces cas, qu'il faut se garder de retirer brusquement les tampons, comme on est naturellement tenté de le faire ; en effet, l'interruption brusque viendrait alors ajouter son action à celle qui a déjà de la tendance à se produire, et l'on occasionnerait sûrement le vertige et la

---

1. Lorsque nous ne précisons pas les éléments, nous entendons toujours parler des piles dont nous nous servons, c'est-à-dire de la pile au sulfate de cuivre telle que nous l'avons modifiée. (Voir p. 47 et suiv.)

syncope. Il vaut donc mieux ne pas s'effrayer et ne retirer le tampon que lentement comme nous venons de l'indiquer. Souvent même, si l'interruption brusque du courant a eu lieu par hasard et a déterminé du vertige, on peut instantanément faire disparaître celui-ci en réélectrisant le même ganglion, très modérément et avec les précautions voulues.

En prenant ces précautions, nous pouvons affirmer qu'il n'y a *absolument* aucun danger à porter les courants continus du côté de la tête. Nous n'avons, quant à nous, jamais observé le plus petit accident, ni chez des malades sujets aux congestions cérébrales, ni chez des hémiplégiques, etc., mais nous avons constamment pour règle opératoire : *qu'il faut toujours commencer par un courant faible, qu'il faut éviter les interruptions, et ne jamais céder aux malades qui demandent à éprouver des sensations plus accentuées.* Avec ces principes, on peut hardiment porter les courants électriques continus sur le ganglion cervical, ou à travers la tête, même chez un malade atteint depuis un ou deux jours seulement d'hémorrhagie cérébrale. Mais, encore une fois, il ne faut pas vouloir forcer les choses, et sacrifier au préjugé qui veut que l'action de l'électricité soit d'autant plus efficace, que les sensations sont plus énergiques et plus vivement senties par le malade. *On ne se repentira jamais d'avoir agi avec un courant à action chimique faible et de durée courte, tandis qu'on pourra souvent regretter d'avoir agi avec un courant de grande intensité, ou avec un courant de moindre intensité mais de longue durée.*

DES COURANTS INDUITS

Faraday découvrit, en 1832, qu'un fil parcouru par un courant électrique et approché brusquement d'un autre fil à l'état naturel, développe dans ce dernier un courant instantané d'électricité (fig. 33)

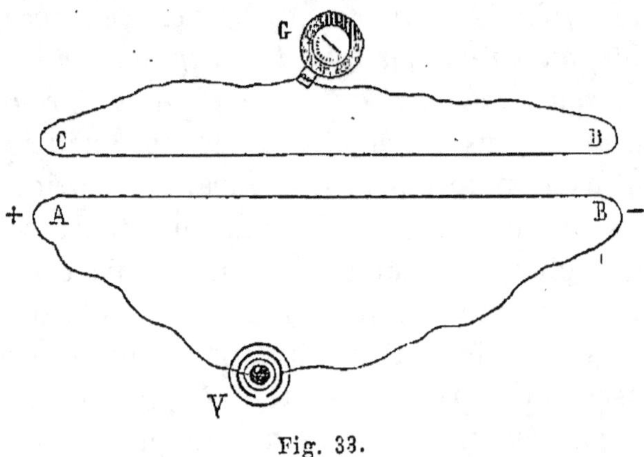

Fig. 33.

Si le fil parcouru par le courant, au lieu de s'approcher du fil naturel, s'en éloigne, le résultat est le même ; mais si les fils restent immobiles à côté l'un de l'autre, rien ne se produit.

Si au lieu d'un fil parcouru par le courant, l'on

approche ou l'on éloigne d'un fil naturel un morceau de fer aimanté, on produit les mêmes effets :

A. Un aimant approché d'un circuit fermé fait
naître, dans celui-ci, un courant de sens contraire
à celui de l'aimant considéré comme solénoïde
(fig. 34).

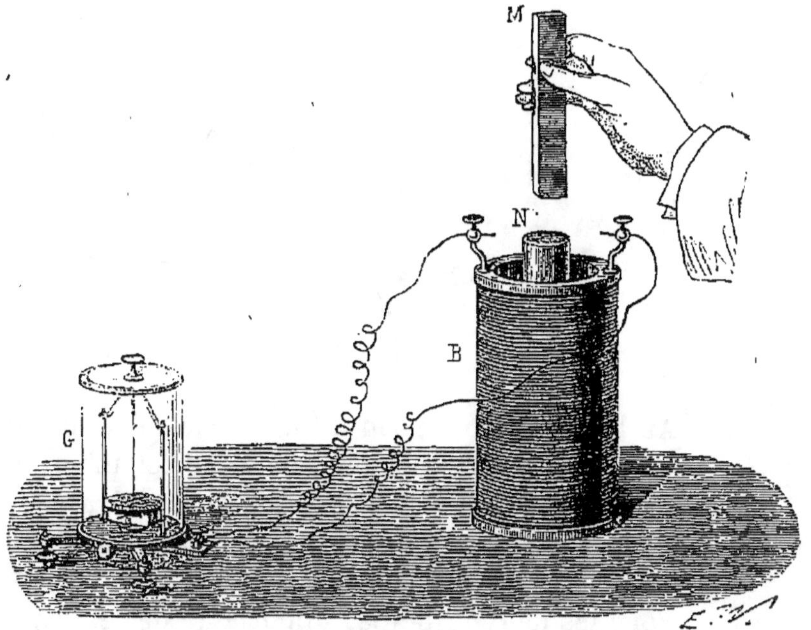

Fig. 34.

B. Un courant éloigné d'un circuit fermé voisin
fait naître, dans celui-ci, un courant de même sens
que celui de l'aimant considéré comme solénoïde.

Tous ces courants instantanés sont appelés *courants d'induction*.

L'action inductrice atteint son maximum quand
les deux fils sont *parallèles* (fig. 33). Les effets sont

les mêmes quand au lieu de tendre les fils en ligne droite, on les dispose à côté l'un de l'autre en zig-zags parallèles (fig. 35).

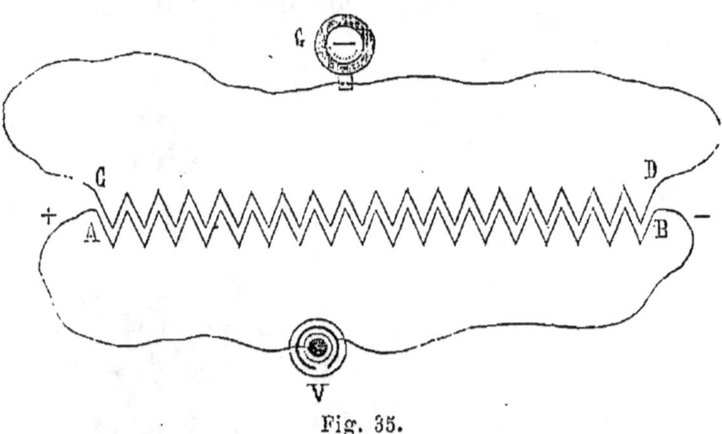

Fig. 35.

Au lieu d'approcher ou d'éloigner les fils l'un de l'autre, on peut simplement lancer ou retenir brusquement le courant électrique, et dans ce cas le fil naturel est encore traversé par un courant instantané d'électricité.

Voici les deux principes importants de ces expériences :

A. Un courant qui commence fait naître, dans un circuit fermé voisin, un courant en sens contraire.

B. Un courant qui finit fait naître, dans un circuit voisin, un courant de même sens.

Pour produire un courant induit d'une énergie considérable, au lieu d'agir sur des fils rectilignes, on enroule un fil autour d'un cylindre en bois (fig. 36); le fil est recouvert de soie, et les spirales sont ainsi isolées les unes des autres. Puis, au-dessus de ce premier fil, on enroule un second fil également recouvert de soie. C'est là ce qui cons-

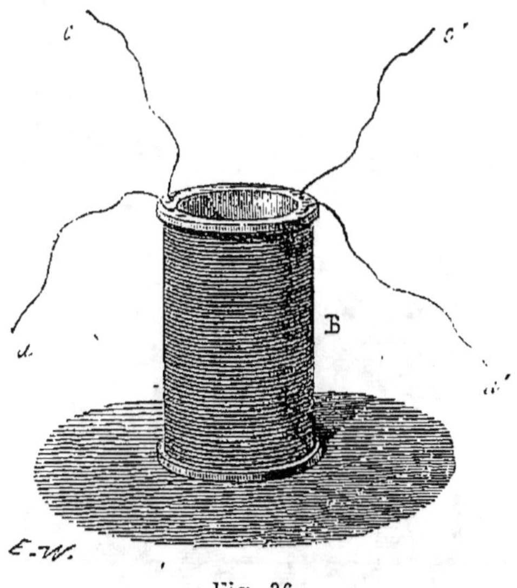

Fig. 36.

titue la bobine d'induction. Le fil dans lequel le courant sera lancé, puis interrompu, est le *fil inducteur*, l'autre fil dans lequel on recueillera les courants produits, est le *fil induit*. Dans la figure 37, les deux bobines, la bobine inductrice A et la bobine induite B, sont isolées, et c'est cette construction qui est adoptée dans l'appareil dit à chariot.

On peut ainsi produire des courants d'induction très forts, en augmentant le nombre de tours. On a trouvé un autre moyen très ingénieux : c'est de

placer à l'intérieur de la bobine une série de tiges
de fer doux D (fig. 38). Sous l'influence du courant

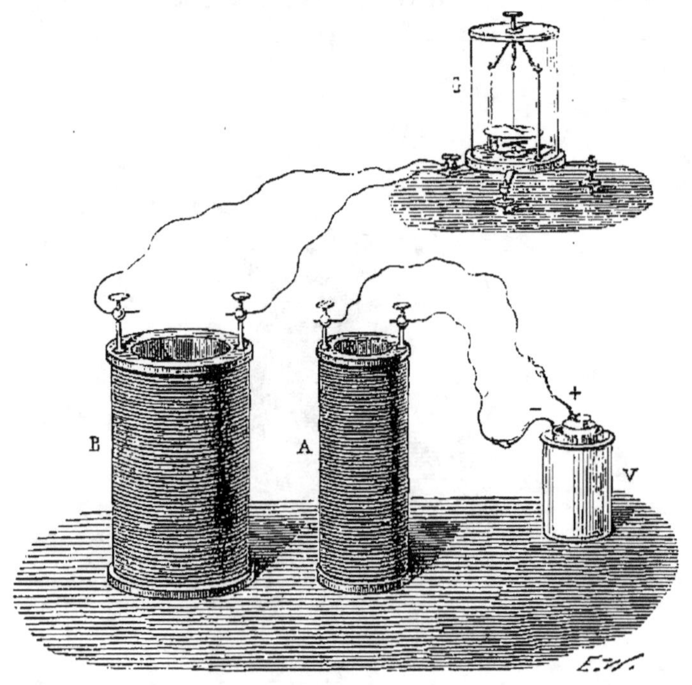

Fig. 37.

inducteur, ce fer doux va s'aimanter, et ajoutera
alors son action à celle du courant lui-même, èt
ce courant induit sera considérablement augmenté.

Induction d'un courant sur lui-même. — Lorsqu'un
circuit d'une longueur assez grande est traversé
par un courant voltaïque d'une certaine énergie,
on obtient également des courants induits au moment de la rupture et de la fermeture du courant

Ces courants sont dus à l'action inductrice d'un courant sur son propre circuit.

Le courant qui se développe à la fermeture est de sens opposé au courant de la pile, et n'a pour effet sensible qu'un affaiblissement momentané du courant inducteur.

Le courant qui est induit à la rupture du courant est de même sens que celui qui circule dans le circuit ; c'est ce courant qui peut être rendu très sen

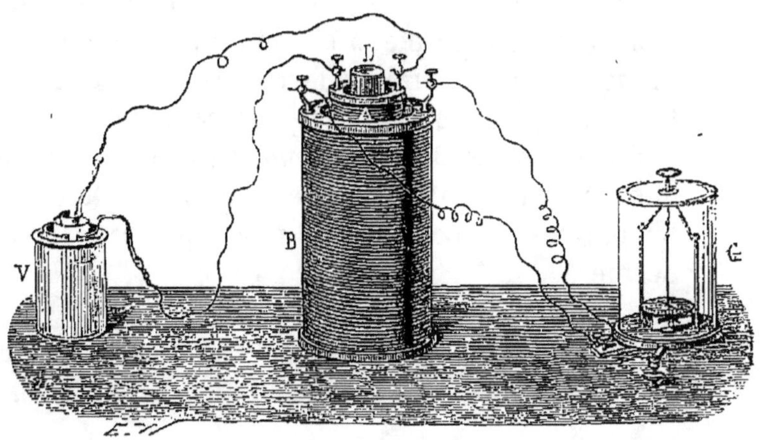

Fig. 38.

sible et qu'on emploie souvent en électrothérapie ; il a reçu le nom d'*extra-courant*.

La puissance des courants dépend de la force de la pile et de la grosseur et de la longueur des fils. Leur force est en raison directe de la grosseur et de la longueur des fils ; leur tension, en raison de leur longueur et de leur ténuité.

On emploie, pour le fil inducteur, un fil gros et

plus court que celui qui sert à déterminer les courants induits ; celui-ci est long et fin.

En résumé, le fil inducteur est parcouru par le courant de la pile ; ce courant porte le nom de *courant inducteur*.

Dans ce même fil, à chaque interruption du courant de la pile, il se produit un courant induit appelé *extra-courant*.

Dans le fil long et fin qui est enroulé au-dessus du fil conducteur, il se produit des courants induits à chaque fermeture et à chaque rupture du courant inducteur. Les courants développés dans ce second fil sont appelés *courants de premier ordre*.

Des courants dits *de second ordre* se développent dans un troisième fil, et le courant induit de la bobine devient courant inducteur par rapport à ce dernier.

DES APPAREILS D'INDUCTION

Les appareils d'induction sont de deux sortes : les appareils électro-magnétiques (volta-électriques) et les appareils magnéto-électriques, selon que l'on induit les courants par des courants directs de la pile, ou par des aimants.

Appareils électro-magnétiques.

Ces appareils se composent : 1° d'une pile ; 2° d'une bobine en bois ou en carton sur laquelle sont enroulés les fils inducteur et induit ; 3° presque toujours d'un faisceau de fer doux placé dans la cavité de la bobine ; 4° d'un trembleur ou vibrateur ; 5° d'un graduateur qui consiste en un cylindre de cuivre creux qui recouvre la bobine et qui, placé à l'intérieur, enveloppe le fer doux de manière à le laisser plus ou moins rentré ou attiré au dehors.

Le fonctionnement de ces appareils est le suivant : le fil inducteur est en communication avec les pôles d'une pile ; ou mieux, l'un des pôles de la pile, le pôle positif par exemple, est mis en rapport avec une des extrémités du fil inducteur de la bobine ;

l'autre extrémité de ce fil inducteur se termine au trembleur, qui consiste en une lame de cuivre flexible. Cette lame de cuivre est placée entre le pôle positif représenté par une des extrémités du fil inducteur et un pivot métallique auquel aboutit le pôle négatif de la pile.

On peut, à volonté, rapprocher ou éloigner, au moyen d'une vis, le trembleur de la bobine, ce qui permet d'accélérer ou de ralentir les intermittences.

Le circuit est fermé par le contact du trembleur avec le pôle négatif, c'est-à-dire avec le pivot métallique. Quand le circuit est fermé, le fer doux situé dans l'intérieur de la bobine s'aimante instantanément sous l'influence du courant voltaïque ; mais ce fer aimanté, attirant aussitôt à lui le trembleur, ouvre par cela même le circuit, et se désaimante au même instant. Le trembleur revient alors de lui-même en contact avec le pôle négatif, le circuit se trouve refermé, le fer doux s'aimante, attire le trembleur, qui, par ce contact, ouvre de nouveau le circuit, et ainsi de suite.

Tels sont les éléments principaux des appareils électro-magnétiques, et ceux-ci ne diffèrent entre eux que par la disposition de ces différentes parties, par la longueur et la grosseur des fils, par le graduateur et la pile employée.

Appareils de M. Ruhmkorff et de M. Gaiffe. — Ces appareils présentent entre eux beaucoup d'analogie, et ils ont l'avantage de donner, sous un petit volume, des courants d'induction très énergiques.

La pile de ces appareils est la pile au bisulfate de
mercure. Dans l'appareil ancien de M. Ruhmkorff
il y a deux éléments formant des godets cylindriques distincts. Dans celui de M. Gaiffe (fig. 39),

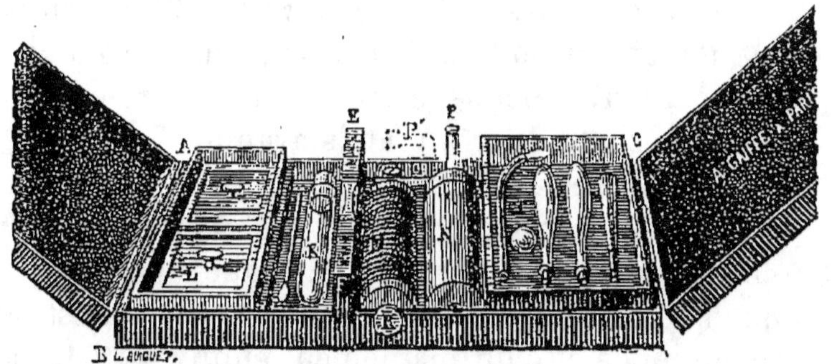

Fig. 39.

deux éléments sont réunis dans une petite auge
rectangulaire L en gutta-percha (fig. 40). Le trem-

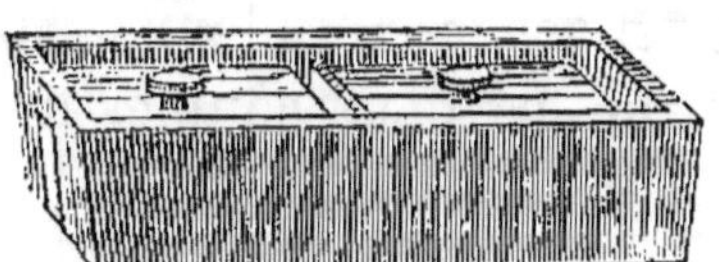

Fig. 40.

bleur est à découvert, et peut être approché ou
éloigné de la bobine au moyen d'une vis. Les interruptions du courant peuvent être réglées à volonté, dans ce dernier appareil, par une bande élastique de cuivre qui ferme le courant lorsqu'on la
maintient abaissée.

Un tube graduateur R pénètre entre le barreau central de fer doux et la bobine inductrice. Pour augmenter l'énergie du courant, il suffit de tirer au dehors ce petit tube métallique.

Des excitateurs de formes diverses T sont en outre joints à la boîte qui, par son peu de volume et la facilité avec laquelle on peut la mettre en fonction, présente de très grands avantages.

Ces appareils sont de fabrication assez ancienne, et nous ne saurions guère les recommander. Celui de M. Gaiffe est cependant de beaucoup plus pratique que celui de la maison Ruhmkorff, qui est très incommode et d'un maniement ennuyeux. M. Carpentier, successeur de Ruhmkorff, doit le modifier, et le rendre plus facile à employer.

Nouvel appareil de M. Gaiffe avec la pile au clhorure d'argent (fig. 41). — Cet appareil diffère du précédent par l'interrupteur et par la pile.

La boîte est séparée en deux parties. La première case renferme les deux couples de piles L, L, serrés entre la partie AD de la boîte et des ressorts qui établissent les communications. La seconde case renferme la bobine M, sur laquelle sont roulés les fils inducteur et induit. Le bouton plat R est la tête du tube graduateur ; en le tirant plus ou moins, on augmente ou on diminue l'intensité des courants.

A l'autre extrémité de la bobine se trouve le mécanisme interrupteur, réglé par le levier articulé P qui peut s'incliner jusqu'en P'. En P, il fait vibrer le marteau trembleur et détermine par con-

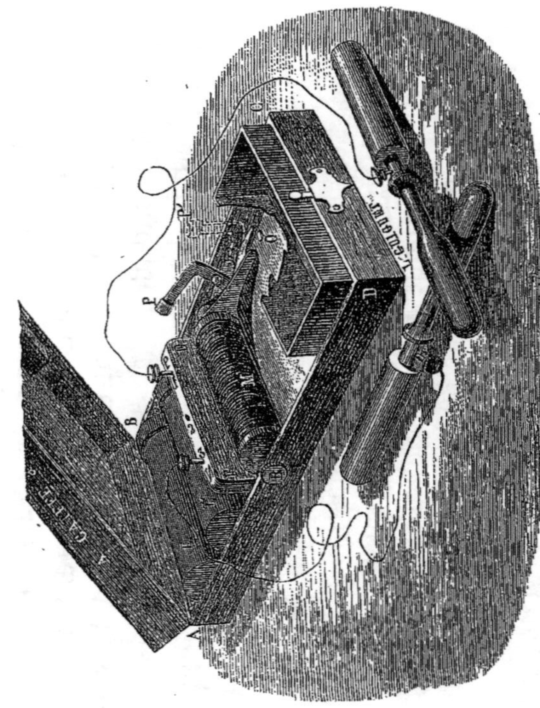

Fig. 41. — Appareil de Gaiffe.

séquent des intermittences rapides. Dans la position P', la communication est rompue ; c'est celle que l'on doit donner au levier lorsqu'on ne se sert pas de l'appareil. Dans la position P, le levier sert encore à donner des intermittences espacées, lorsqu'on exerce avec le doigt, sur la tête d'ivoire, des pressions qui le mettent en communication momentanée avec la petite vis O. Sur la traverse EF viennent aboutir en 1, 2 et 3, les extrémités des fils inducteur et induit. 1 et 2 livrent l'extra-courant qui naît dans le fil inducteur ; 2 et 3 livrent le courant induit ; 1 et 3 donnent les deux courants réunis. La pile qui donne le courant inducteur est, avec quelques modifications, la pile au chlorure d'argent que nous avons décrite plus haut (page 63).

APPAREIL A INTERRUPTIONS RÉGULIÈRES DE GAIFFE. — Cet appareil d'induction destiné surtout aux études électro-physiologiques, est muni d'un interrupteur automatique qui se règle à l'aide d'un simple levier et peut donner de 50 à 2,000 interruptions environ par minute (voir la fig. 42).

Cet interrupteur est composé : 1° d'un trembleur en forme de pendule, I, dont le centre de gravité est amené, une fois pour toutes, au point convenable à l'aide de la sphère métallique S ; 2° d'un ressort flexible de contact, R ; 3° d'un électro aimant, E, dont les pôles épanouis laissent passage entre eux au trembleur-pendule; 4° enfin, d'un levier-curseur, l, pivotant sur la vis V, qui agit sur le ressort R. Il est porté par un disque d'ébonite mobile autour d'un axe horizontal, dont les mouvements commandés par un levier L, sont limités par des buttoirs. En faisant mouvoir le levier de L″ en L′ on peut donner au trembleur-pendule toutes les positions comprises entre la verticale et une inclinaison de 40 à 45 degrés, et faire ainsi varier l'action de la pesanteur sur lui ; la rotation du disque, en entraînant dans sa marche le levier curseur, dont l'extrémité l est retenue par la colonne fixe C et dont l'autre extrémité frotte sur le ressort R, fait encore varier la longueur libre de celui-ci et par conséquent sa flexibilité.

A la position verticale du trembleur, c'est-à-dire à celle dans laquelle la pesanteur a le moins d'action sur lui, lorsque le levier L est à une petite distance de L″, correspond la plus grande flexibilité du ressort de contact, et, par suite la plus grande lenteur des interruptions. A mesure que le trembleur s'incline, le ressort de contact se raccourcit, et les interruptions deviennent plus rapides. Elles atteignent le maximum de vitesse lorsque le levier L est en L′.

Dans une des positions extrêmes du disque d'ébonite, en L″, toute communication électrique est interrompue dans l'interrupteur, par l'interposition d'un isolateur en ivoire entre le trembleur et le ressort de contact, afin de permettre d'agir sur l'appareil d'induction à l'aide de la pédale interruptrice P ou d'un interrupteur indépendant.

Cet instrument est muni comme celui qu'a fait fait fabriquer le Dr Tripier, d'un inverseur de courant et d'hélices induites formées de grosseurs et de longueurs différentes, qui peuvent se substituer les unes aux autres.

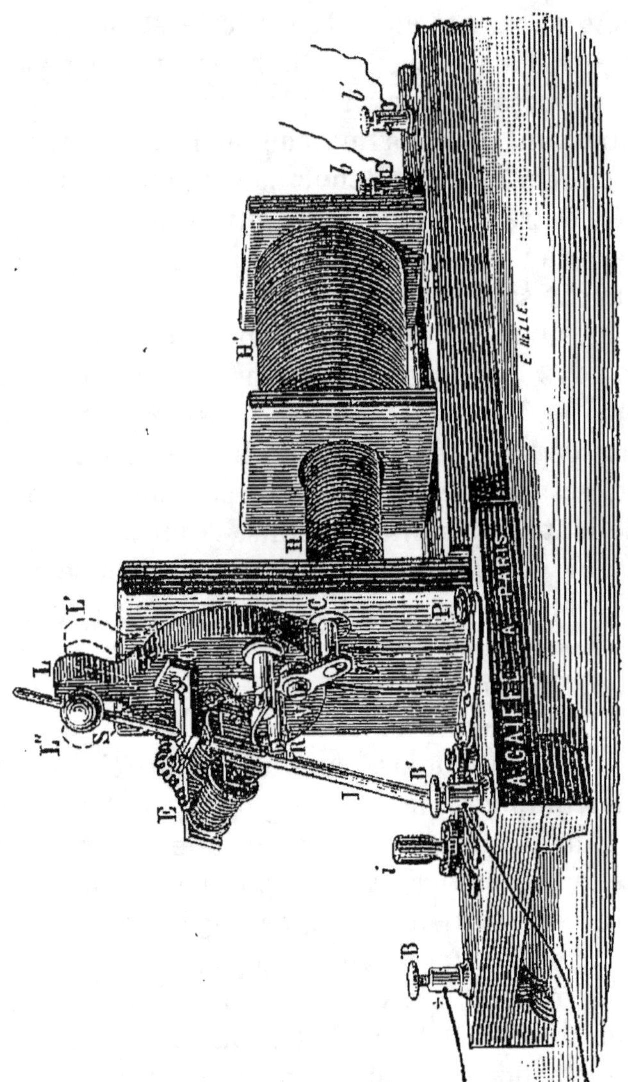

Fig. 42.

H, hélice inductrice fixe; — H', hélice induite mobile; — L, levier réglant l'interrupteur; — E, électro-aimant de l'interrupteur; — I, trembleur-pendule; — R, ressort flexible courbé en arc de cercle; — l, levier-curseur du ressort pivotant sur la vis V; — P, pédale interruptrice; — i, inverseur de courant; — BB' bornes serre-fils recevant les rhéophores de la pile; — bb' bornes recevant les rhéophores des excitateurs.

APPAREIL DE MORIN. — L'appareil de Morin est

un appareil assez commode, qui se compose d'une
pile de Bunsen modifiée et d'un mécanisme d'in-

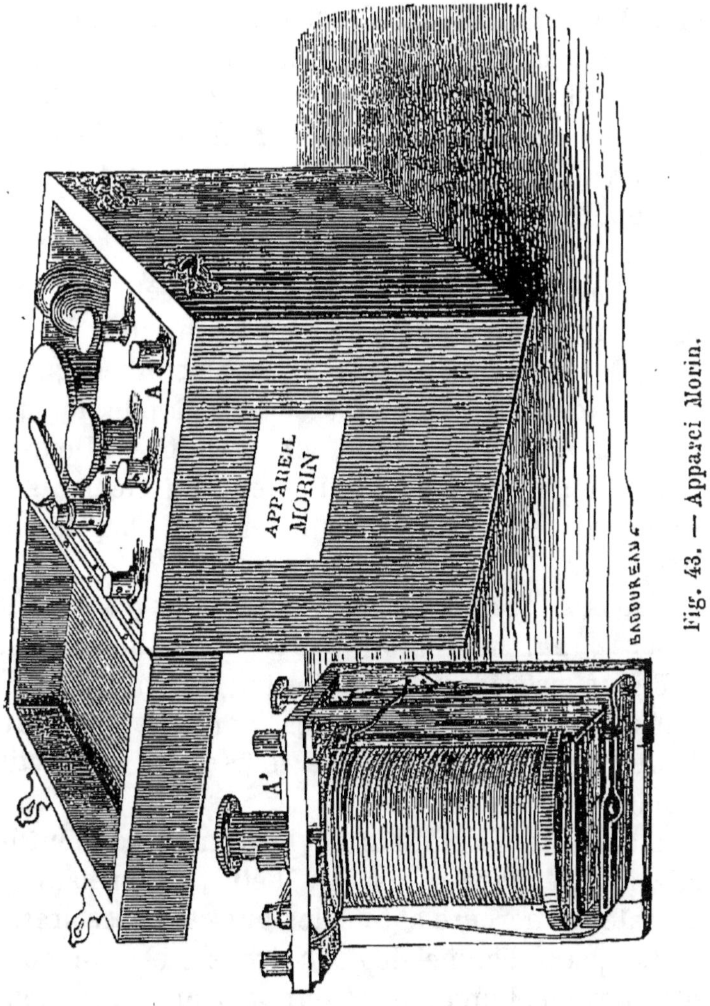

Fig. 43. — Appareil Morin.

duction qui est mis en communication avec la pile
au moyen d'une lame mobile (fig. 43). On peut à vo-

lonté recueillir l'extra-courant, ou le courant de la deuxième hélice, ou les courants réunis des deux fils. M. Chardin a modifié cet appareil en rendant la pile indépendante. Celle-ci est enfermée dans une petite boîte et est composée de deux éléments au peroxyde de plomb et à l'hydrochlorate d'ammoniaque. Ces éléments ont malheureusement l'inconvénient de se polariser rapidement.

Cette disposition a un double but :

1° D'avoir toujours son courant électrique tout prêt, sans avoir à manier ni acides ni sels.

2° De forcer les élèves ou les personnes qui se servent de ces appareils, à séparer la pile, lorsque les séances d'électrisation sont terminées. De cette façon, on n'use pas inutilement les éléments et l'appareil se trouve complètement à l'abri de tout accident.

Trousse électro-médicale de M. Trouvé. — Cette trousse (fig. 44) renferme en A la petite pile hermétique précédemment décrite ; B représente les deux rhéophores à cylindres, emboîtés l'un dans l'autre, et renfermant dans leur cavité une petite bobine d'induction.

L'autre compartiment de la trousse contient les divers rhéophores usuels, l'étui renfermant du sulfate de mercure et tous les autres accessoires.

La petite bobine de cette trousse est composée de deux fils, l'un gros et court, et l'autre fin et long. On peut donc obtenir l'extra-courant et le courant induit. De plus, on peut ne prendre qu'une partie de ces courants. La graduation de ces courants est

obtenue à la manière ordinaire au moyen d'un petit tube de cuivre. Le trembleur est renfermé dans

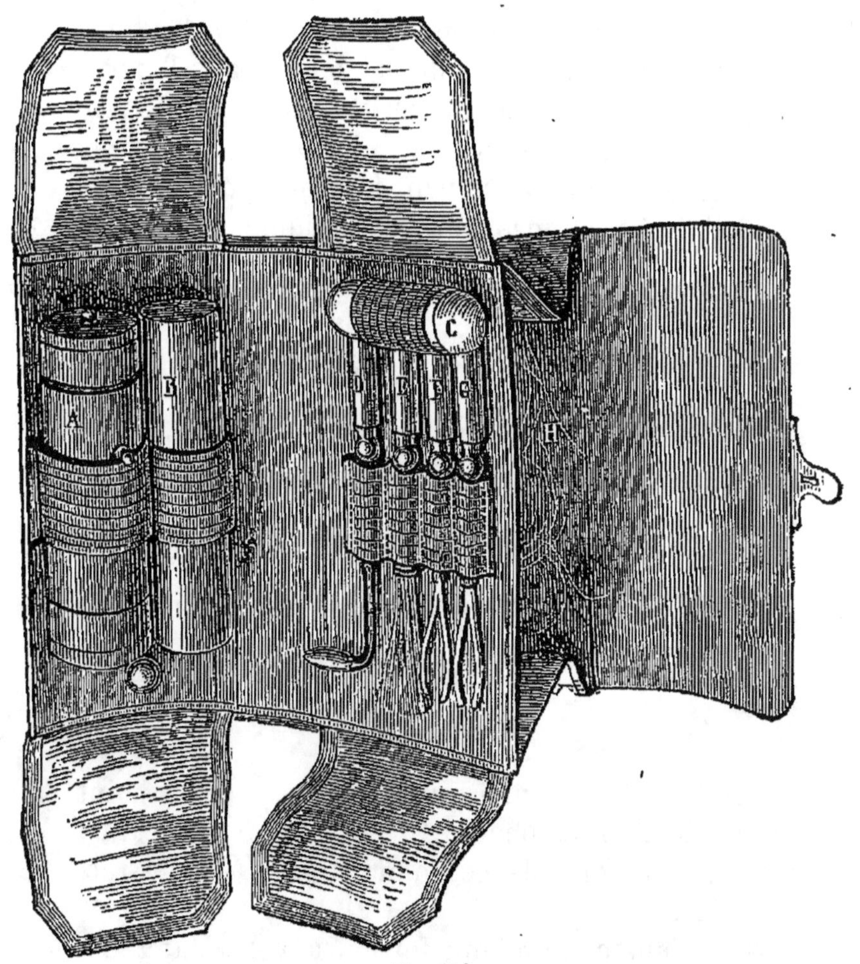

Fig. 44.

un zinc de la bobine, et, selon que l'on déplace le
levier mobile, les interruptions deviennent lentes
ou rapides.

Appareil de M. Mangenot. — Cet appareil (fig. 45) a plusieurs avantages ; sous un volume assez petit, il donne des courants puissants, et il est d'une construction solide. La pile est logée dans l'appareil, et se compose d'une petite bouteille qui renferme un cylindre creux de charbon dans lequel on introduit, lorsqu'on veut faire marcher l'appareil, un petit cylindre de zinc. Le liquide excitateur

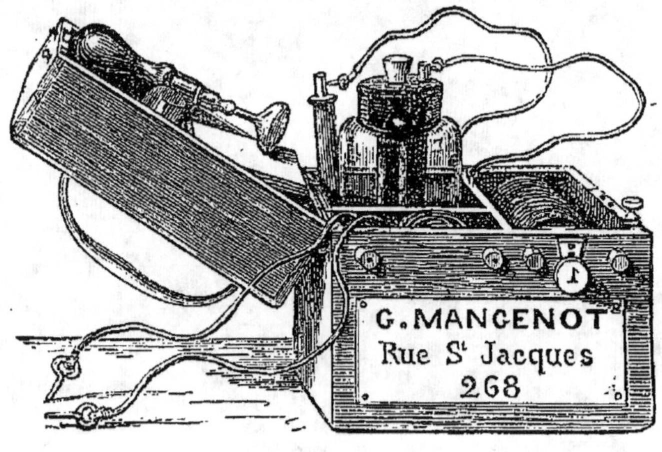

Fig. 45.

est le bisulfate de mercure. Comme on n'est point obligé de charger chaque fois la pile, on évite ainsi les inconvénients de ces mêmes piles à auges rectangulaires.

C'est dans cette même forme, que M. Mangenot a construit des appareils induits, où la bobine induite est formée par des fils de plomb ou d'argentan, au lieu d'être formée avec des fils de cuivre.

Appareil a interruptions régulières. — Pour étudier l'influence des intermittences lentes ou rapides sur les mouvements du cœur et sur la contractilité musculaire dans certains cas de para-

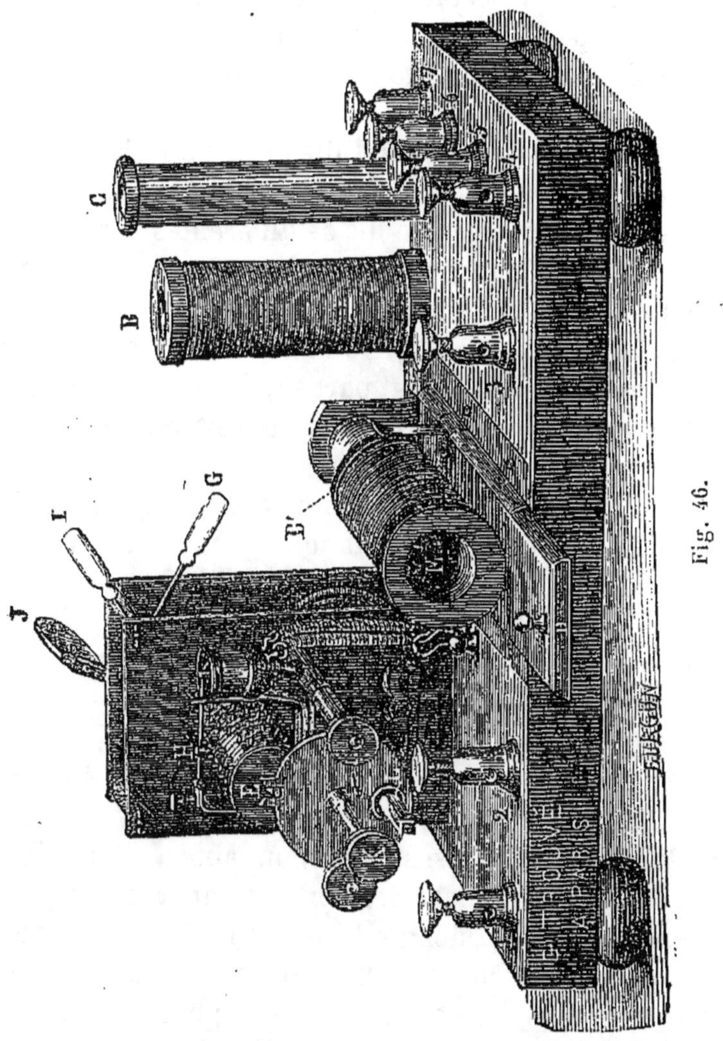

Fig. 46.

lysie, nous avons fait fabriquer par M. Trouvé, l'appareil induit représenté par les figures 46 et 47, lequel

5.

permet de régler à volonté le nombre des intermittences par seconde que l'on désire.

Cet appareil à chariot se compose :

1° D'une bobine inductrice indépendante des bobines induites ;

2° De deux bobines induites (ou d'un plus grand nombre selon le besoin), s'adaptant successivement au chariot, formées de fils de différentes grosseurs;

3° D'un interrupteur spécial qui constitue la partie principale de l'appareil.

Cet interrupteur (fig. 46 et 47) se compose d'un cylindre divisé en vingt parties, dont chacune contient des touches dans la progression suivante, c'est-à-dire de 1 à 20

Ce cylindre, mu par un mouvement d'horlogerie muni d'un volant à résistance variable, est parcouru instantanément et à volonté par un stylet qui a pour but d'interrompre simultanément soit le courant direct d'une pile à courant continu, soit le courant d'induction, autant de fois qu'il y a de touches à la division qu'il occupe.

En donnant au cylindre une vitesse de 1, 2, 3, 4 tours, etc., par seconde, chaque touche est multipliée par ces vitesses correspondantes, c'est-à-dire qu'avec ce seul cylindre on obtient avec la plus grande précision depuis 1 interruption par seconde jusqu'à 80 ; ce qui donne, autrement dit, dans un temps donné, un nombre d'interruptions voulu.

La graduation du courant d'induction dans cet appareil s'obtient à l'aide du chariot, d'une manière plus parfaite qu'avec tout autre système, puisque l'on va d'un effet nul à un maximum en passant par tous les intermédiaires.

Les courants sont obtenus au moyen de la pile hermétique (grand modèle) que nous avons déjà décrite.

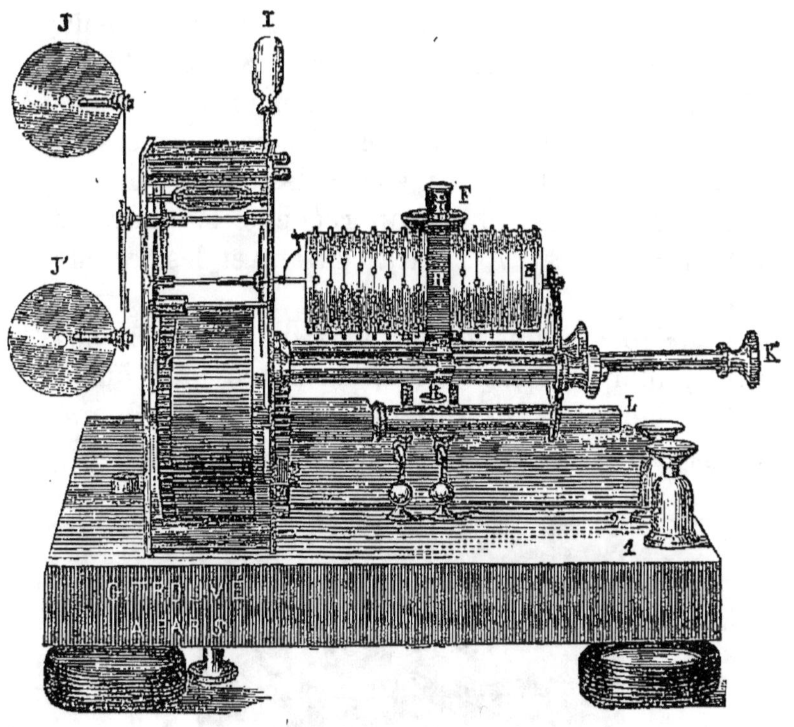

Fig. 47.

M, bobine inductrice, et C, son tube graduateur ; B, B', bobines induites, dont l'une à gros fil de 100 mètres de long et l'autre à fil fin, de 200 ; D, chariot pour graduer les courants induits ; E, cylindre avec mouvement d'horlogerie ; H, stylet interrupteur à mercure ; K, bouton pour déplacer le stylet ; J, J' (fig. 47), ailettes du volant à résistance variable ; L, remontoir du mouvement d'horlogerie ; I et G, même levier en positions différentes ; I est pour la mise en mouvement de l'interrupteur et G pour l'arrêt ; 1 et 2, serre-fils pour recevoir les rhéophores de la pile à courant continu ; 3 et 4, serre-fils de la pile pour produire les courants d'induction ; on recueille ces derniers en plaçant les cordons des électrodes en 5 et 6 pour l'extra-courant, en 6 et 7 on recueille les courants induits ; en 5 et 7, l'extra-courant et les induits réunis.

Pour obtenir que les passages successifs du courant principal ne varient pas en durée, quel qu'en soit le nombre dans un temps donné, on a donné la disposition suivante :

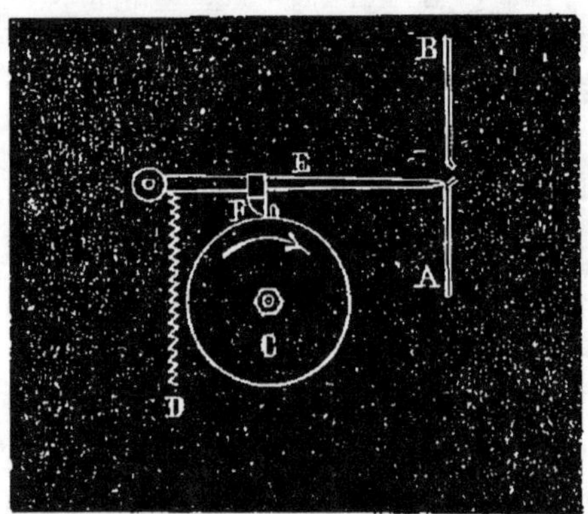

Fig. 48.

Le stylet E (fig. 48), comporte deux contacts A, B, en platine, superposés l'un à l'autre sur une plaque en bois. Ces contacts sont mis directement et à volonté dans le circuit au moyen d'un ressort à boudin. On conçoit dès lors que si le contact supérieur B est dans le circuit, le passage du courant sera établi au moment même où le stylet sera soulevé par une touche cylindrique C pour cesser immédiatement lorsque la touche sera passée.

Or, comme, d'un côté, toutes les touches du cylindre ont la même vitesse, et que, de l'autre, le stylet E et le ressort antagoniste D restent invariables, il en résulte que le temps du soulèvement du stylet reste lui-même invariable, quel que soit le nombre de soulèvements pour une révolution du cylindre.

Il en est de même du passage du courant qui est lié au soulèvement du stylet.

Les choses se passent autrement si la communication électrique a lieu par le contact A, car le passage du courant a lieu pendant toute une révolution du cylindre, si le stylet est placé sur la première division, soit une seconde, par exemple, tandis que, le stylet placé sur la division 20 du cylindre, le temps du passage des courants n'atteindra pas un vingtième de seconde.

Il résulte des deux effets que nous venons d'expliquer que pour produire des courants induits successifs, rigoureusement égaux, ce qui n'a lieu qu'avec cet appareil, il faudra établir la communication électrique avec le contact B, et avec A pour produire des courants continus intermittents.

Les deux serre-fils 1 et 2 ont été disposés à cet

effet pour placer le patient et l'interrupteur dans
le circuit d'une batterie à courant constant et continu. Il suffit alors de mettre l'interrupteur en mouvement pour avoir des intermittences.

APPAREIL TROUVÉ RÉGULATEUR DES INTERMITTENCES
(fig. 49). — Pour avoir les principales conditions
de l'appareil ci-dessus à un prix plus modéré, et
sous un volume plus portatif, M. Trouvé a modifié

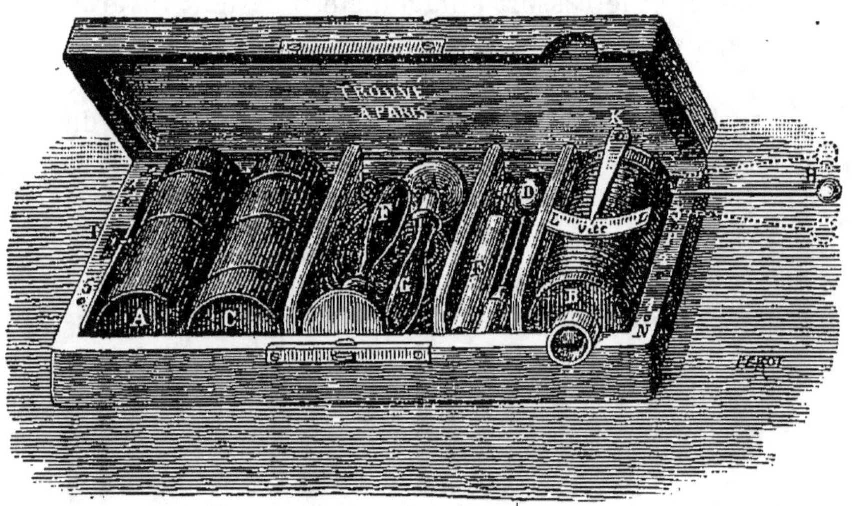

Fig. 49.

le trembleur de la façon suivante. Des prolonge-
ments métalliques peuvent s'ajuster à une armature montée sur pivot vertical, de façon à ralentir
considérablement le nombre des oscillations.

Une lame de ressort en platine placée parallèle-
ment à l'armature, joue le rôle habituel des ressorts antagonistes des trembleurs ordinaires.

Un pivot vertical placé un peu au-dessus et à moitié du trembleur, pouvant tourner sur lui-même d'une demi-circonférence, porte, fixées dans la même direction, une aiguille à son extrémité supérieure parcourant un limbe gradué et une dent en platine à moitié de sa hauteur.

On peut faire occuper à cette dent toutes les positions que l'on veut, en s'écartant de la perpendiculaire, soit à droite, soit à gauche, jusqu'au moment où elle est parallèle au trembleur. On comprend aisément que plus la dent s'écartera de la perpendiculaire, plus le chemin parcouru par le trembleur sera grand, et, par suite, les oscillations seront de plus longues durées. Si donc on place l'aiguille au point extrême de rotation, le trembleur ne fonctionne pas, puisqu'il n'y a aucun contact, la dent lui étant parallèle, et il reste dans la position normale.

Si nous plaçons l'aiguille à la première division du limbe au moment où la dent arrive à être en contact, le trembleur, muni de ses rallonges, donnera, par exemple, un battement ou une intermittence par seconde, et la deuxième division du limbe en donnera deux, la troisième trois, la dixième dix, etc., et les intermittences augmenteront jusqu'au moment où l'aiguille, et par cela même la dent, arriveront à être perpendiculaires au trembleur.

Si l'on ôte successivement la première et la deuxième rallonge, qui ont été calculées pour doubler et quadrupler exactement les nombres inscrits sur le limbe, le nombre des vibrations du trembleur sera également double ou quadruple, et l'on obtient ainsi les nombres suivants par chaque seconde de temps :

1° Trembleur muni de deux rallonges. 1, 2, 3, 4,.., 10
2°   «   « d'une seule rallonge. 2, 4, 6, 8,.., 20
3°   «   démuni des deux rallonges. 4, 8, 12, 16,.., 40

Du choix et de l'emploi des appareils électro-magnétiques.

Les premiers appareils induits étaient relativement à ceux construits aujourd'hui, assez encombrants, et tout les fabricants ont aussitôt cherché à rendre leurs appareils plus légers, moins volumineux et le meilleur marché possible. Sous ce rapport Ruhmkorff et Gaiffe ont rendu un vrai service, et leur petite boîte avec les éléments au bisulfate de mercure était, il y a quelques années, ce qu'il y avait de mieux.

Depuis, on a cherché partout à améliorer le fonctionnement de la pile qui actionne l'appareil, et il faut le reconnaître pour le médecin praticien, le chargement et les soins à donner à la pile, sont constamment un sujet d'ennuis et de déboires. Avec les petites piles à auge ordinaire, on est obligé chaque fois de faire dissoudre du bisulfate de mercure, et de faire ainsi une manipulation fastidieuse ; puis après la séance, il faut verser le liquide excitateur et renettoyer son appareil. Plusieurs fabricants ont songé à obvier à ces inconvénients en employant des piles qui sont constamment chargées, et qui ne s'usent que pendant qu'on établit le courant. C'est ainsi que le premier M. Gaiffe remplaça la pile à auge par deux éléments au chlorure d'argent (fig. 41). Dans d'autres appareils de M. Gaiffe, mais alors plus volumineux, ainsi que dans ceux construits par M. Morin, les piles sont séparées et ont pour base le chlorhydrate d'ammoniaque. M. Trouvé a employé sa pile hermétique au sulfate de mercure qui fonctionne seulement lorsque la pile est renversée. Enfin, la pile de M. Faucher avec la séparation à volonté du liquide excitateur et des métaux, constitue également un progrès très utile.

Théoriquement ces modifications sont très bonnes ; malheureusement en pratique elles laissent beaucoup à désirer. La pile au chlorure d'argent perd peu à peu de son énergie, alors même qu'elle n'est pas utilisée, et, d'un autre côté, toutes les piles hermétiques ont l'inconvénient de ne plus l'être à la longue ; les liquides filtrent toujours un peu, les vis s'encrassent, et d'une façon générale, il vaut mieux avoir toujours des piles ouvertes, d'où les gaz s'échappent facilement et où l'on peut voir à tout moment ce qui se passe.

Pour les appareils de cabinet ou de laboratoire, le problème est des plus simples, il suffit d'avoir une pile quelconque de Bunsen, de Léclanché, etc., que l'on fait communiquer avec l'appareil. La plus commode de ces piles est la pile Grenet, qui permet, selon les besoins, d'enfoncer le zinc dans le liquide excitateur, composé soit de sel chromique, soit mieux de bisulfate de mercure. La hauteur nécessitée par la tige qui soutient le zinc, en rend l'usage impossible pour les appareils portatifs; ainsi quelques fabricants ont tourné la difficulté en mettant à côté de la pile un petit compartiment pour y loger le bâton de zinc, dès qu'on n'a plus besoin de produire de l'électricité.

Sous ce rapport, les appareils induits de fabrication allemande, sont bien compris, car les piles

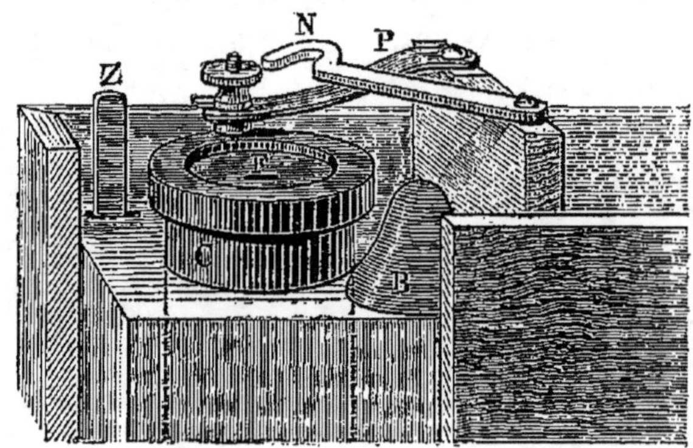

Fig. 50.

sont toutes faciles à charger, à nettoyer, à surveiller. Les fabricants ont sacrifié, et ils ont eu raison, l'élégance à la solidité. Ainsi dans l'appareil Stöhrer (fig. 50), la pile est assez grande, et la partie supérieure est recouverte d'une membrane P, en caoutchouc et qui n'a pas besoin d'être ni soulevée, ni déplacée. A l'état de repos le zinc Z est placé hors de la pile dans un petit compartiment, et pour faire fonctionner la pile on l'introduit par la fente F dans le vase C où il existe une solution soit de bisulfate de mercure, soit de sel chromique. Le zinc est ainsi maintenu au milieu du vase, et son contact a lieu par le crochet N qui sert et de soutien et de fil conducteur pour le pôle négatif de la pile.

Enfin quand on enlève le zinc on met sur la membrane un bouchon en caoutchouc B, en forme de cône qui est maintenu en place, même lorsque l'appareil est couché ou retourné, car il est soutenu par le couvercle, lorsque la boîte est fermée.

Néanmoins, ces piles ont encore un inconvénient, c'est qu'au moment où on enlève le zinc du liquide excitateur, il reste toujours une petite goutte de ce liquide qui vient salir et peu à peu abîmer la partie de l'appareil où il est placé.

Pour remédier à ce dernier inconvénient, et pour rendre l'appareil plus portatif, d'autres fabricants, en France nous citerons M. Mangenot, ont établi le zinc horizontalement, au lieu de le laisser verticalement comme dans toutes les piles ordinaires. Le vase extérieur, ou au moins le fonds du vase extérieur est fermé par le charbon du pôle positif et le reste est en caoutchouc durci (fig. 51). Sur le charbon, on place soit de l'amiante, soit du papier parchemin, soit un morceau de flanelle que l'on imbibe d'une solution d'un liquide excitateur énergique. Si la plaque de zinc est abaissée, la pile fonctionne, si elle est relevée seulement de quelques millimètres, elle cesse de fonctionner. Pour la maintenir relevée, il suffit de faire glisser un crochet *ad hoc* sous la tige de cuivre qui soutient la

plaque de zinc, ou au moyen d'une vis N" de maintenir cette tige à laquelle on donne une courbure
appropriée aux dimensions de la boîte.

Ces modifications permettent surtout de n'avoir
pas à chaque instant dans la pratique de la ville, à
manier des acides et des sels dans la chambre
même du malade ; mais, il faut le reconnaître, ces
piles s'abîment plus rapidement, et à cause de leur

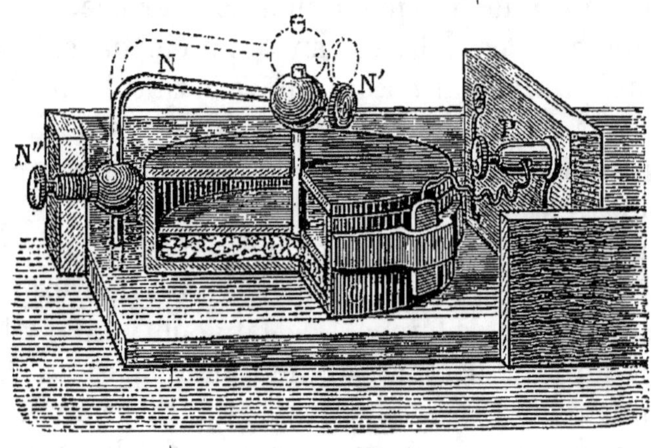

Fig. 51.

volume moindre et de la petite quantité de liquide,
leur fonctionnement ne peut jamais être bien
régulier.

La question des contacts est également une de
celles qui donne le plus d'ennuis dans le maniement de ces appareils. Très souvent l'appareil ne
fonctionne pas, ou fonctionne mal parce que les
pièces métalliques ont un contact défectueux, soit
que la pression n'existe plus, soit le plus souvent

que l'oxydation si fréquente dans tous les appareils électriques forme une sorte de couche isolante. C'est pour cela que les pièces qui servent à transmettre l'électricité de la pile à la bobine, doivent être autant que possible visibles, solides alors même qu'elles seraient grossières. Le crochet par exemple des appareils de Stöhrer remplit ces conditions, et les vis dans les grands appareils de Gaiffe sont également assez pratiques.

— Les pièces servant à régulariser le courant, agissent soit sur l'intensité du courant, soit sur le nombre des interruptions.

Pour l'intensité des courants, le meilleur moyen est le traîneau de Du Bois Reymond et c'est ce que tous les fabricants ont employé dans les appareils un peu soignés ; dans tous les cas c'est le type des appareils de laboratoire. Le maniement en est facile, et il est trop connu pour que nous ayons à insister sur ce point. Les appareils ordinaires ont un tube métallique, soit à l'intérieur, soit à l'extérieur de la bobine, et qui sert à diminuer ou à augmenter l'intensité du courant. Selon que ce tube est plus ou moins enfoncé dans la bobine, le courant est plus ou moins intense ; sous ce rapport tous les appareils se ressemblent.

La diversité et la complication dans les appareils existent au contraire pour régulariser le nombre des interruptions, c'est-à-dire pour produire en un temps donné un certain nombre de courants induits. Nous ne saurions assez insister sur ce point, car pour nous, il est excessivement important en électrothérapie de pouvoir limiter le nombre des secousses. Nous dirons même, qu'à l'exception des cas où l'on veut agir sur la peau comme excitant cutané, et les cas peu fréquents où l'on veut tétaniser un muscle antagoniste, il est toujours préférable de n'employer que des courants rares, c'est-à-dire un minimun de 2 ou 3 secousses par seconde. Dans l'atrophie musculaire, cela est d'une importance capitale, car avec peu d'interruptions le muscle se fatigue moins ; il a pour ainsi dire le temps de se reposer. D'un autre côté, dans l'examen de la contractilité électro-musculaire, la rareté des secousses a le grand avantage de bien montrer ce qui appartient à tel ou tel groupe musculaire, et de plus on évite ainsi les contractions réflexes. Enfin, et cela n'est point à dédaigner, les courants électriques sont ainsi beaucoup mieux supportés, et ne déterminent pas d'excitation générale.

Dans les appareils ordinaires, dans ceux qui visent surtout au bon marché, les fabricants ont au contraire cherché à augmenter le nombre des interruptions et le trembleur est disposé de telle sorte qu'il exécute plus de 30 oscillations par seconde. Il s'agit, dans ces cas, de montrer à l'acheteur que l'appareil est bon, et pour le public comme pour le médecin l'appareil est bon lorsqu'il donne de fortes secousses, et il est même d'autant meilleur que les secousses sont plus douloureuses et plus excitantes. Or ce sont là, pour les malades, les appareils les plus dangereux, car ils fatiguent les muscles et le système nerveux. Les contractions directes qu'ils déterminent sont même assez faibles, et pour s'en assurer le meilleur moyen est d'éloigner le trembleur et se servir de la petite pédale, ou du ressort qui existent en général dans ces appareils et qui permettent de ne faire passer le courant qu'à chaque pression du doigt. Si en employant ce procédé le courant isolé qui pénètre dans les membres détermine une contraction énergique, l'appareil est bien construit et peut être utile : dans le cas contraire ne l'employez pas.

En augmentant ou en diminuant la longueur des bras de levier du trembleur, on parvient, cela se conçoit, à augmenter ou à ralentir le nombre des vibrations et par conséquent la production des courants. C'est ce qui existe en partie mais d'une façon insuffisante, dans les appareils ordinaires de M. Gaiffe au chlorure d'argent, c'est ce qui est mieux établi dans les derniers appareils de M. Trouvé. Le levier du trembleur est composé de trois pièces qui peuvent s'ajuster l'une à l'autre, et selon la longueur, il y a diminution ou augmentation de vibrations. Il est vrai qu'on ne peut, même avec cette modification du trembleur, descendre à une ou deux interruptions par seconde, ce qui est utile dans bien des cas.

A l'exception de l'appareil à interruptions régulières de M. Gaiffe (fig. 42), ce n'est qu'en prenant un interrupteur extérieur que l'on peut arriver à régler plus exactement les intermittences, mais alors au lieu de se servir du courant électrique pour produire les interruptions, il faut avoir recours forcément à un mouvement d'horlogerie. Celui que nous avons fait construire chez M. Trouvé et celui de M. Gaiffe sont les plus faciles à manier et peut-être les plus exacts. On peut également se servir de ces interrupteurs automatiques pour produire des interruptions de courants constants ou continus.

M. Mangenot associe à ses appareils un métronome pour faire des interruptions lentes et régulières. Ce moyen est certainement excellent ; nous l'employerions même plus souvent, s'il ne demandait un peu plus de temps et s'il n'était un peu plus compliqué que notre appareil à interruptions régulières, construit par M. Trouvé. Avec le métronome les courants de fermeture et d'ouverture sont très distincts, plus qu'avec n'importe quel interrupteur.

Appareils magnéto-électriques.

Le premier appareil magnéto-électrique qui ait été construit est celui de Pixii. L'aimant permanent était mobile et l'électro-aimant, dans le circuit duquel les courants induits inverses et directs se manifestent, était fixe. Clarke modifia cet appareil et le rendit plus commode. Voici les parties principales qui le composent :

Un aimant M (fig. 52) en fer à cheval est fixe, et devant lui tourne une bobine de fil induit enroulé autour d'un morceau de fer doux N ; les extrémités EE' du fer doux sont voisines des pôles de l'aimant. Dans cette position le fer doux est

aimanté ; mais lorsque la double bobine est éloignée de la même distance de chacun des pôles
de l'aimant, le fer doux est
complètement désaimanté ;
cela a lieu après un quart de
tour. En allant de la première position (contact avec
l'aimant) à la seconde position (éloignement égal des
deux pôles), la bobine a été
traversée par un courant induit finissant, et cela de la
même manière que si l'ai-
mant avait été éloigné. Lorsque la double bobine aura
fait un demi-tour, le fer
doux se sera réaimanté, et
il y aura eu production
d'un courant induit com-
mençant, de même nature
que si l'aimant avait été rapproché. Il en sera de même
pour le demi-tour suivant,
de sorte qu'à chaque révolution complète de l'axe la
bobine est traversée par
quatre courants induits, deux
finissants et deux commen-
çants.

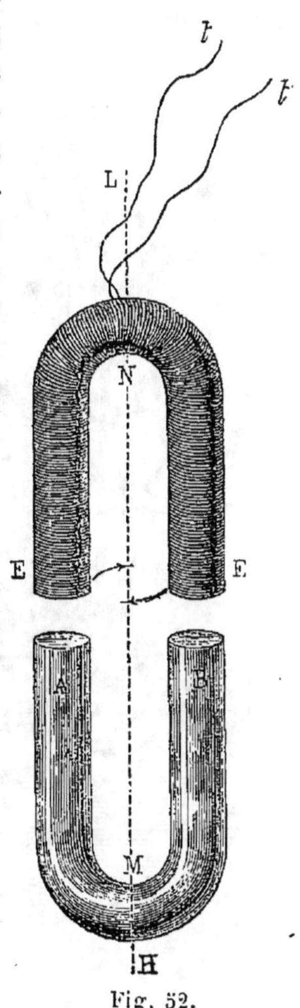

Fig. 52.

Pour rendre cet appareil plus facile à manier,
Clarke lui a donné la disposition représentée par la

figure 53. L'aimant est vertical et fixé solidement à une planche de bois P ; deux bobines renfermant un fer doux tournent sur un axe horizontal A, en

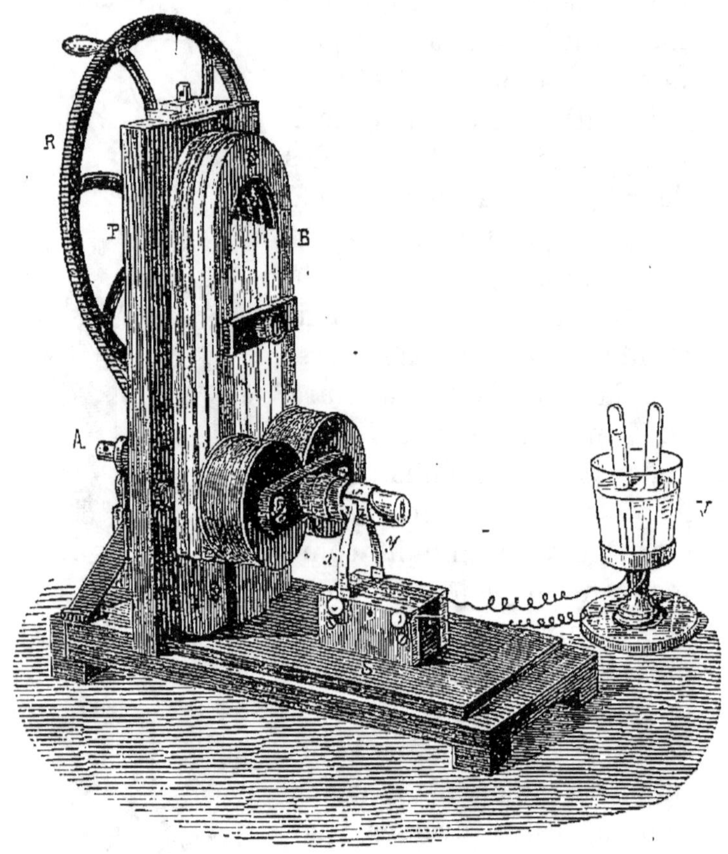

Fig. 53.

face des pôles de l'aimant B. Les courants induits ainsi formés dans chaque bobine communiquent avec les fils conducteurs des deux ressorts x, y. La

figure 54 représente la machine de Clarke décom-
posant l'eau d'un voltamètre. On produit avec cet
appareil des effets physiques et physiologiques très
puissants. De cette manière, le sens du courant ne
change pas à chaque demi-révolution : on fait passer
chacun des ressorts x, y d'une demi-virole à l'autre
à chaque demi-révolution, de telle sorte que le signe
des deux ressorts x, y reste toujours le même.

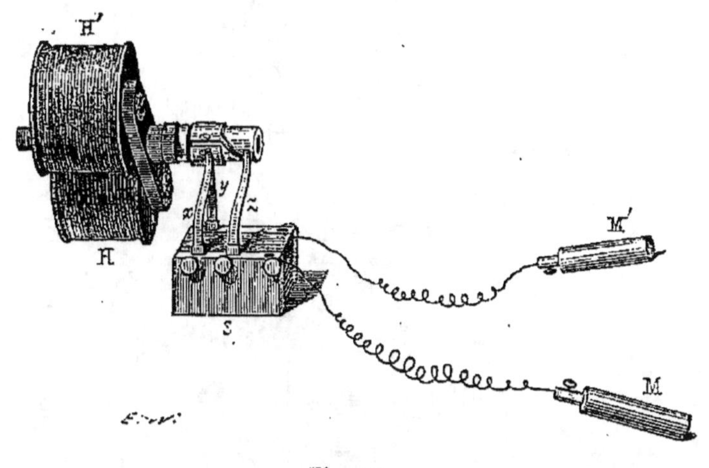

Fig. 54.

M. Gaiffe a donné à cet appareil une disposition
qui le rend bien plus maniable sous un plus petit
volume, tout en lui conservant une énergie suffisante pour produire des commotions très fortes.
Dans cet appareil (fig. 55), M. Gaiffe a entouré d'hélices non seulement les extrémités de l'aimant permanent qui est fixe, mais encore les extrémités de
l'armature mobile en fer doux. Il se produit ainsi de
nouveaux courants d'induction, qui viennent se

réunir aux courants induits développés autour de

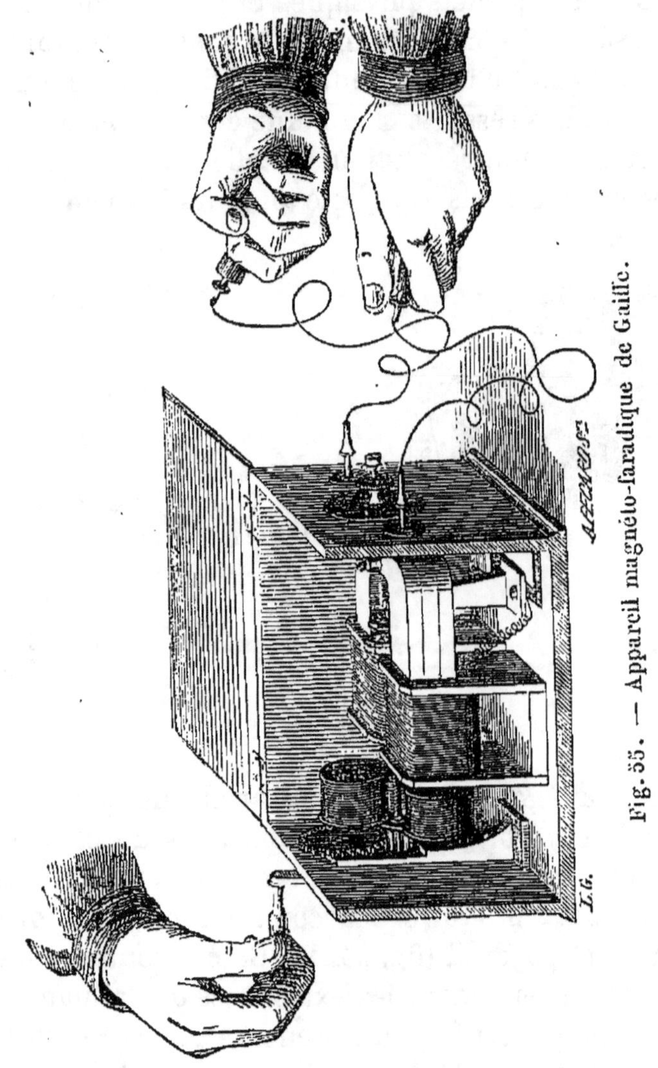

Fig. 55. — Appareil magnéto-faradique de Gaiffe.

l'aimant en fer à cheval. On augmente ainsi la

puissance de l'appareil sans rendre le volume plus considérable.

On gradue l'appareil à l'aide d'une vis micrométrique, ce qui permet de rapprocher plus où moins le fer doux des faces polaires.

MM. Berton frères et Duchenne (de Boulogne) ont construit des appareils analogues à ce dernier et offrant les mêmes avantages.

Ces divers appareils magnéto-électriques sont moins portatifs que les appareils électro-magnétiques, et nécessitent toujours un aide; mais, par contre, ils s'usent moins promptement et ne risquent pas d'être détériorés par les liquides excitateurs.

M. Gaiffe a également construit un appareil magnéto-faradique sur le modèle de Clarke, et analogue aux appareils magnéto-faradiques anglais ou américains; seulement, les courants sont toujours dirigés dans le même sens, au lieu d'être alternativement renversés. C'est au moyen de l'interrupteur qu'a lieu ce redressement des courants et en même temps la graduation. Cet appareil est représenté dans la figure 56.

Une boîte en acajou D, fermant à serrure, et munie d'une poignée sur le couvercle, contient tout l'appareil dont aucune pièce ne fait saillie à l'extérieur.

L'appareil se compose :

1° D'un aimant en fer à cheval ABB' ;

2° D'une armature de fer doux tournant devant les branches de l'aimant, et portant deux hélices dont une seule est visible, en H ;

6.

3° D'une roue dentée R qui commande la rotation de l'armature de fer doux en engrenant sur un pignon qui porte son axe. Une manivelle M met en action cette roue dentée ;

4° D'un graduateur G, articulé en O, qu'on in-

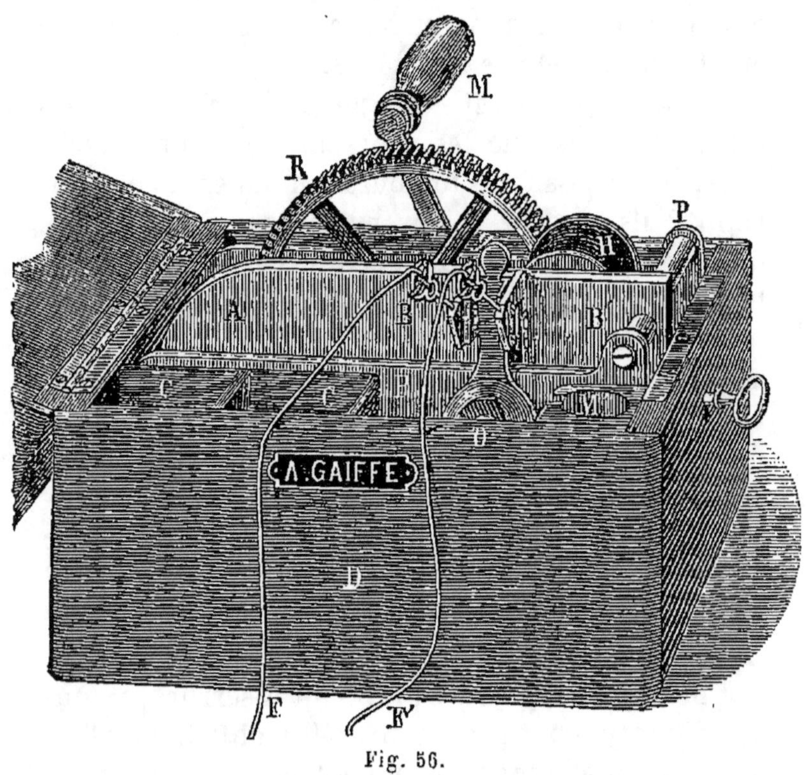

Fig. 56.

cline plus ou moins vers B ou B', suivant qu'on veut avoir des courants forts ou faibles.

Deux platines en laiton reliées entre elles par des piliers portent tout l'appareil. On trouve enfin dans les cases C, C', les accessoires et excitateurs suivants : une paire de rhéophores, une paire de manches isolants, une paire de porte-éponges, un excitateur olivaire, et une brosse ou pinceau métallique. Le bloc percé M′ reçoit la manivelle M, démontée lorsque l'appareil n'est pas en action.

Pour faire fonctionner l'appareil on visse la manivelle sur l'extrémité de l'arbre de la roue R qu'on voit au fond d'une ouverture pratiquée dans la paroi postérieure de la boîte, on amène en B le commutateur-graduateur G; on fixe sur lui les rhéophores comme le dessin l'indique; à l'autre extrémité des rhéophores on attache les manches isolants et l'on visse sur eux les excitateurs dont on a besoin; enfin le circuit fermé, on tourne la manivelle, et les courants se produisent.

Lorsque le graduateur est en B′, les commotions sont très faibles, surtout si l'on tourne lentement la manivelle; mais, à mesure que l'on fait marcher le graduateur vers B et que l'on accélère la vitesse de rotation, elles deviennent de plus en plus fortes, et sont tout à fait intolérables lorsque l'on est arrivé en B.

Des lettres P (positif), N (négatif), gravées sur les deux faces extérieures du graduateur, près des points où s'insèrent les cordons, indiquent la direction des courants.

L'appareil ne demande d'autre soin que d'être maintenu dans un lieu sec. Il est important de ne pas placer dans la boîte des éponges ou autres excitateurs mouillés.

Appareil magnéto-électrique de poche de M. Loiseau. — M. Loiseau a construit dans ces derniers

temps un petit appareil sous forme d'une boîte
rectangulaire de 10 centimètres de longueur,

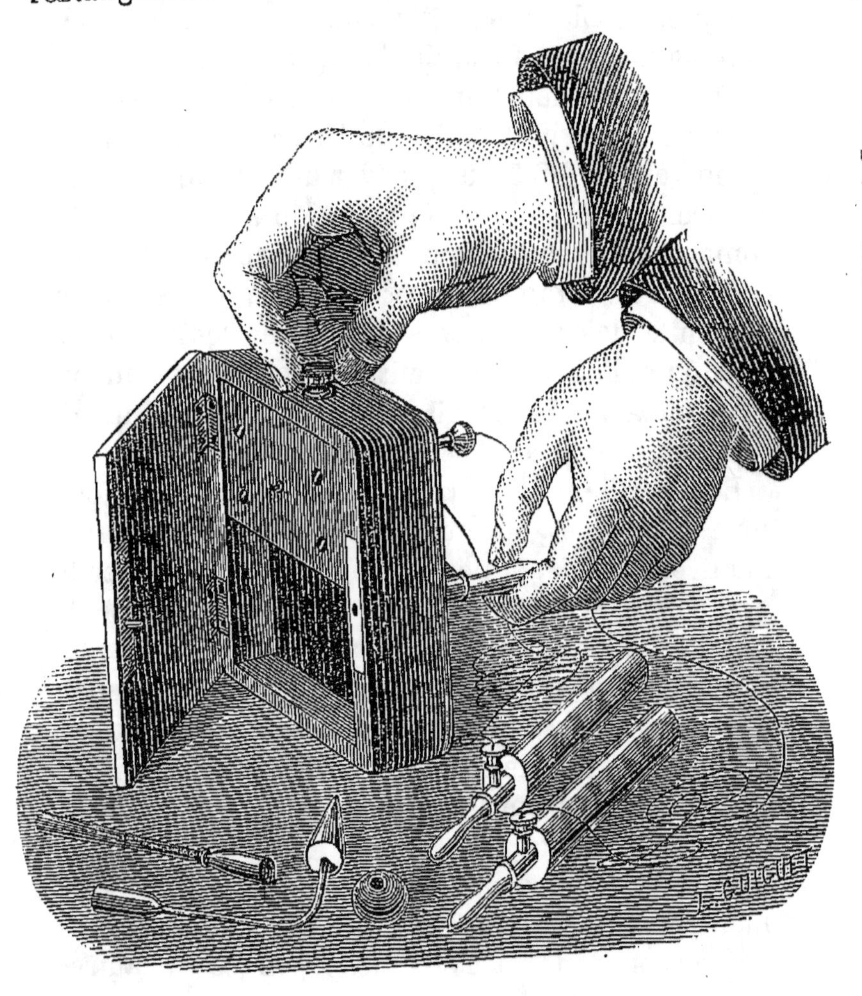

Fig. 57.

7 centimètres de largeur et 4 centimètres d'épais-
seur (fig. 57). Pour le faire fonctionner, il suffit

d'ouvrir la boîte, de prendre la manivelle qui se trouve à l'intérieur du petit coffret et de visser dans le trou placé au-dessous de la boîte, ainsi que le montre la figure. Au-dessus se trouvent deux trous servant à y fixer les conducteurs auxquels on adapte les rhéophores. On tourne ensuite la manivelle de gauche à droite pour obtenir le courant. Pour avoir un courant plus intense, on dévissera le bouton qui se trouve sur un des côtés de la boîte, en la tournant de la main gauche, ainsi que le montre la figure.

APPAREIL DYNAMO-ÉLECTRIQUE. — Ces appareils qui sont construits spécialement pour les usages industriels et dont la machine Gramme est le type, pourraient sous une dimension plus petite être utilisés en médecine. Nous avons cherché à employer, dans ce but, le moteur de M. Marcel Deprez, dans lequel l'axe de la bobine est placé entre les deux branches de l'aimant, de manière à mieux en utiliser le magnétisme. Cet appareil sous une forme peu volumineuse donne une intensité considérable, et comme le mouvement est obtenu par une pile (P), on n'a pas besoin d'aide. La figure ci-après (fig. 58) indique cet appareil avec la disposition générale pour l'emploi médical.

L'inconvénient est dans la nécessité d'une source électrique assez forte. Pour entretenir le mouvement de la bobine, il faut des piles assez énergiques, et cela est peu pratique dans une salle d'hôpital ou dans un cabinet médical. Nous avons essayé de faire tourner la bobine au moyen d'un appareil d'horlogerie, mais nous avons été obligé de renoncer à cette idée, car il faut un appareil d'horlogerie très volumineux, et comme la bobine doit tourner rapidement, le ressort est très vite épuisé. Dans les essais que nous avons faits, avec M. Marcel Deprez, c'est à peine si nous avons pu utiliser les courants

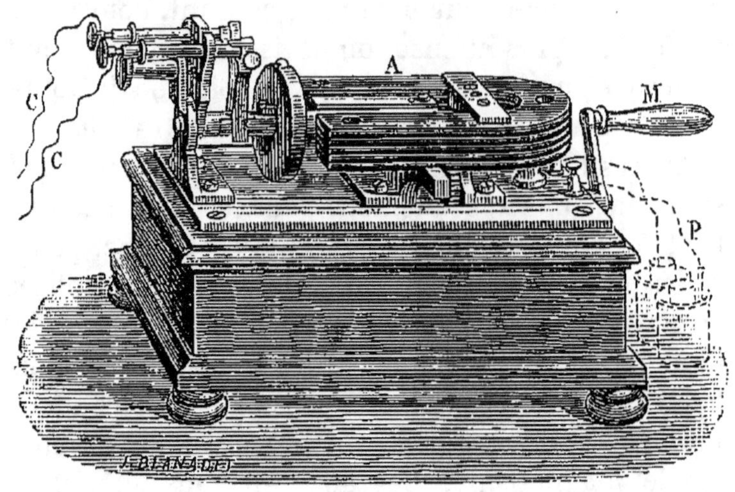

Fig. 58.

pendant une minute. On peut, il est vrai, remplacer la pile par une manette M, mais alors l'inconvénient d'un aide réapparaît sans compter que les mouvements ne sont jamais dans ce cas aussi réguliers qu'avec une pile.

C'est réellement bien regrettable que l'on ne puisse rendre cet appareil plus pratique, car il aurait l'avantage de ne pas s'user, et de pouvoir donner, à volonté, des courants interrompus et des courants continus. De plus, il pourrait servir par ses aimants. Nous espérons que de nouveaux essais seront plus heureux et chez M. Gaiffe, nous essayons actuellement de faire faire un appareil médical, avec un moteur de ce genre.

Accessoires des appareils électriques

RHÉOPHORES. — Les rhéophores sont des instruments qui servent à l'application de l'électricité aux organes malades; ils devront donc présenter des formes diverses en rapport avec les organes que l'on veut électriser.

DIFFÉRENTES ESPÈCES DE RHÉOPHORES. — On peut les diviser en deux classes: A, ceux qui servent à l'électrisation des organes extérieurs; B, ceux qui sont destinés à l'électrisation des organes situés profondément, tels que le larynx, la vessie, le rectum, etc.

A. — *Rhéophores des organes extérieurs.*

RHÉOPHORES A CYLINDRE (fig. 59). — Ces rhéophores, assez généralement employés, se composent de cylindres métalliques, le plus souvent en cuivre, dans lesquels on introduit une éponge mouillée lorsque l'on veut appliquer le courant. Cette sorte de rhéophore présente un double inconvénient : pour peu que l'on exerce une pression, on met les bords du tube en cuivre en contact avec la peau, ce qui est toujours très douloureux, et, d'un autre côté,

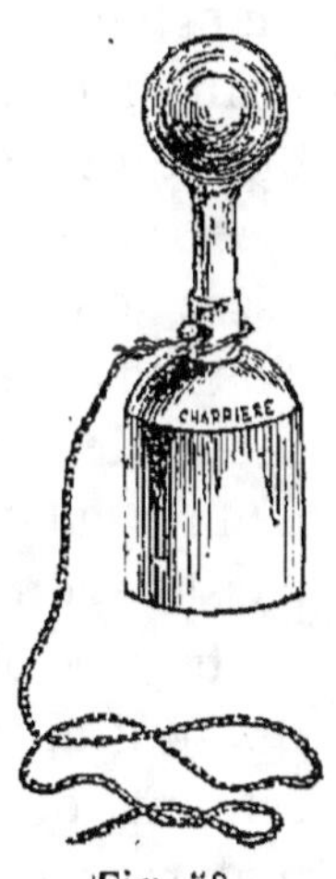

Fig. 59.

l'eau qui se trouve dans les éponges inonde le malade. Quant à nous, nous les rejetons absolument de la pratique et nous ne pouvons pas assez insister sur leurs inconvénients. Ils se trouvent encore dans toutes les boîtes, par cela seul, comme l'avouent les fabricants, qu'il y a beaucoup d'années qu'on les emploie et qu'un grand nombre de malades et même de médecins se figurent que c'est une partie nécessaire des appareils électriques.

Rhéophores divers. — Les rhéophores sont ordinairement en cuivre et ils se présentent tantôt sous forme d'une sphère, tantôt d'un ovale, ou bien ils sont plus ou moins aplatis. Ces rhéophores, directement en contact avec la peau, sont très douloureux et déterminent même parfois la formation d'eschares, surtout lorsque l'on emploie les courants continus. Pour éviter cet inconvénient, on les a recouverts de toile, ou mieux de peau, laquelle a pour effet d'empêcher le contact direct du métal avec l'épiderme, et, une fois mouillées, de conserver l'humidité pendant un temps assez long, ce qui facilite le passage du courant. Toutefois les rhéophores en métal ont l'inconvénient de s'oxyder au bout d'un certain temps, d'offrir alors un obstacle assez considérable au passage du courant, et de laisser des dépôts de cette oxydation sur la région où on les applique. Ils sont ainsi non seulement une cause d'affaiblissement du courant, mais encore une cause de malpropreté qu'il est utile d'éviter.

Tous les rhéophores métalliques finissent par s'oxyder, même ceux qui sont recouverts d'une couche d'or ou de nickel, car le passage des courants électriques fait rapidement tomber la couche préservatrice, et les métaux qui servent à transmettre les courants électriques s'altèrent avec la plus grande facilité.

RHÉOPHORES A CHARBON. — Ces rhéophores sont préférables aux rhéophores métalliques. Ils sont faits avec du coke pulvérisé et pilé, réuni en masse et enveloppé également de peau (fig. 60). Ils ont le grand avantage de ne pas s'oxyder et par conséquent de ne pas présenter les inconvénients dont nous avons parlé plus haut. Il est toujours préférable de leur donner une surface assez large, afin que le courant, occupant une étendue plus considérable, produise moins d'irritation locale.

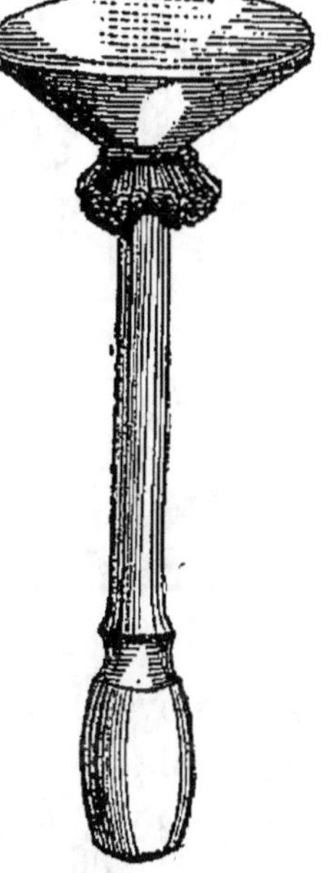

Fig. 60.

Il faut avoir la précaution de mouiller les rhéophores avant de les employer, car l'épiderme sec est mauvais conducteur de l'électricité et serait ainsi un obstacle au passage du courant.

Beaucoup de médecins se servent pour cela d'eau acidulée ou d'une solution de sel ordinaire. Ces liquides sont, en effet, meilleurs conducteurs de l'électricité que l'eau ordinaire, mais ils produisent assez souvent une irritation assez vive de la peau, ce qui nous a engagé à employer de préférence l'eau ordinaire.

Lorsque les rhéophores ont servi pendant un certain temps, la peau qui les recouvre finit par s'user sur une étendue plus ou moins considérable, et le métal, étant ainsi directement en contact avec l'épiderme, détermine une vive douleur. Il faut donc avoir soin de la renouveler assez fréquemment.

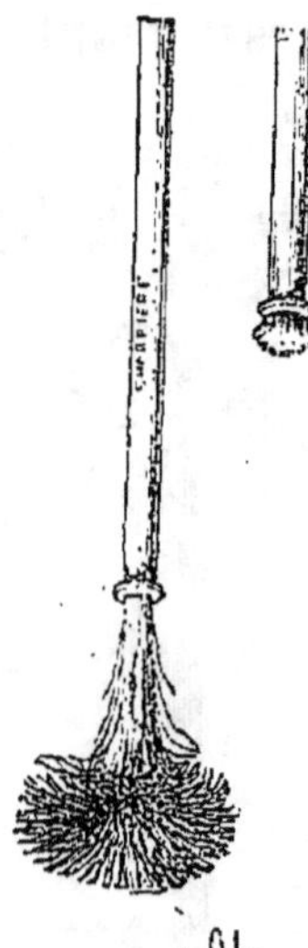

PINCEAU MÉTALLIQUE. — Ce pinceau (fig. 61), formé d'un faisceau de fils de cuivre déliés et rigides, est exclusivement destiné à l'électrisation cutanée. Son application est très douloureuse, et l'on ne doit l'employer que dans les cas rares où l'on veut obtenir une forte dérivation sur la peau. Il est inutile d'employer des fils très rigides, et les fils de cuivre souples sont aussi avantageux.

B. — *Rhéophores des organes profonds.*

RHÉOPHORE VÉSICAL. — Le rhéophore vésical se compose d'une sonde ordinaire en caoutchouc, renfermant un mandrin métallique dont l'extrémité antérieure pénètre dans la vessie; l'ex-

trémité postérieure est mise en communication avec l'un des pôles de la pile, positif ou
négatif. L'autre pôle
se rend à un rhéo-
phore ordinaire que
l'on place extérieure-
ment au-dessus de
la symphyse pubien-
ne, pour établir le
courant.

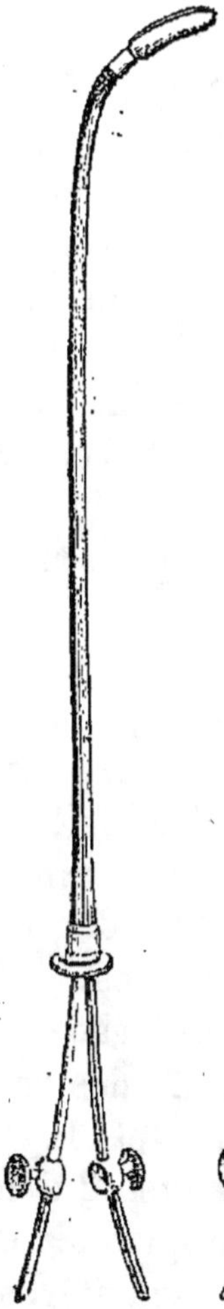

Le Rhéophore vé-
sical double de Du-
chenne se compose de
deux tiges métalliques
flexibles introduites
dans une sonde à dou-
ble courant, qui les
isole l'une de l'autre.
Ces deux rhéophores
sont terminés à leur
extrémité vésicale
comme dans la fi-
gure 62, de telle sorte
qu'étant rapprochés
comme dans la figure
63, ils présentent la
forme d'une sonde
ordinaire. Pour que
cette sonde puisse

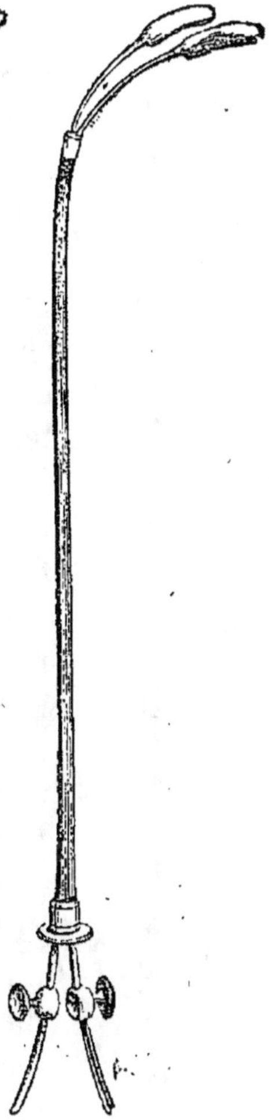

Fig. 62.   Fig. 63.

fonctionner, il est nécessaire de vider préalablement la vessie, surtout si l'urine est plus ou

moins altérée. Ces instruments sont d'ailleurs peu utiles.

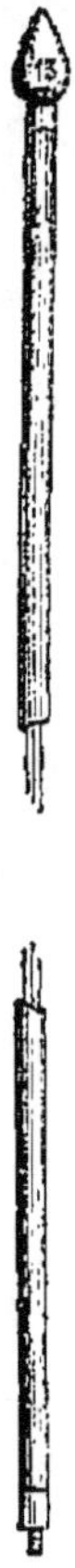

Le meilleur rhéophore vésical est la sonde exploratrice de M: Guyon. Cette sonde se compose d'un petit mandrin métallique (fig. 64), terminé par une olive qui se visse à l'extrémité du fil métallique et qui peut ainsi varier de diamètre. Elle a été construite pour se rendre compte de la dimension des rétrécissements, mais en même temps elle se trouve être la sonde la plus pratique pour l'électrisation soit de la vessie, soit du canal de l'urèthre.

RHÉOPHORE LARYNGIEN. — Analogue au rhéophore vésical double de Duchenne, il n'en diffère que par la courbure et par un anneau coulant destiné à limiter le degré d'écartement des deux branches.

RHÉOPHORE UTÉRIN (fig. 65). — Il ne diffère des précédents que par sa courbure et la plus grande largeur des plaques qui le terminent. Chacune de ces plaques est placée sur les côtés du col de l'utérus.

Fig. 64.

Ces rhéophores, comme on peut en juger par la figure, sont assez volumineux, et leur maniement est loin d'être facile. D'un autre côté, il est rare que l'on doive appliquer les deux pôles directement sur l'utérus ; presque toujours il est plus utile de n'en mettre qu'un et de placer l'autre soit sur l'abdomen, soit sur les reins. Aussi le rhéophore utérin qui nous paraît le plus commode est celui qui est

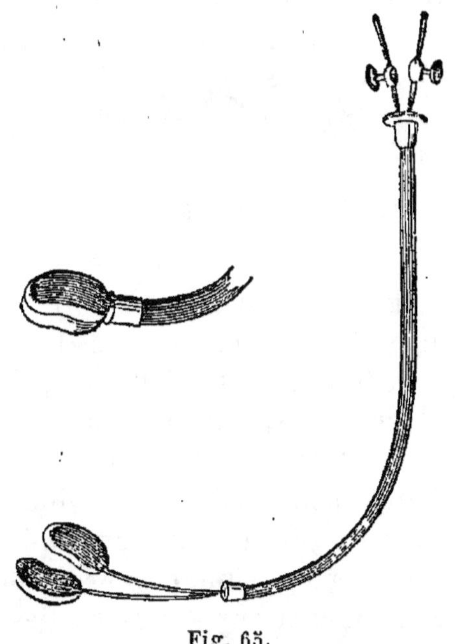

Fig. 65.

représenté (fig. 66) et qui est tout simplement composé d'une tige métallique terminée en olive, et recouverte sur son trajet d'un tube isolant. Pour que les mucosités, l'huile, etc., ne viennent pas s'accumuler sous le tube isolant, il est utile de le maintenir solidement contre l'olive ; c'est dans ce but, que nous avons fait mettre à l'autre extrémité un ressort (R) très simple qui maintient une pression constante contre l'olive terminale.

C'est près de ce ressort que se trouve un petit anneau A qui permet d'attacher le fil conducteur.

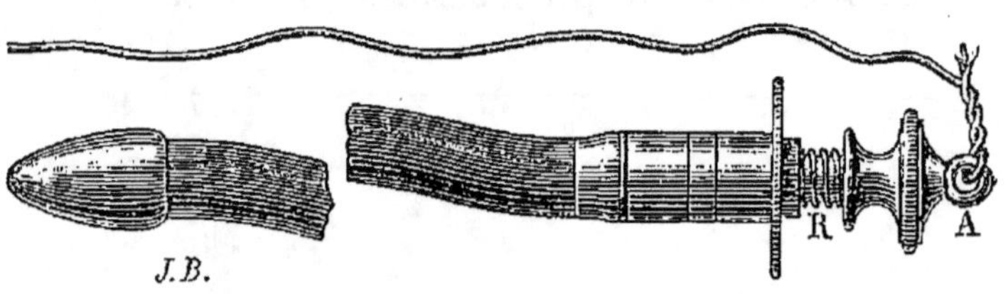

Fig. 66.

RHÉOPHORE POUR LE CONDUIT AUDITIF. — Ce rhéophore, employé fréquemment dans les affections de l'oreille, se compose essentiellement d'un pavillon B (fig. 67) en ivoire, supporté par un manche C; une tige métallique communiquant avec un des pôles de la pile pénètre dans le pavillon et sort par le sommet. Cette disposition permet d'appliquer le courant sur un point situé très profondément dans l'oreille sans toucher aux autres parties du conduit auditif, et en même temps le pôle n'est point en contact direct avec la membrane du tympan. On injecte préalablement de l'eau tiède dans l'oreille avec une petite seringue de verre, et le courant traverse cette légère couche d'eau qui se trouve ainsi entre l'extrémité A et la membrane du tympan, ce qui a l'avantage d'atténuer considérablement la force du courant. L'autre pôle, communiquant à un rhéophore ordinaire, est appliqué extérieurement sur le cou.

Il est souvent plus avantageux, quand on se sert

de courants continus, d'employer le procédé suivant : On met un des pôles sur les deux côtés de la tête, près de chaque oreille, et le courant pénètre ainsi très bien jusqu'au nerf auditif. Ce procédé est à la fois plus simple et moins dangereux, en étant tout aussi efficace.

APPLICATION DES DIFFÉRENTS TAMPONS. — Pour les tampons ordinaires, c'est-à-dire pour ceux formés par un morceau de charbon recouvert de peau, il faut, pour l'électrisation des nerfs, rechercher, cela va de soi, les points où les nerfs sont le plus superficiels (les figures ci-après d'après Ziemssen indiquent ces points pour les nerfs principaux). Pour les muscles, il faut autant que possible mettre le pôle négatif sur les points

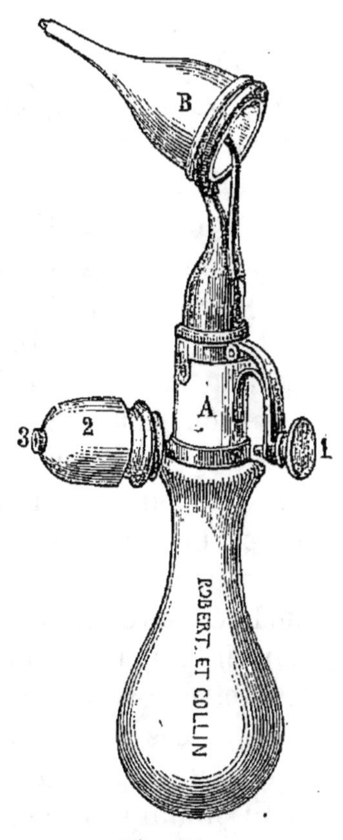

Fig. 67.

où les filets moteurs pénètrent dans le muscle. Il est important, dans tous les cas, de placer les tampons sur la masse charnue du muscle et non sur les tendons, comme nous l'avons vu faire quelquefois.

Avec un tampon large on peut limiter la surface en contact en inclinant plus ou moins la surface du tampon.

Fils conducteurs. — Les fils conducteurs relient les rhéophores à la pile ou au collecteur. Leur diamètre est généralement de 4 à 5 millimètres. Pour la galvanocaustie, on emploie des fils beaucoup plus gros. On les recouvre d'un fil de soie pour les isoler. Il est nécessaire de donner à ces fils une couleur différente pour désigner le pôle auquel ils correspondent ; en général, on a adopté le fil rouge pour le pôle positif, et pour le pôle négatif, le fil vert.

Lorsque le fil conducteur a servi pendant un certain temps, il devient très cassant, et la cassure a surtout lieu à l'une de ses extrémités, soit celle qui correspond au rhéophore, soit celle qui s'attache à la pile ou au collecteur. Dans ce cas, lorsqu'on ne peut pas s'adresser aussitôt au fabricant, on coupe le fil avec des ciseaux un peu au-dessus de la cassure, et l'on en dépouille un petit bout de son enveloppe de soie, pour l'attacher directement à la pile ou au rhéophore.

Si la cassure se trouve dans la partie moyenne du fil, il se produit quelquefois le fait suivant qui peut induire en erreur : les deux extrémités de la cassure restent maintenues par l'enveloppe de soie, de sorte que, suivant la plus ou moins grande tension du fil, les deux extrémités sont rapprochées et en contact direct, ou bien éloignées l'une de l'autre ; le circuit électrique, étant ainsi tantôt ouvert et tantôt fermé, détermine à chaque fermeture du courant des secousses que l'on attribue au mauvais fonctionnement de la pile.

Lorsque le courant est interrompu par suite de la cassure de l'un des fils dans la partie enveloppée par la soie, il faut rechercher quel est celui des deux fils dans lequel elle a eu lieu. Pour cela, on peut employer le moyen pratique suivant : pour reconnaître si la cassure se trouve dans le fil du pôle positif, on met l'extrémité de ce fil en contact avec la langue, et avec l'autre main on tient le bout central du fil correspondant au pôle négatif. Si la cassure existe dans le fil du pôle positif, le courant ne passe pas, et l'on n'éprouve aucune sensation à la langue ; si le fil est intact, le courant passe et se reconnaît par la sensation du courant électrique sur la langue.

Pour reconnaître si la cassure se trouve dans le fil du pôle négatif, on emploie le même procédé, en mettant en contact avec la langue le bout périphérique de ce fil, et en tenant avec l'autre main le bout central du fil positif ; la non-sensation ou la sensation du courant électrique sur la langue indique s'il y a ou non rupture du fil.

Ces petits accidents sont très communs dans la pratique, et c'est pour cela que nous avons voulu les signaler.

Galvanomètre. — Le galvanomètre est un appareil à peu près indispensable lorsque l'on applique des courants faibles. Il sert en effet à indiquer si le courant passe, et aussi, jusqu'à un certain point, quelle est la force de ce courant. Celui qui est le plus généralement employé est le galvanomètre à cadran. Sa sensibilité est assez grande pour permettre de reconnaître le passage d'un courant très faible. Le galvanomètre placé verticalement exige, pour être aussi sensible que le précédent, des conditions de construction qui en rendent le prix beaucoup plus élevé. C'est celui qu'on emploie pour les appareils fixes, et il se place d'ordinaire sur le collecteur.

On croit généralement que la déviation plus ou moins considérable du galvanomètre indique la force du courant, et quand la déviation est de 30 ou 40°, on est persuadé qu'il y a une quantité très considérable d'électricité qui traverse les tissus. C'est là une erreur trop répandue : d'abord il est

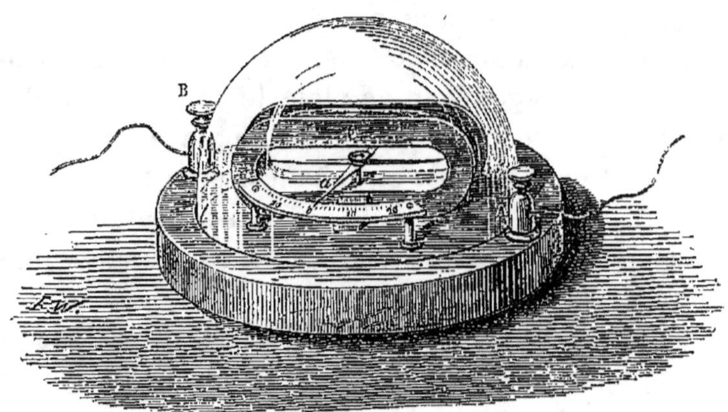

Fig. 68. — Galvanomètre.

difficile d'avoir en pratique des galvanomètres dont la sensibilité est identique, et d'un autre côté, les indications du galvanomètre sont toujours *relatives* ; elles dépendent essentiellement des résistances opposées par les différentes parties du circuit.

DIFFÉRENCES QUI EXISTENT ENTRE LES DIVERS COURANTS INDUITS

Il existe une différence très notable entre l'action du courant de la première hélice (extra-courant) et l'action du courant de la deuxième hélice (courant induit). Duchenne (de Boulogne) a formulé ces différences d'action dans les propositions suivantes :

A. Le courant de la deuxième hélice excite plus vivement la rétine que celui de la première hélice, lorsqu'il est appliqué à la face ou sur le globe oculaire par l'intermédiaire des rhéophores humides.

B. Le courant de la deuxième hélice excite plus vivement la sensibilité cutanée que celui de la première hélice.

C. Le courant de la première hélice excite plus vivement que celui de la deuxième la sensibilité de certains organes placés plus ou moins profondément sous la peau, tels que les testicules, l'intestin et la vessie.

D. Le courant de la deuxième hélice provoque des contractions réflexes plus énergiques que le courant de la première hélice.

E. Lorsque des rhéophores humides sont appliqués sur la surface cutanée, le courant de la deuxième hélice pénètre plus profondément dans les tissus que le courant de la première hélice.

De cette différence d'action de l'extra-courant et du courant induit, Duchenne a conclu que chacun de ces deux courants possédait des propriétés physiologiques *spéciales*, indépendamment de leurs propriétés physiques.

C'est contre cette théorie que MM. Becquerel se sont aussitôt élevés, et ils ont démontré que ces différences physiologiques sont le résultat de conditions physiques différentes pour l'extra-courant et le courant induit proprement dit, et que les courants induits, de quelque ordre qu'ils soient, produisent les mêmes effets lorsque leur *intensité*, leur *tension* et leur *durée* sont les mêmes.

Le courant de la seconde hélice est produit dans un fil beaucoup plus long et plus fin que l'extra-courant, ce qui fait qu'il a une grande tension, tandis que le courant de la première hélice est produit dans un fil court et gros, et par conséquent possède une tension plus faible.

On peut donc aisément concevoir que le courant induit, ayant plus de tension, pénètre plus profondément dans les tissus.

D'ailleurs on obtient identiquement les mêmes effets en employant des courants de la deuxième hélice, dont l'une est formée par un fil court et gros, et l'autre par un fil fin et long. Avec notre appareil physiologique à interruptions régulières, où l'on peut, à volonté et dans les mêmes conditions d'induction, se servir de bobines induites à

fils variables, on obtient constamment les principales différences d'action signalées par Duchenne.
Donc, la proposition A peút s'énoncer ainsi : Le
courant induit qui a le plus de tension excite plus
vivement la réline.

De même, la proposition B peut aussi, au moins
en grande partie, être énoncée ainsi : Le courant
induit qui a le plus de tension excite plus vivement
la sensibilité cutanée.

Les propositions D et E sont aussi la conséquence évidente de la tension plus ou moins grande.
En effet, si le courant de la seconde hélice pénètre
plus profondément dans les tissus, c'est qu'il a
plus de tension, et c'est pour cela aussi qu'il détermine des contractions à une distance plus éloignée
du point d'application des pôles.

La proposition C est donc la seule où la tension
ne paraisse pas avoir de l'influence.

Mais la différence de tension n'est pas la seule
qui existe entre le courant inducteur et le courant
induit ; il faut aussi tenir compte de l'*intensité* et de
la *durée* qui peuvent amener des différences d'action
assez considérables, la tension restant la même.

En effet, lorsque la tension est la même ou
même lorsqu'elle est un peu plus faible, l'extra-
courant agit plus vivement sur la sensibilité des
muscles et sur l'excitabilité de certains organes,
tels que le testicule, l'intestin et la vessie.

Il y a entre l'extra-courant et le courant induit
de la deuxième bobine d'autres différences physiques que celles relatives à la tension. D'abord,

l'extra-courant ne se compose jamais que d'un seul courant induit, celui qui marche dans le même sens que celui de la pile, tandis que le courant induit proprement dit se compose de deux courants instantanés dirigés alternativement en sens contraire.

Ce fait seul explique pourquoi, même à tension égale, le courant de la deuxième hélice agit plus énergiquement sur l'excitation des nerfs sensitifs de la peau.

Quant à l'action sur les muscles superficiels et sur certains organes, tels que les testicules, etc., l'action plus excitante de l'extra-courant s'explique par *une différence de quantité*, élément important dont on n'a pas tenu compte.

En effet, comme nous l'avons observé pour des courants de même ordre, mais différents sous le rapport de la quantité, l'action physiologique, dans certaines circonstances, varie selon la quantité. Ainsi, avec des courants induits de même tension, mais ayant une *action différente sur le galvanomètre*, nous avons trouvé que les courants qui faisaient dévier le plus l'aiguille du galvanomètre, c'est-à-dire ceux qui ont le plus de *quantité*, déterminaient aussi des excitations plus énergiques.

Or, la quantité a justement sur le tissu musculaire même, lorsqu'il agit directement, et sur les organes tels que la vessie et les testicules, une action très manifeste. Les courants continus, par exemple, si faible que soit leur action chimique, ont toujours une quantité supérieure aux courants induits et même à l'extra-courant : aussi leur action sur ces organes est très énergique. Nous avons observé ces faits un grand nombre de fois, mais l'exemple le plus remarquable est fourni par les cas de paralysie faciale périphérique. Dans ces cas, le nerf a perdu son excitabilité, et les muscles seuls peuvent encore être excités directement, mais en même temps la tension a sur la contraction musculaire une influence relativement moins considérable que la quantité. Ainsi avec douze éléments au sulfate de cuivre et une petite surface de zinc, on obtient des contractions moins prononcées qu'avec huit éléments, les zincs offrant une surface plus grande.

En général même, on peut dire que la tension agit plus puissamment sur le système nerveux, et que la quantité a une action plus marquée sur les contractions idio-musculaires et surtout sur les fibres musculaires lisses. Il n'y a donc rien d'étonnant qu'entre deux courants induits ayant la même tension, mais différant par la quantité, il y ait des différences dans le rapport de l'excitation des muscles.

Nous pouvons conclure de toute cette discussion, que les différences d'action physiologique que l'on observe entre les divers courants induits dépendent toutes de conditions physiques. Les différences de tension jouent le principal rôle, mais, à côté de la tension, la quantité et la durée ont également une influence manifeste, et sont, dans certains cas, la mesure des différences que l'on observe dans les faits physiologiques.

De la différence d'action physiologique des courants induits, selon la nature du fil métallique formant la bobine induite.

Nous avons recherché les différences que la nature du fil qui compose les bobines induites pouvait déterminer au point de vue physique et surtout au point de vue physiologique.

Nous avons choisi ainsi des fils où le courant électrique se propage facilement (cuivre), et d'autres où le courant passe plus lentement, et où les molécules vibrent moins facilement.

Nous avons fait faire absolument dans les mêmes conditions des bobines induites avec des fils de cuivre, des fils de plomb et des fils d'argentan.

Le diamètre du fil était le même, et la longueur était de 210 mètres pour chacun de ces fils.

Toutes les bobines étaient construites de la même façon et étaient influencées d'une manière identique par le courant inducteur.

Sur les nerfs et sur les muscles de l'homme sain, les effets de la secousse ont été différents selon la nature du métal, et l'on peut dire, d'une manière générale, que lorsque le fil de la bobine induite est formé par un métal mauvais conducteur de l'électricité, la contraction est plus forte et l'impression sur les nerfs cutanés moins vive qu'avec des fils bons conducteurs, comme le cuivre, par exemple.

Les effets sont d'autant plus marqués que la résistance extérieure est plus grande. Ainsi, en faisant passer le courant à travers de l'eau alcoolisée, et en le diminuant jusqu'à un minimum, lorsque les contractions musculaires n'ont plus lieu avec le courant de la bobine des fils de cuivre, on obtient encore, dans les mêmes conditions, des contractions avec le courant provenant de la bobine en fil d'argentan.

Sur les muscles superficiels, la différence entre les courants de la bobine de cuivre et ceux de la bobine d'argentan est beaucoup moins prononcée ; elle s'accentue à mesure que l'épiderme est plus épais ou que les muscles sont plus profonds.

L'impression déterminée par le courant des fils de plomb ou des fils d'argentan est moins vive, elle s'irradie moins loin sur les nerfs superficiels de la peau. Dans les appareils électro-magnétiques employés en médecine, il est donc plus avantageux d'employer des fils d'argentan ou de plomb que des fils de cuivre, car les fils d'argentan et de plomb, avec une longueur égale, produisent des courants pénétrant plus profondément dans les muscles et déterminent sur la région cutanée des impressions moins douloureuses. Les courants induits des bobines à fils de cuivre ne sont préférables que dans les cas où l'on veut déterminer une forte révulsion et une vive excitation sur les nerfs cutanés.

M. Mangenot a construit, d'après nos indications, des appareils induits avec des bobines en fils d'argentan, dont nous nous servons journellement (voir fig. 45, p. 80). Comme les fils de plomb sont difficilement maniables, les bobines se fabriquent mieux avec l'argentan.

DE L'EMPLOI
DE L'ÉLECTRICITÉ STATIQUE

L'électricité statique, ou électricité de frottement, était souvent employée au siècle dernier,
mais elle a été beaucoup délaissée et avec raison
depuis la découverte des courants d'induction. On
peut, en effet, avec les appareils d'induction, obtenir les mêmes conditions d'excitation électrique,
avec une graduation bien meilleure, avec moins de
difficulté, et avec des moyens bien plus simples.
Cette méthode ne présente aucun avantage réel
sur l'emploi des courants ordinaires d'induction ;
elle a, de plus, l'inconvénient de n'être qu'un
mode empirique et d'agir sur l'esprit et l'imagination du malade par son mode d'administration.
Le public a déjà trop souvent une tendance marquée, pour confondre l'électrothérapie avec des
sciences occultes et je ne sais quels procédés mystérieux, pour qu'il soit du devoir de tout médecin
réellement digne de ce nom, de ne pas employer
des moyens qui puissent frapper l'imagination
dans ce sens. La machine électrique, avec sa roue,
son tabouret de verre, les bouteilles de Leyde, les

étincelles que l'on fait passer sur divers points du
corps, les cheveux qui se dressent, etc., impres-
sionnent vivement les malades, mais, à vrai dire,
ne constituent nullement un moyen scientifique.
Néanmoins nous ne blâmerions pas avec tant

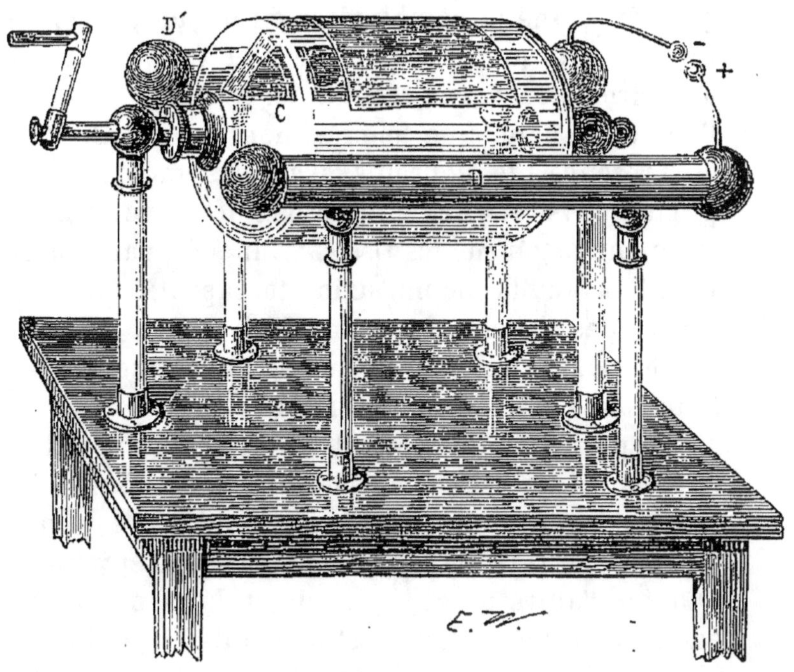

Fig. 69.

d'énergie ces procédés, si réellement ils étaient
nécessaires, mais ils sont à peu près inutiles et
voici pourquoi :

L'électricité de la machine électrique, absolument comme l'électricité développée dans la bobine d'induction, agit par la tension ; l'une, comme

l'autre, provoque par son passage les mêmes effets physiques et physiologiques. Il en est identiquement de même pour la bouteille de Leyde ; l'irritation des nerfs et la contraction musculaire sont dues, dans tous les cas, au choc musculaire que détermine la combinaison du fluide électrique. En un mot, que le dégagement et la production d'électricité soient le résultat du frottement ou de l'induction dans une bobine, nous nous trouvons en présence de courants ayant les mêmes propriétés physiques, agissant à peu de chose près de la même façon sur les tissus vivants et, par conséquent, ayant la même action thérapeutique.

Que des guérisons cependant puissent être obtenues par l'emploi de l'étincelle électrique ou de la bouteille de Leyde, cela n'a rien d'extraordinaire, puisqu'on en obtient par les courants d'induction, et que les effets de ces deux espèces d'électrisation sont les mêmes. La question est uniquement de savoir s'il est préférable d'employer l'un ou l'autre procédé ; or il est hors de doute que l'électricité statique est plus difficile à doser, plus fastidieuse à employer, plus douloureuse ; de plus, les appareils en sont plus coûteux, plus encombrants et plus inconstants. On ne voit pas, par conséquent, l'avantage qu'il y a à se servir de cette méthode d'électrisation, qui a en même temps le très grand inconvénient de frapper l'esprit d'un public souvent ignorant et superstitieux.

Nous ajouterons cependant que l'électrisation par les machines à frottement ou par la bouteille de Leyde est, dans certains cas, préférable aux appareils induits ordinaires et mal construits. Dans ceux-ci les interruptions sont toujours très nombreuses, elles ont un minimum de 25 à 30 par seconde, et c'est justement cette succession rapide d'excitations qui souvent est une cause d'irritation trop vive et de fatigue musculaire. Nous insistons sur ce point d'une façon toute spéciale, car il est des plus importants en électrothérapie. Avec l'électricité statique, au contraire, on ne peut jamais déterminer une série aussi rapide d'excitations, et l'on peut, même en un temps donné, produire exactement le nombre d'interruptions que l'on désire ; on se trouve ainsi dans de meilleures conditions pour agir sur les organes malades, et par conséquent l'électricité statique ne peut, sous ce rapport, donner lieu aux accidents que produisent quelquefois les appareils induits ordinaires et de fabrication grossière. Mais, avec la pédale, et mieux avec le métronome, et surtout avec les modifications des appareils à interruptions régulières, on peut arriver à limiter encore plus facilement le nombre des excitations qu'avec la machine à frottement, et éviter ainsi complètement cet inconvénient des appareils ordinaires à induction, et, de plus, l'on n'a aucun des désavantages des appareils à électricité statique.

Lorsqu'on veut uniquement stimuler la peau, on peut employer avec avantage l'électricité statique, mais il n'est nullement nécessaire, dans ce cas, d'avoir recours à une grande machine électrique, et il suffit d'une petite plaque en caoutchouc durci. Sur une plaque de ce genre de 40 à 50 centimètres de long sur 20 de large, est appliquée une petite lame d'étain de 10 centimètres carrés. On passe sur la surface une flanelle sèche ou une peau de chat, ce qui développe de l'électricité en suffisante quantité, pour qu'en approchant cette plaque d'une partie quelconque du corps il se dégage un grand nombre de petites étincelles qui stimulent la peau, et souvent la font rougir. On recommence cette petite manœuvre plusieurs fois en une séance.

C'est un moyen très simple et très facile de produire une excitation cutanée, un peu plus énergique qu'avec les frictions ou le massage. A vrai dire, c'est le seul cas où l'emploi de l'électricité statique soit utile et pratique.

Les quelques pages qui précèdent sont la reproduction textuelle de la première édition de ce Manuel, et nous avons tenu à les láisser telles quelles, pour que le lecteur puisse mieux juger de l'historique de la question. Depuis cette publication en effet, les applications de l'électricité statique sont revenues en grand honneur, ou moins dans les expériences faites à la Salpêtrière sous la direction de M. Charcot. Si dans un traité élémentaire comme celui-ci, nous ne pouvons nous étendre longuement sur ces faits, nous devons cependant en indiquer les principaux, et signaler les quelques améliorations qui ont été faites.

La machine ordinaire a été légèrement modifiée par M. Vigouroux qui lui a donné une disposition qui réunit les deux types Holtz et Carré et qui est construite par M. Andriveau. Mais les meilleures machines sont sans contredit celles qui sont construites sur le modèle de la machine Tœpler ; sous un petit volume elles laissent loin derrière elles comme puissance, la machine de Holtz ou de Carré. M. Émile Guérin a construit un appareil remarquable par son action, sous un volume très restreint (fig. 70), cette machine est également fondée sur le principe de la machine de Holtz et de Tœpler. Elle peut donner des étincelles très fortes, et cela grâce surtout aux soins de construction et au *choix du verre* qui forme les plateaux.

La figure 70 montre le modèle moyen de cette machine ; c'est celui que nous employons et que nous conseillons, car il offre tous les avantages de puissance et de commodité que l'on peut désirer.

La rotation de la machine est toujours une des conditions les plus embarrassantes, quoique l'aide qu'on est obligé d'avoir dans un cabinet, peut être remplacé dans un hôpital par un moteur à gaz.

Malgré la force de ce moteur, il reste encore une grande difficulté dans le fonctionnement, c'est l'humidité de l'air. Ceux qui n'ont pas eu à faire fonctionner journellement une machine électrique ne peuvent se douter des ennuis que donnent ces appareils dès qu'il y a de l'humidité dans l'air. Il était donc indiqué de renfermer la machine dans une cage vitrée, afin de la maintenir dans une atmosphère sèche ; c'est d'ailleurs ce qui était fait déjà depuis des années pour quelques usages industriels tels que l'utilisation de l'étincelle pour faire sauter des mines. Mais il faut que la ferme-

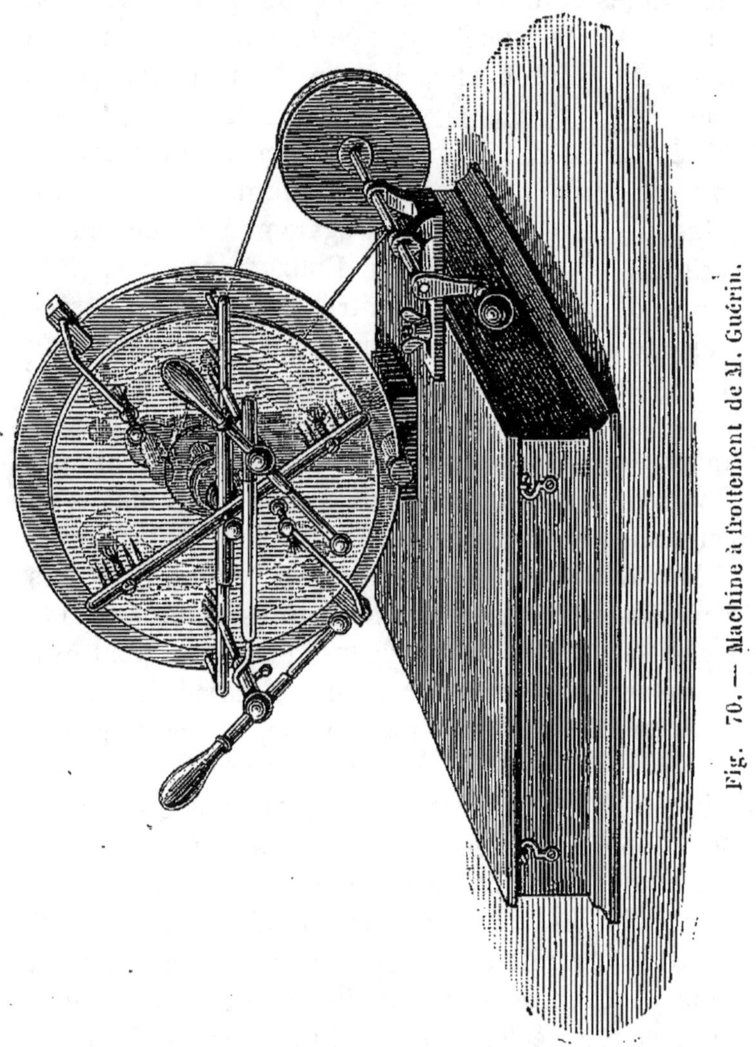

Fig. 70. — Machine à frottement de M. Guérin.

ture soit bien hermétique, sans cela elle est plus embarrassante qu'utile.

Enfin, il reste la question de l'isolement du malade, ce qui se fait au moyen de tabourets à pieds en verre plus ou moins grands, mais ici, il a été impossible de faire de vrais progrès sur ce qui était employé au siècle dernier. On trouve en effet, dans les écrits de l'abbé Nollet, de Mauduyt et surtout de l'abbé Sans, un luxe d'isoloirs devant servir pour un ou plusieurs malades. L'abbé Sans avait même eu l'idée assez originale d'isoler le lit tout entier, ou encore, pour des paralytiques très malades, d'avoir une sorte de hamac tenu en l'air par des cordons de soie.

Il y a trois procédés d'électrisation :

Dans le premier, le plus simple, on place le patient près de la machine et il reçoit des étincelles en approchant les parties malades des conducteurs électriques.

Dans le deuxième procédé, on se sert de la bouteille de Leyde, que l'on charge par la machine et que l'on décharge sur les régions que l'on veut stimuler.

Enfin le procédé le plus employé, est le bain électrique. Les malades sont placés sur le tabouret et sont mis directement en communication avec la machine électrique. Ils sont donc pendant tout le temps que la machine marche, placés dans une atmosphère électrique dont on peut à volonté changer le sens.

Souvent on associe à ce bain électrique l'action des excitateurs soit en bois, soit en tiges métalliques, munis d'un manche isolant.

Un excitateur assez utile est fourni par le petit appareil (fig. 71) dit *Bouteille électrométrique de Sans* et qui permet de graduer les décharges. On accroche la bouteille BC à l'extrémité d'un des

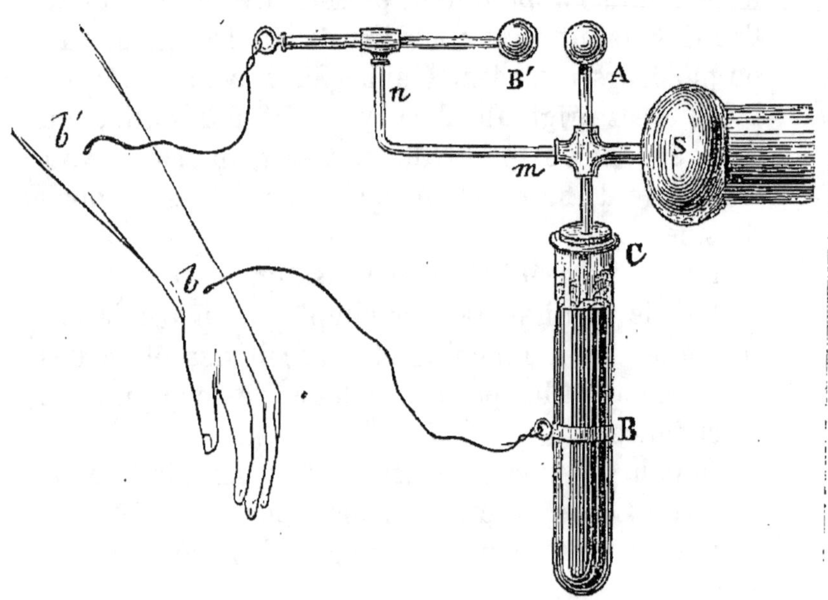

Fig. 71.

conducteurs de la machine S. Plus les boules B' A sont rapprochées, plus les décharges sont faibles. L'on intercalle le membre à électriser entre les extrémités des fils conducteurs formant le circuit b et b'.

Les observations qui ont été publiées se rapportent en grande partie à des hystériques, mais on peut également obtenir quelques résultats satisfaisants dans des cas de tremblements et dans la paralysie agitante. Il en est de même pour quelques formes d'hémi-anesthésie.

Dans les affections que nous venons de citer, les effets de l'électricité statique sont logiques, et si ce n'était les inconvénients du mode opératoire, inconvénients immenses pour les médecins praticiens, nous dirions volontiers que l'on devrait avoir recours à l'électricité statique, chaque fois que l'on veut agir sur les symptômes périphériques (1). Ce mode d'électricité, en effet, est celui qui reste le mieux condensé sur la peau ; sa caractéristique est justement de s'accumuler à la surface des corps, et sous ce rapport, c'est un agent thérapeutique puissant, et qui évidemment doit donner dans certains cas de bons résultats, puisque les frictions sèches ou stimulantes, les éruptions, etc., ont une influence incontestable sur les phénomènes nerveux.

Mais en dehors de ces maladies, nous sommes persuadé qu'on a une tendance à exagérer leur action. Comme les applications métalliques, comme les aimants, etc., l'électricité statique n'a que peu d'action dans les maladies que j'appellerais volontiers sérieuses, et qui ne sont réellement guérissables que par les courants induits ou les courants de la pile, telles que les névrites, les atrophies musculaires, les paralysies traumatiques, etc.

Ce sont les recherches de M. Burcq qui ont amené peu à peu à étudier de nouveau l'électricité stati-

______

(1) Il faut néanmoins faire une exception en faveur de la faradisation cutanée.

que, et on devait y arriver fatalement en passant en revue successivement tous les agents qui agissent sur la sensibilité périphérique. C'est justement cette analogie d'action de ces divers aesthésiogènes qui montre la valeur exacte de l'électricité statique ; c'est une forme d'action puissante sur la surface cutanée, mais son action profonde est presque nulle.

Au siècle dernier les principales expériences avec ce mode d'électricité ont enthousiasmé les médecins les plus sérieux ; presque tous les faits donnés aujourd'hui comme nouveaux, ont été observés, et cependant, comme résultat pratique, il est resté peu de chose. Au contraire, l'exagération de cette méthode n'a fait qu'amener une réaction qui pendant des années a pesé sur les progrès de l'électrothérapie. Il serait utile aujourd'hui de ne pas tomber dans les mêmes erreurs, et cela ne peut avoir lieu qu'en maintenant chaque procédé d'électrisation dans les limites de son action spéciale (1).

(1) Nous devons faire observer que depuis longtemps déjà M. le docteur Arthuis appliquait d'une façon très habile l'électricité statique. Ses meilleurs résultats ont été obtenus également dans l'hystérie. Si dès la première édition, nous n'avons pas mentionné plus spécialement ses travaux, c'est parce que dans ses publications M. Arthuis guérissait tout par ses procédés, même la phtisie pulmonaire ! N'est-ce pas la confirmation de ce que nous disions à propos de cette méthode et la meilleure critique des encouragements donnés à ce genre d'électrisation ?

DIFFÉRENCES PHYSIQUES QUI DISTINGUENT LES COURANTS CONTINUS ET LES COURANTS INDUITS

———

> Les courants induits sont un choc
> moléculaire mécanique, les cou-
> rants continus sont une action chi-
> mique en circulation.

Il est impossible de se faire une idée exacte des différences thérapeutiques que l'on peut obtenir par les courants induits et par les courants continus, si l'on ne se rend pas compte des différences physiques qui existent entre ces deux espèces de courants. Comme toute espèce de mouvement moléculaire, l'électricité subit une série de métamorphoses et apparaît avec des propriétés différentes.

Tout courant électrique doit être considéré selon ces deux propriétés : 1° la tension ; 2° la quantité, qui, toutes deux, font, dans des proportions variables, partie intégrante de tout courant électrique.

Ces deux éléments varient déjà dans les courants induits selon plusieurs conditions, telles que la grosseur et la longueur du fil de la bobine, et

8.

aussi, comme nous l'avons vu, selon la nature même de ce fil. Les applications physiologiques et thérapeutiques sont évidemment différentes selon le courant induit employé, et si cette différence existe entre des courants induits, on comprend aussitôt combien elle doit être énorme entre des courants induits et des courants continus.

Ce qui différencie, en effet, avant tout, les courants induits d'avec les courants continus, c'est que les premiers ont toujours une tension très grande relativement à leur action chimique, tandis que les seconds ont moins de tension et beaucoup plus d'action chimique. Enfin, outre cette différence considérable qui domine toutes les applications des courants électriques, il y en a d'autres qui ont peut-être encore plus d'importance au point de vue médical.

Ces différences dépendent de la durée, de la direction, de la localisation des courants électriques et de leur genre d'excitation.

Durée. — Le courant induit est toujours d'une très courte durée, le mouvement moléculaire qu'il produit est toujours rapide et brusque ; il est de $0^s,0042$ pour le courant d'ouverture, et de $0^s,0114$ pour le courant de fermeture.

Pour les courants continus, il est impossible, avec nos appareils ordinaires, d'obtenir un temps aussi court. La durée d'action des courants continus agit toujours au moins pendant un 20me de seconde.

Comme l'excitation du muscle ou du nerf dépend surtout de la rapidité des variations dans l'intensité des courants, il s'ensuit évidemment que l'excitation produite par les courants induits est bien plus forte que celle que déterminent les courants coutinus.

Par contre, dans certains cas, lorsque les nerfs et les muscles ont perdu une partie plus ou moins grande de leur irritabilité, ils ne sont plus excités que par une action un peu prolongée ; les courants continus ont alors une influence bien plus marquée que les courants induits. C'est, en effet, ce que l'on observe dans certains cas de paralysie périphérique.

DIRECTION. — On sait que, dans toute bobine, le courant produit au moment de l'entrée, est en sens inverse de celui qui a lieu au moment de la cessation du courant. Il y a donc, à chaque contact du trembleur, ou chaque fois qu'on détermine la production des courants induits, deux courants ayant une direction différente. Le courant induit qui a lieu au moment de la fermeture du courant est de sens inverse du courant de la pile ; celui qui a lieu au moment de la cessation du courant est de même sens que celui de la pile.

Ces deux courants diffèrent encore par leur intensité ; celui d'ouverture est le plus énergique. Sa force est à celle du courant de fermeture comme 6 est à 1.

Pour les courants continus, on agit au contraire avec un courant qui a toujours la même direction, et qui a pour particularité importante d'avoir tou-

jours une direction déterminée et définie ; il circule
du pôle positif au pôle négatif.

Dans tous les cas, tandis que les courants induits
déterminent, chaque fois qu'ils se produisent, des
courants de sens inverse, les courants continus
n'ont, pendant tout le temps de leur application,
qu'une seule et même direction.

Il y a de plus dans la circulation du courant un
vrai transport matériel, que l'on démontre très facilement. Si deux vases remplis du même liquide sont
séparés par une membrane poreuse b (fig. 72) ou
un vase poreux qui, à l'état ordinaire, permet d'établir un niveau identique des deux côtés, et si l'on fait

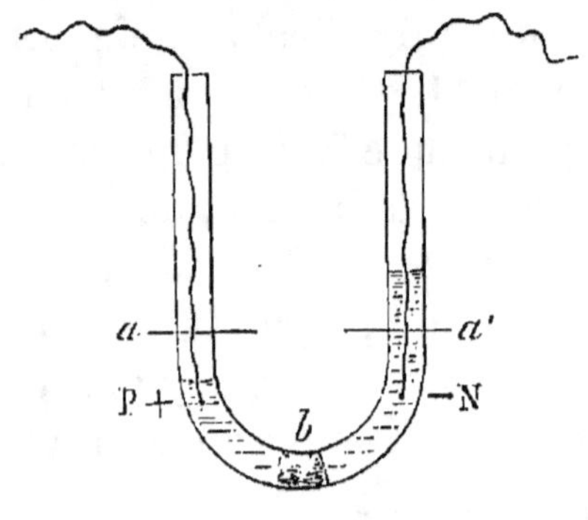

Fig. 72.

passer un courant dans ces liquides de manière à
mettre le pôle positif P dans un des deux liquides et
le pôle négatif N dans l'autre, on voit qu'il y a aussitôt une différence de niveau en faveur du liquide où
plonge le pôle négatif (fig. 72). Le niveau du liquide
qui était avant l'expérience à $a\,a'$, arrive au bout de

quelque temps à avoir des niveaux différents. Du côté du pôle négatif N il y a une colonne de liquide bien plus grande et cela malgré l'équilibre naturel que tend à prendre le liquide. Il y a donc transport du pôle positif au pôle négatif, et ce transport peut avoir lieu même en sens inverse des phénomènes d'endosmose.

Il existe un circuit continu dans le courant de la pile, avec une direction déterminée et définie, ayant la propriété d'entraîner avec lui les parties matérielles qui forment ce circuit. Nous devons insister sur ces points, car le corps humain est mauvais conducteur de l'électricité, et cette action de transport est d'autant plus marquée que le courant passe à travers des corps qui offrent plus de résistance.

Localisation. — Les courants induits pénètrent profondément dans les tissus, grâce à leur tension très grande; mais, et c'est là un fait qui est un peu en opposition avec les lois physiques, les courants continus, malgré leur tension plus faible, ont une action plus étendue et plus profonde.

Nous avons pu démontrer ce fait chez des femmes atteintes d'anesthésie. En enfonçant des aiguilles de platine, communiquant avec un galvanomètre, dans l'avant-bras, et après avoir laissé l'aiguille du galvanomètre revenir au zéro, on obtenait une déviation assez marquée en électrisant avec des courants continus la partie supérieure du cou, et même l'épaule du côté opposé.

Cette expérience prouve bien la diffusion des

courants électriques, et elle démontre que dans les tissus organiques l'influence d'un courant galvanique se propage en tous sens, et que le courant ne reste jamais limité entre les deux électrodes.

En résumé, les courants induits peuvent être localisés facilement, tandis qu'il n'en est pas de même pour les courants continus.

EXCITATION. — L'excitation, c'est-à-dire l'action directe du courant électrique sur les muscles et sur les nerfs, est loin d'être identique pour les courants continus et les courants induits, et cette différence existe même lorsque l'on considère uniquement les excitations qui ont lieu au moment de la fermeture et au moment de l'ouverture des courants continus ou constants. Aussi nous allons indiquer en premier lieu, les différences qui existent entre les courants induits et les courants de la pile interrompus, puis seulement nous apprécierons les différences qui résultent de la continuité du courant (1).

La plupart des médecins se figurent en effet que l'interruption pour les courants induits, et la continuité pour les courants continus ou constants, sont la seule différence qui distingue ces deux espèces de courants électriques.

Il n'en est rien, et déjà les courants continus interrompus, ou courants labiles, ont des propriétés autres que les courants induits, qu'on appelle en-

(1) On désigne souvent les courants continus ou constants par *courants stabiles* lorsque les rhéophores restent fixes et que l'on ne détermine aucune interruption, et l'on donne le nom de *courants labiles* à ces mêmes courants lorsqu'on promène un des pôles sur la peau, ou qu'on interrompt de temps en temps le courant.

core quelquefois improprement courants interrompus.

Duchenne revient à plusieurs reprises sur l'analogie qu'il y a entre les courants interrompus induits
et les courants interrompus galvaniques ou courants labiles. Malgré son autorité, nous le répétons,
alors même qu'il y a des interruptions dans les
deux cas, *il n'y a aucune analogie entre ces courants*.

Mais nous devons ajouter que tout ce que nous
disons à propos des courants continus s'applique
à des courants fournis par des piles ayant fort peu
d'action chimique et peu de force électro-motrice.

Un des grands reproches que fait Duchenne aux
courants continus et qu'il reproduit à chaque instant, est de déterminer des actions calorifiques, des
actions électrolytiques puissantes sur la peau, des
eschares et des sensations pénibles. Or jamais rien
de pareil ne doit se produire avec des appareils
bien choisis et d'un usage réellement médical, surtout si l'on ne prolonge pas outre mesure la durée de
l'électrisation. Tous ces reproches sont donc sans
valeur, car ils ne s'appliquent qu'à des méthodes
empiriques et à des modes opératoires qu'il est
facile de modifier.

Nous avons déjà vu que les courants induits ont
une durée excessivement faible, que le courant induit d'ouverture n'a lieu que pendant 0,0042 de
seconde, tandis que toujours le choc d'ouverture
ou de fermeture du courant continu dure un temps
beaucoup plus long. Lorsque, par des artifices de

construction, on modifie l'interruption des courants induits, de manière à la rendre moins brusque, ou lorsqu'on se sert des appareils électro-magnétiques, où la formation et la cessation du courant ont lieu graduellement, l'excitation sur les nerfs est également moins forte et moins vive.

Ainsi plus un courant est de courte durée, plus l'excitation qu'il produit est forte. Ce fait, comme nous l'avons déjà dit, s'explique par cette loi d'électro-physiologie : l'excitation d'un nerf ou d'un muscle dépend moins de la valeur absolue de la tension d'un courant que de la modification de cette valeur d'un moment à l'autre.

C'est dans cette propriété qu'il faut chercher l'action si énergique des courants induits : car ceux-ci naissent et s'éteignent avec une extrême vitesse, et, par conséquent, changent rapidement et brusquement l'état moléculaire du nerf ou du muscle.

Par contre, dans certains cas, un courant de durée très courte n'agira plus sur les muscles, dont l'excitabilité est diminuée et ne peut être réveillée que par une excitation de longue durée ; aussi, dans ces cas, tandis que les courants induits ne peuvent provoquer aucune contraction, les courants continus ont encore une action des plus manifestes. Nous verrons que dans certaines affections, c'est en partie à cette cause qu'il faut attribuer la différence d'action des courants induits et des courants continus.

D'un autre côté, avec les appareils ordinaires, l'excitation déterminée par les courants induits n'est jamais simple, car elle est formée par le courant de fermeture et celui d'ouverture, qui se suivent *si rapidement qu'ils se confondent la plupart du temps*.

Pour le courant de la première hélice ou extra-courant, le courant de fermeture est excessivement faible, et il peut être négligé, mais il n'en est pas de même pour le courant de la seconde hélice. Il y

donc, à ce point de vue, une différence importante entre le courant de la première hélice et celui de la seconde hélice, différence qui influe évidemment sur les actions physiologiques et thérapeutiques, et dont jusqu'à présent on n'a point tenu compte.

Cette double excitation a une grande influence en pratique, car plus les deux courants sont rapprochés, plus l'impression sur les nerfs et sur les muscles est vive et douloureuse.

Dans la plupart des appareils électro-médicaux, les fabricants cherchent à réunir tous les courants de la bobine, car les acheteurs sont persuadés que plus l'appareil donne une impression vive, meilleur est l'appareil.

Nous avons, dans ce même ordre de recherches, pu constater, au moyen des appareils électriques dans lesquels nous pouvions régler mathématiquement le nombre des interruptions (voir p. 80, fig. 45), qu'il y a une différence très grande dans la sensation et dans l'excitation musculaire, selon le nombre des courants produits dans l'unité de temps.

Ainsi un courant induit *qui est très douloureux quand il y a dix à vingt-cinq excitations par seconde, devient très tolérable lorsqu'on ne fait qu'une à deux interruptions par seconde.* Avec une interruption par seconde, on peut facilement supporter les courants les plus forts, et l'on comprend combien ce fait est avantageux lorsqu'on veut examiner l'état de la contractilité musculaire chez des personnes très irritables ou chez des enfants.

Si nous considérons maintenant les différences qui existent entre les courants induits et les courants continus pendant leur passage constant, on trouve qu'elles sont tellement tranchées, qu'il n'y a plus aucune confusion à faire. En effet, le courant induit agit pendant le temps infiniment court de son passage, puis tout rentre au repos. Il produit à chaque instant de son passage une excitation plus ou moins vive, et détermine comme un choc moléculaire. L'un, le courant induit, agit presque uniquement comme excitant mécanique, tandis que l'autre, le courant continu, pénètre plus lentement mais plus profondément dans l'intimité des tissus, agit chimiquement ou du moins favorise les orientations moléculaires et les combinaisons chimiques.

L'application des courants continus a pour résultat de ne déterminer d'excitation réelle qu'au moment de la fermeture et de l'ouverture de ces courants ; pendant tout le temps que le courant est maintenu, l'état moléculaire des nerfs et des muscles reste en équilibre. C'est pendant ce temps silencieux où rien ne paraît agir, où les organes sont dans un repos apparent, que l'action principale du courant continu se fait sentir dans l'intimité des tissus; c'est en ce moment que se produisent les effets électrolytiques, les phénomènes de transport et les influences d'orientation, toutes choses qui n'existent jamais avec les courants induits.

On ne saurait non plus assimiler un courant induit, comme l'ont fait quelques médecins, à un courant continu, par cela seul que la sensation éprouvée par l'un et par l'autre de ces courants est, dans quelques cas, la même, ou paraît être la même. Ce moyen de comparaison est toujours entaché d'erreur, et les médecins surtout devraient se rappeler combien nos sensations sont souvent fausses, lorsque, par exemple, le froid extrême et la forte chaleur donnent tous deux la même impression. Dans tous les cas, jamais un courant induit, si faible qu'il soit, ou si rapprochées que soient les interruptions, ne pourra être autre chose qu'une série de petites excitations, et jamais il n'aura la moindre analogie avec un courant continu.

De la différence d'action des courants induits et des courants continus sur les tissus organiques considérés comme conducteurs.

A côté des différences que nous venons d'indiquer et qui dépendent de la source et du mode de production de l'électricité, il nous reste à examiner brièvement les modifications qu'éprouvent et que déterminent les divers courants lorsqu'ils traversent les tissus.

Le corps humain est formé de substances liquides ou semi-liquides, dont l'ensemble offre beaucoup de résistance au passage des courants électriques. Ceux-ci, selon leur nature, agissent diversement sur la résistance et sur les phénomènes chimiques que présente l'organisme.

Les courants induits ayant une grande tension traverseront très facilement les tissus, y détermineront un ébranlement moléculaire, mais ils n'auront aucune action chimique, et leur influence se réduit pour ainsi dire à une action mécanique.

Quant aux courants continus, non seulement ils ont une action chimique très marquée, mais on doit en même temps retrouver, dans ces cas, les phénomènes que l'on observe lorsqu'un courant est lancé dans un corps résistant. Si nous comparons, par exemple, la résistance du corps humain à celle d'un long fil de cuivre, nous sommes amené à rechercher si, comme nous l'avons vu pour une bobine métallique, il ne se forme pas, au moment de l'interruption, un extra-courant ; comme cela existe pour la bobine, nous devons retrouver dans les tissus une excitation plus forte à l'ouverture qu'à la fermeture du courant.

Dans le passage du courant à travers l'organisme aucun de ces phénomènes n'a lieu, et c'est au contraire le courant de fermeture et non celui d'ouverture qui détermine l'action la plus énergique, et même souvent la seule que l'on puisse constater.

Pour comprendre ce fait, il faut savoir que la

rupture du courant ne détermine d'action énergique que sur les corps dont les molécules sont très
mobiles, homogènes, vibrant facilement, et surtout n'ayant pas par elles-mêmes de mouvements
propres. Aucune de ces conditions ne se trouve
dans l'organisme, et les variations de tension et
d'orientation s'y font très lentement ; la vitesse de
l'influx nerveux en est une preuve, lorsqu'on la
compare à la vitesse de l'électricité et même du son.
Néanmoins, et cela est une conséquence logique,
c'est dans les tissus qui peuvent le plus rapidement
modifier leur état moléculaire, que la rupture du
courant a le plus d'action. Sous ce rapport, le système nerveux, et surtout les nerfs sensitifs et les
nerfs spéciaux des sens, sont les plus excitables
par la rupture du courant, Aussi, lorsqu'on électrise un nerf, surtout le nerf optique, il faut bien
faire attention à l'excitation très vive qui a lieu au
moment de la cessation du courant. Il faut, dans
ce cas, ne jamais enlever les rhéophores brusquement. Il en est de même lorsqu'on électrise les
ganglions cervicaux ou la partie supérieure de la
moelle : les syncopes ou les étourdissements se
produisent au moment de la rupture rapide du
courant.

Il y a encore une autre cause qui modifie la production de l'extra-courant dans les tissus organiques, c'est la formation d'un *courant de polarisation.*

COURANT DE POLARISATION. — On entend par courant de polarisation le courant qui se forme après la

cessation du courant proprement dit, et qui a lieu toujours en sens contraire du courant principal.

Parmi les métaux, le plomb et le platine jouissent principalement du pouvoir d'engendrer des courants de polarisation, et un certain nombre d'appareils, parmi lesquels nous citerons l'appareil de Thomsens et la pile de Planté, sont fondés sur cette propriété spéciale du plomb et du platine.

On peut dire d'une manière générale que tout corps mauvais conducteur, et décomposable électrolytiquement, donnera lieu à des courants de polarisation, chaque fois qu'il aura été traversé par un courant électrique.

Le corps humain remplit essentiellement ces conditions, car il est mauvais conducteur et renferme des substances facilement décomposables. Aussi il s'y forme des courants de polarisation très intenses que nous avons eu l'occasion de constater dès nos premières recherches.

Il y a même peu de substances donnant lieu aussi rapidement et aussi énergiquement à des courants de polarisation que les tissus organiques. Nous l'avons constaté plusieurs fois chez l'homme, et il est très facile de s'en rendre compte par l'expérience suivante.

Soit un muscle MM' (fig. 73) sectionné au point AB et traversé par un courant provenant de la pile P, et allant, comme l'indique la flèche, dans le sens EMBAM'E' ; dès qu'on cessera le courant, et qu'on fera passer les fils par un galvanomètre G (fig. 74) on obtiendra une déviation de l'aiguille du

galvanomètre, qui indiquera que, malgré la cessation du courant de la pile, il existe encore dans le
circuit un courant, mais de sens opposé, c'est-à-
dire qu'il sera dirigé actuellement selon E′M′ABME.

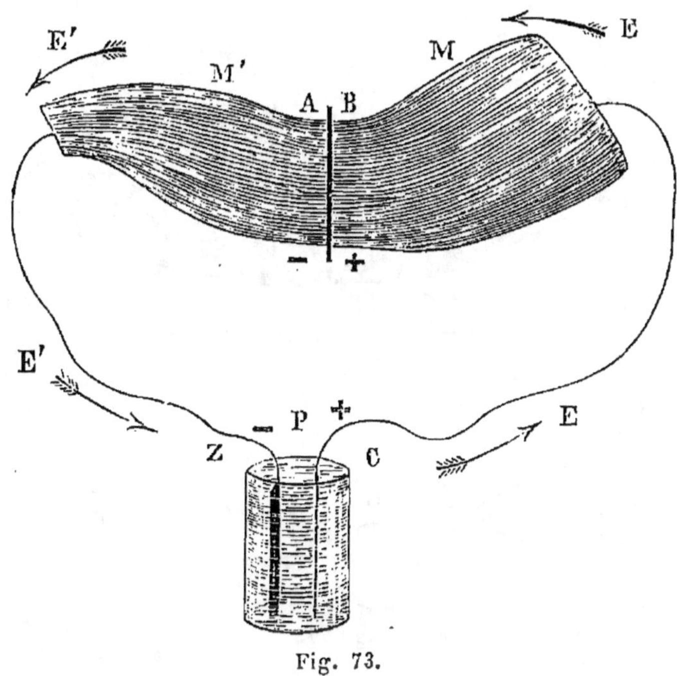

Fig. 73.

Ces courants ont une durée assez longue : nous
les avons vus persister pendant plus d'un quart
d'heure chez l'homme ; leur énergie et leur durée
dépendent de l'intensité du courant primaire.

Ces courants de polarisation peuvent même être
beaucoup plus forts que les courants primaires, car,
comme dans la pile de Planté, il se forme une accumulation de la force électrique qui, se dégageant

au moment de la cessation du courant primaire, donne lieu à des phénomènes plus considérables que ceux que provoquait ce dernier courant.

Ces courants de polarisation, dont la plupart des

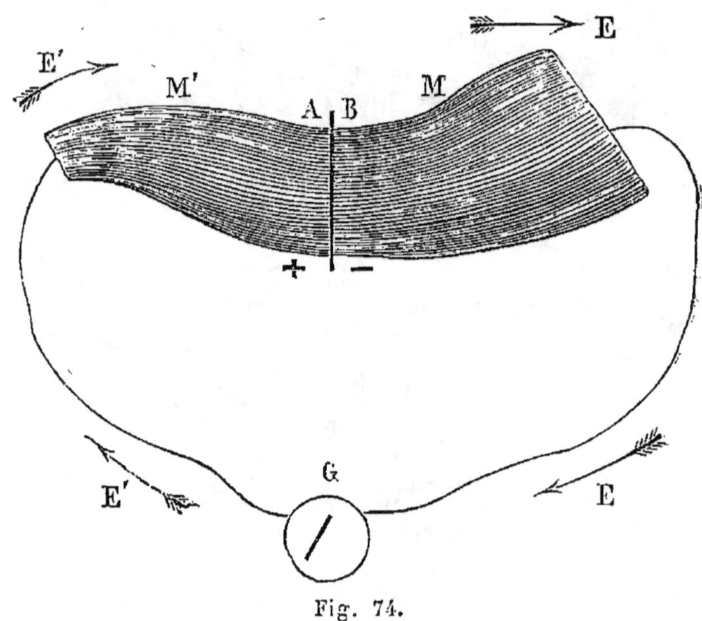

Fig. 74.

auteurs ne se sont point préoccupés, sont de la plus grande importance dans les recherches électro-physiologiques, car on comprend qu'il faut tenir compte, dans l'action d'un courant sur un nerf, non seulement du courant que l'on fait agir directement, mais encore de celui qui se produit dans l'intimité des tissus, aussitôt après la cessation du courant extérieur.

Au moment où l'on enlève les rhéophores d'un

tissu organique, il y a donc, non seulement rupture d'un courant, mais encore formation d'un autre courant, courant de sens inverse, et qui, selon
les cas, est plus faible, égal ou supérieur au courant primitif.

C'est principalement pour avoir méconnu l'existence de ce courant de polarisation que beaucoup
de physiologistes et toute l'école allemande ont
proposé tant de théories sur l'état électrique des
nerfs et sur les alternatives de l'excitabilité.

Résumé. — Les courants continus sont produits
par l'action lente de la décomposition de sels ou de
métaux. Leur origine est toute chimique, aussi
leurs propriétés sont-elles du même ordre. Ils
n'ébranlent point aussi violemment les corps sur
lesquels ils agissent, mais ils les modifient peu à
peu en activant les propriétés chimiques. Cepenpendant ce n'est point là leur action exclusive, car
ils ont également cette autre propriété de tous les
courants électriques, de déterminer dans les corps
qu'ils pénètrent un état moléculaire particulier dit
de polarisation. Les corps électrisés acquièrent
ainsi des propriétés nouvelles qui sont de la plus
grande importance au point de vue de leur fonctionnement.

Mais, tandis que les courants d'induction (qui sont
forcément des courants interrompus) mettent les
corps qu'ils traversent dans cet état particulier au
moment de leur passage, et les laissent revenir à
leur état primitif pendant chaque interruption, c'està-dire changent plusieurs fois par minute l'état de

polarisation d'un corps, les courants provenant
directement de la pile maintiennent les corps pendant tout le temps sous cette même influence sans
produire de changements brusques et fréquents de
polarisation. Nous comparerons volontiers ces deux
actions à celle que l'on exerce lorsqu'on veut com-
primer un corps quelconque. L'action sera plus
rapide et plus violente en agissant à coups redou-
blés ; elle sera plus lente, mais aussi plus régulière
en agissant avec une pression constante et continue. Nous n'avons pas besoin, d'ailleurs, de
chercher des comparaisons en dehors des phénomènes électriques ; car ceux-ci nous indiquent fort
bien cette différence d'action des courants d'induction et des courants continus. C'est ainsi que pour
aimanter d'une manière durable et régulière un
barreau d'acier, il faut employer un courant continu et non des courants d'induction. Cet autre fait
est encore plus caractéristique. Les fils conducteurs,
traversés souvent par des courants électriques,
finissent par devenir très cassants ; mais cela est
beaucoup plus fréquent, et n'est vrai, pour ainsi
dire, que pour les fils traversés par des courants
d'induction. Les changements moléculaires qui ont
lieu à chaque interruption, finissent par ébranler
et par modifier la structure de ces fils métalliques.

Nous voyons donc que les courants d'induction
agissent surtout mécaniquement, et qu'ils changent à chaque instant l'état de polarisation, tandis
que les courants continus agissent chimiquement,

que, d'un autre côté, ils électrisent les corps plus régulièrement et y maintiennent pendant tout leur passage le même état de polarisation.

De la durée et des modes d'électrisation.

Les modes d'application, la durée, la force du courant, etc., dépendent évidemment de chaque cas, et il est impossible de donner des lois générales s'appliquant à tous les cas indistinctement.

Cependant il est toujours utile d'agir avec les courants continus directement sur les centres nerveux, même dans les lésions périphériques. C'est là le moyen le plus sûr d'avoir une action prompte et énergique. Dans nos recherches physiologiques, nous avons toujours observé que les effets étaient bien plus manifestes lorsqu'on applique les courants sur les centres, que lorsqu'on les applique directement sur les organes périphériques. C'est ainsi que les mouvements des intestins sont influencés bien plus énergiquement, par l'électrisation des centres nerveux, que par l'électrisation locale. Il en est de même pour la contractilité artérielle, pour les spasmes et pour les phénomènes d'irritation locale.

Dans la partie clinique, nous indiquerons d'ailleurs, pour chaque cas, les lieux d'application des rhéophores.

Dans l'application des courants induits, il est, au contraire, presque toujours nécessaire de n'électriser que les parties périphériques, et c'est avec raison que Duchenne a appelé ce mode d'application, électrisation localisée.

L'intensité du courant doit varier selon les cas, depuis celle fournie par quatre éléments jusqu'à cinquante et même soixante éléments. Mais, en règle générale, il faut que la sensation ne soit jamais douloureuse, et qu'elle puisse être supportée par les malades. On peut même employer des courants assez intenses, mais seulement dans des cas où l'on agit sur des paralysies périphériques, sur des atrophies musculaires, sur des contractures, sur des anesthésies, et même dans quelques cas d'affection chronique de la moelle : en un mot, dans tous les cas où il n'y a aucun danger à exciter la peau et la circulation.

Il n'en est plus de même dans les cas de névralgie, d'irritation spinale, lorsqu'on agit près de la tête ou sur la tête. Dans ces cas il faut que la sensation soit à peine perçue par le malade, et c'est surtout alors que le galvanomètre est d'une grande utilité, car lui seul doit indiquer que le courant traverse les tissus.

Toutefois il y a des limites forcées dans la modération et dans la durée du courant, et la méthode dite des courants permanents est loin d'offrir des avantages réels. Hiffelsheim dans sa pratique avait employé dans les premiers temps ce mode d'électrisation, et il se servait dans ce but des chaînes de Pulvermacher. Mais, vers la fin de sa vie, il avait complètement renoncé à ce procédé, et il préférait se servir des courants provenant des piles ordinaires et dont l'application était moins longue.

M. Lefort a conseillé les courants permanents, et il est disposé à leur reconnaître une action différente des courants continus de durée moindre. Nous ne pouvons entrer ici dans cette discussion, mais nous ferons seulement observer qu'aucun fait physiologique ne prouve qu'il y ait une action différente entre un courant de 2, 4, 6 éléments appliqué pendant un ou plusieurs jours, et un courant de 8 à 50 éléments appliqué seulement de temps en temps. De plus, il n'est aucun des cas signalés comme avantageusement traités par les courants permanents, que nous n'ayons vu guérir aussi bien et même plus rapidement avec les courants continus temporaires.

Pour les troubles du corps vitré, par exemple, que M. Lefort a fait disparaître par l'application constante de courants de 2 à 3 éléments à travers la tête, nous avons obtenu des résultats aussi nets et aussi prompts en ne faisant tous les jours qu'une application de 5 à 10 minutes avec un courant de 8 à 12 éléments, et nous avons fait publier ces faits par M. le Docteur Carnus dans un journal de médecine (*France médicale*) trois mois avant que M. Lefort n'ait présenté ses observations. M. Giraud-Teulon, dans les mêmes conditions, vient de publier des cas de succès.

Nous ajouterons encore que, dans tous les pays, les médecins qui s'occupent d'électrothérapie ont abandonné l'emploi des courants permanents. Leur emploi est en effet rejeté par Althaus, Baierlacher,

Beard, Benedict, Bianchi, Brenner, Clemens, Erb, Erdmann, Meyer, Remack, Reynolds, Rœkwell, Rosenthal, Ziemssen, etc.

Il est évident, d'un autre côté, que c'est une idée fausse de croire que l'électricité agit et guérit en tant qu'électricité ; elle ne fait que provoquer les phénomènes chimiques et physiologiques de l'organisme, et son action est, pour ainsi dire, indirecte. Aussi son influence n'agit pas seulement pendant le temps de son application, mais elle se continue par les modifications qu'elle a suscitées : *sauf dans quelques cas de contracture*, nous croyons donc qu'il n'est point utile d'avoir recours aux courants permanents. Nous ferons de plus remarquer que le courant dans ces conditions n'est même pas constant, car la conductibilité de la peau varie certainement d'un moment à l'autre, à mesure que l'épiderme est plus ou moins humecté ou qu'il est détruit, comme cela arrive presque toujours.

On sait, en outre, que les courants électriques agissent surtout par leur tension ; or la tension de trois à quatre couples de Daniel est presque insignifiante. Elle ne commence à avoir réellement d'action, avec un si petit nombre d'éléments, que lorsque l'épiderme est enlevé, mais alors on détermine fatalement des eschares.

Le seul avantage de ce procédé, c'est que l'on peut, pour ainsi dire, abandonner l'électricité à elle-même, et qu'on n'est point obligé de maintenir soi-même les rhéophores. Mais cela n'est avantageux que pour le médecin et non pour le malade.

Il est nécessaire, au contraire, que le médecin soit constamment présent à l'application des courants électriques et que ce soit lui-même qui maintienne les tampons. C'est à lui de savoir la pression nécessaire, le point spécial qui doit être électrisé, les trajets des nerfs ; de surveiller, de diriger, en un mot, tous les détails.

On ne se figure pas combien ces conditions, qui paraissent insignifiantes, sont, au contraire, d'une réelle importance surtout pour les malades impressionnables et délicats. Sous ce rapport, il y a des différences dont il est nécessaire de tenir compte, et l'on ne peut pas toujours prendre pour règle les faits observés sur les malades des hôpitaux. Il faut avoir la science nécessaire et l'expérience voulue, aussi bien pour appliquer un tampon d'un appareil électrique, qu'en hydrothérapie il est utile de savoir manier le jet d'eau, et personne ne soutiendra qu'il est indifférent que la douche soit donnée au hasard ou qu'elle soit administrée par un médecin expérimenté. Il en est de même en électrothérapie, et, si fastidieux que soit ce mode opératoire, il faut l'accepter, sous peine de ne faire qu'un traitement incomplet.

Ce n'est pas à dire pour cela que les courants très faibles et appliqués pendant plusieurs heures consécutives n'aient point d'action thérapeutique. De même que pour les courants des machines à frottement, *la question se réduit uniquement à savoir quel est le meilleur procédé* : est-ce celui qui consiste dans des courants faibles et permanents, ou celui qui consiste dans des courants plus énergiques et dont la durée varie de 5 à 30 minutes?

Chez plusieurs malades, nous avons essayé l'emploi des courants permanents, et presque chez tous, nous avons constaté une excitation assez considérable après quelques heures d'application ; le sommeil est plus troublé, et il survient quelquefois un petit mouvement fébrile.

Si nous tenons encore compte de l'ennui et souvent de la douleur et de la cicatrice durable que déterminent les eschares produites par les courants permanents, nous ne voyons pas vraiment en quoi il serait bien utile de les employer. D'ailleurs, nous le répétons, ces courants n'ont aucune indication spéciale, et l'on guérit, aussi bien, plus rapidement et souvent uniquement avec des courants temporaires, qui n'ont aucun de ces inconvénients et qui ne demandent comme appareil que quelques piles de plus, et de la part du médecin un peu plus de temps et un peu plus de soins.

Il est néanmoins des cas où les malades ou des personnes étrangères aux sciences médicales peuvent appliquer elles-mêmes les courants électriques, et où il est désirable de leur mettre entre les mains des appareils qui donnent un courant modéré, et dont la durée d'application puisse être assez longue sans inconvénient. Dans ces cas ce sont encore les chaînes de Pulvermacher (fig. 75 et 76) qui constituent le meilleur appareil, surtout depuis les modifications récentes apportées par ce constructeur.

Ces chaînes ont, en effet, l'avantage d'un maniement facile et d'un fonctionnement très prompt. Le

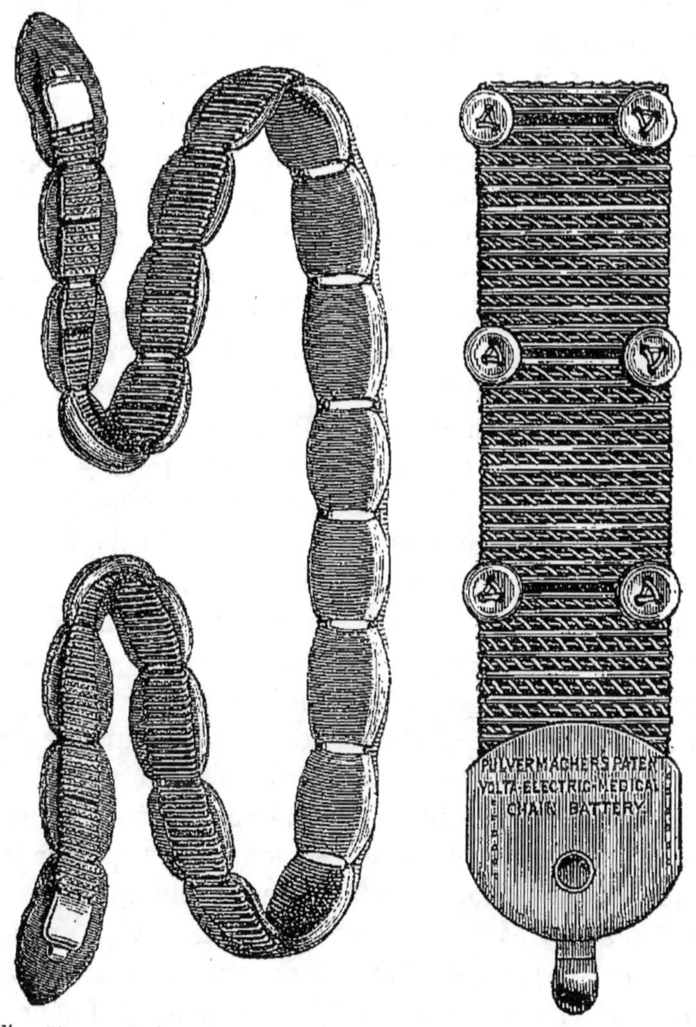

Fig. 75. — Chaîne de Pulvermacher.   Fig. 76.

courant qu'elles fournissent est d'une intensité mo-

dérée et très suffisant ; de plus, il est produit par
un grand nombre de petites piles, qui ont une
action chimique faible, et en outre, ce que nous
préférons, une tension assez considérable. C'est
évidemment pour les courants permanents, l'appareil qui se rapproche le plus des conditions que
l'on cherche à obtenir dans les appareils ordinaires.
Les chaînes de Pulvermacher sont formées de fils
de cuivre et de zinc séparés les uns des autres par
des fils de chanvre ou de soie. Il suffit de les plonger
dans du vinaigre ou de l'eau salée, pour obtenir
aussitôt la formation du courant ; la seule transpira-
tion peut même suffire à établir un courant faible,
il est vrai, mais encore assez sensible. — Les
chaînes ont deux modes d'application : les unes,
qu'on laisse suspendues et éloignées du malade,
et dont on renouvelle le courant au moyen de fils
conducteurs qui viennent se relier à des tampons,
les autres, qui (fig. 75) sont mises directement en
contact avec la peau et enroulées autour du corps
ou des membres. Celles-ci sont munies sur une de
leurs faces de morceaux de laine qui protègent l'épiderme du contact direct des métaux et que l'on imbibe d'eau salée ou acidulée, pour laisser passer le
courant. Les chaînes extérieures fonctionnent près
de trois heures de suite, et c'est même là un avantage, car le malade peut s'endormir sans avoir la
crainte de rester plusieurs heures sous l'influence
du courant, et, ce qui arrive presque toujours avec
les piles ordinaires, de se réveiller, avec une eschare
plus ou moins étendue. Au point de vue de la na-

ture du courant, comme au point de vue pratique et
de commodité, les chaînes de Pulvermacher pourront donc être employées de préférence aux autres
piles, lorsqu'on voudra avoir recours aux courants
permanents.

Métallothérapie. — Aimants.

Depuis la publication de la première édition de
cet ouvrage, on a beaucoup parlé de courants
faibles et permanents, et de l'influence des plaques
métalliques. Comme nous l'avons dit, dès la première communication faite à la Société de biologie
par M. Burcq et par M. Charcot, ces influences ne
sont que le résultat de courants électriques très
faibles, les uns produits par l'action du métal qui
s'oxyde toujours et les autres qui sont le résultat
des courants électro-capillaires des tissus organiques. Quelque temps après M. Regnard confirma
cette manière de voir. — Il en est de même pour les
aimants, et M. le Dr Debove a reconnu qu'il n'y
avait là qu'une action analogue à celle des courants
continus faibles. Ce que nous avons dit plus haut,
dans la première édition, et avant que l'on ne vînt
à prôner les aimants et les applications de métaux,
peut donc s'appliquer complétement à ces derniers
procédés.

Oui, dans certains cas, et surtout comme nous
l'avions dit et même souligné, dans quelques cas de
contracture, des courants très faibles et longtemps

prolongés ont une action favorable, et plus favorable que les courants plus intenses et de courte durée. Mais de là, à eriger en doctrine ces applications, il y a loin. Ce n'est vraiment que par cette disposition naturelle de tous les esprits et même des esprits scientifiques, à s'enthousiasmer facilement pour ce qui est nouveau et pour ce qui a un côté merveilleux, que l'on peut expliquer l'engouement du public médical. En somme, qu'est-ce qu'on a prouvé et qu'est-ce qu'on a découvert cliniquement ?

Je ne parle, bien entendu, que des applications des aimants, et de la métallothérapie en tant qu'agent électrique, et je ne veux en aucune façon critiquer ou exposer la vraie doctrine de la métallothérapie, c'est-à-dire l'action interne des métaux selon la susceptibilité des malades. C'est là une question toute différente, et que nous n'avons pas à examiner ici; celle-ci, qu'on nous permette cette expression, est une question plutôt de foi que de raisonnement, et, dans tous les cas, elle n'a rien à faire avec l'électrothérapie, puisque son auteur, lui-même tient beaucoup à l'en séparer, et s'élève, ainsi que ses disciples, à des considérations thérapeutiques d'un ordre tout différent. C'est pourquoi, dans la première édition de cet ouvrage, nous avons passé sous silence ces divers faits, et si nous y revenons aujourd'hui c'est parce nous devons signaler au moins sommairement, des travaux de toute espèce qui ont été publiés sur ce sujet.

En lisant quelques-unes des observations qui ont

été publiées, on dirait vraiment qu'une panacée merveilleuse vient d'être découverte, et que toutes les paralysies les plus rebelles sont guéries comme par enchantement par l'application de métaux ou d'aimants.

Or, si on analyse ces observations et surtout si on examine les malades, on ne tarde pas à reconnaître que presque tous ces malades sont des hystériques, et presque toujours les mêmes hystériques, chez lesquelles on obtient des effets évidemment curieux, mais qui n'ont rien de si miraculeux, et qui souvent même sont passagers.

Ajoutons néanmoins que quelques observations, mais assez rares, ont été prises chez des hommes ; mais ici toutes se rapportent à des faits d'hémianesthésie, ou de paralysies et de contractures avec *troubles de la sensibilité* (1). C'est là le point essentiel, car, comme nous l'avons déjà dit pour l'électricité statique, tous les symptômes de sensibilité cutanée sont puissamment modifiés par ces diverses applications. Cela est tellement vrai, que tout ce qui influe soit sur la sensibilité cutanée, soit sur celle des sens spéciaux (lumière, son) produit les mêmes effets. On a obtenu avec des lames de bois et à plus forte raison avec du collodion (2) des résultats

---

(1) La faradisation cutanée a été employée depuis longtemps pour des troubles de ce genre, et avec un succès peut-être plus constant. Dans tous les cas, la faradisation cutanée a l'avantage d'une plus grande facilité dans le procédé opératoire.

(2) Voir le Mémoire du docteur Soure : *Recherches sur les propriétés électriques du collodion simple desséché.* Voir également les expériences de M. Ziégler (de Genève).

identiques ; d'un autre côté, et cela indique bien le mode d'action, les vibrations mécaniques ont la même influence.

Ces divers procédés sont donc excellents pour agir sur la sensibilité, et, dans tous les cas, ils sont d'une simplicité remarquable.

Les métaux employés sont : le fer, le cuivre, le zinc, l'or, l'étain, l'argent, le platine, et quelques alliages tels que le laiton et l'acier. La seule difficulté est de rechercher le métal auquel correspond l'idiosyncrasie du malade.

M. Burcq se sert d'une sorte de bracelet composé de plusieurs pièces de métal renouées par un ruban et l'applique sur les régions insensibles, en général sur l'avant-bras. On explore de temps en temps la sensibilité avec une aiguille, et au bout d'un temps plus ou moins long la malade perçoit les piqûres. En même temps il y a augmentation de la circulation, de la chaleur et de la force musculaire.

Les aimants, qu'employaït déjà Mesmer, sont maintenus à distance d'au moins un centimètre. Ils peuvent être remplacés par des électro-aimants et des solenoïdes.

M. Maggiononi en Italie, M. Vigouroux en France, ont fait des expériences nombreuses sur l'influence des aimants (1). Mais, comme nous l'avons dit plus haut, les symptômes sur lesquels on a quelque action, sont ceux qui dépendent des troubles de la

______

(1) Dans la *Revue Médicale* (mai et juin 1881) M. le docteur Ed. Fournié a publié une série d'articles qui exposent très bien l'état et l'historique de ces questions.

sensibilité. Dans des affections moins superficielles et moins incertaines, on n'a guère de résultats.

Il est difficile, en effet, qu'un agent qui a si peu d'influence sur l'organisme à l'état normal, puisse avoir une influence considérable dans les états morbides. Or, le contact des aimants chez l'homme sain ne détermine rien, et même son action longtemps prolongée ne provoque aucun phénomène. Nous tenons du Dr William Stone, médecin de l'hôpital Saint-Thomas de Londres (communication orale) qu'après avoir lu les différents mémoires publiés en France sur ce sujet, il a voulu étudier sur lui-même ces divers agents, et que pendant plusieurs nuits, il a couché la tête maintenue entre les branches d'un électro-aimant très puissant. Il n'a ressenti absolument aucune différence dans ses impressions, dans sa sensibilité, dans ses diverses fonctions organiques, etc., qu'il y eût ou non un courant magnéto-électrique.

En résumé, l'emploi des plaques métalliques, des aimants, etc., est plutôt du domaine de la pathologie cérébrale que de la thérapeutique proprement dite ; ce sont des phénomènes curieux, que l'on ne peut produire que dans des cas particuliers, chez des sujets presque toujours les mêmes et en effet, ce n'est même point chez toutes les hystériques que l'on obtient les différentes modifications de la sensibilité et de la motricité, mais seulement chez quelques hystériques.

Au siècle dernier, toutes ces applications avaient été essayées, et si elles avaient été aussi avantageuses qu'on le dit aujourd'hui, elles ne seraient certes pas tombées dans l'oubli (1). Enlevez-leur aujourd'hui la protection de médecins célèbres et l'attrait du merveilleux, et nous sommes persuadé que ces diverses applications en dehors des affections hystériques (où tout peut être employé), seront réduites à bien peu de chose. C'est bien le cas de répéter les paroles de Chomel à ses élèves : « Ne cherchez pas les faits extraordinaires, mais au contraire, attachez-vous à connaître les maladies les plus communes et les plus simples, et cherchez à les guérir. »

(1) Il y a toujours eu, et il y aura toujours un attrait chez le public pour tous ces moyens thérapeutiques. Mais il est peu profitable aux progrès de l'électrothérapie, d'imiter les procédés employés dans ce but, et d'encourager, pour ainsi dire, l'emploi des bagues électriques, des chapeaux électriques, des bandages électriques, des corsets ou des peignes magnétiques, etc., etc., et de donner une apparence de raison à ceux qui mettent leur lit et leurs sièges constamment dans l'orientation magnétique, etc., etc.

MALADIES DU SYSTÈME NERVEUX

NÉVROSES DE LA SENSIBILITÉ

NÉVRALGIES.

Courants induits. — Deux méthodes, en général, peuvent être employées dans le traitement des névralgies.

L'une, dite hyposthénisante, consiste dans l'emploi de courants induits très forts et à intermittences très rapides. On emploie l'extra-courant, et l'on place les électrodes, formées par des éponges humides, la positive, sur le point du nerf le plus rapproché du centre nerveux, la négative, sur les branches du nerf qui sont douloureuses.

On conçoit aisément que ces courants doivent, au bout de quelque temps, diminuer l'excitabilité du nerf ainsi électrisé, et par conséquent, faire disparaître la douleur. C'est en effet ce qui arrive : dans les premiers instants, la douleur est très vive, mais elle est bientôt remplacée par un engourdissement qui augmente peu à peu et qui finit par être complet. Mais, quand on cesse l'électrisation, le nerf recouvre peu à peu son excitabilité, et, alors, les douleurs peuvent reparaître, ce qui, d'ailleurs, a lieu la plupart du temps.

La seconde méthode, dite révulsive, consiste dans l'électrisation cutanée. On pratique sur la peau sèche une fustigation électrique très énergique, ou bien on promène les conducteurs métalliques pleins sur la région douloureuse, en même temps que l'appareil marche avec des intermittences très rapides. L'intensité du courant est proportionnée au degré d'énergie et d'excitabilité du malade ; l'opération doit durer de cinq à huit minutes.

Ce mode de traitement, qui donne quelquefois de bons résultats, peut s'expliquer au point de vue physiologique. On sait, en effet, que l'électrisation des nerfs sensitifs détermine un plus grand afflux du sang, et comme les névralgies sont accompagnées le plus souvent d'une modification dans la circulation des capillaires, il en résulte que l'augmentation et l'accélération de la circulation dans ces vaisseaux peut faire disparaître les phénomènes douloureux.

Ce que l'on peut reprocher à ces deux méthodes de traitement, c'est qu'elles sont très douloureuses, et qu'elles ne sont pas sans offrir quelque danger, à cause de leur excitation très vive.

Aussi, dans presque tous les cas de névralgies, nous croyons qu'il est préférable d'avoir recours aux courants continus.

Courants continus. — Il vaut toujours mieux em

ployer des courants à forte tension et à action chimique faible, afin de ne pas trop exciter la peau. Dans ce dernier but, nous nous servons toujours de tampons très larges et humectés avec de l'eau simple. Le mode d'application de ces courants variera suivant le genre d'affection que l'on aura à traiter.

Névralgie faciale.

Dans la *névralgie faciale*, on place le pôle négatif au point de sortie du tronc facial (1, fig. 77) et le pôle positif vers la périphérie de la branche douloureuse : au point 4 dans le cas de névralgie de la branche frontale, affection que l'on confond souvent avec la migraine ; aux points 2 ou 3 dans les cas de névralgie des branches sus-orbitaire et sous-orbitaire, et enfin sur le trajet des rameaux buccaux (7), quand la névralgie s'étend vers les nerfs dentaires. Dans ces divers cas on se sert d'un courant de 10 à 12 éléments, que l'on maintient sans interruptions pendant 6 à 8 minutes.

Tic douloureux de la face.

Dans les cas de *tic douloureux* de la face, on place le pôle positif (tampon assez étroit), sur les troncs nerveux à leur sortie à la face (2, 3 de la fig. 77), et le pôle négatif (tampon ordinaire), sur le ganglion cervical, et l'on fait passer sans la moindre interruption un courant de douze éléments pendant 7 à 8 minutes. Lorsque les mouvements de masti-

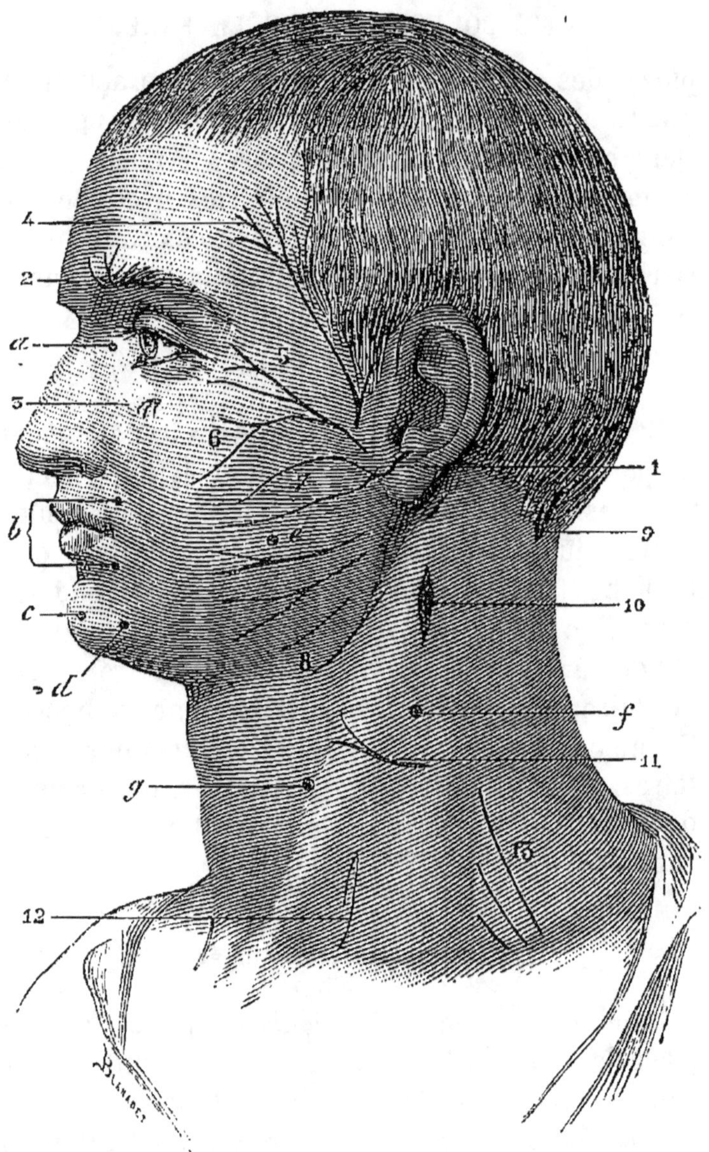

Fig. 77. — 1, tronc facial : — 2, trou sus-orbitaire ; — 3, trou sous-orbitaire ; — 4, branche frontale ; — 5, branche de l'orbiculaire des paupières ; — 6, branche du zygomatique ; — 7, rameaux buccaux du facial ; — 8, rameaux cervicaux du facial ; — 9, nerf occipital ; — 10, ganglion cervical supérieur ; — 11, branche transverse du plexus cervical ; — 12, nerf phrénique ; — 13, plexus cervical.

cation provoquent constamment des douleurs violentes, on fera bien également de mettre pendant 2 à 3 minutes le pôle négatif sur le muscle masséter. Lorsque la guérison a lieu, l'amélioration se déclare dès les premières séances, et le sommeil, qui souvent est impossible ou troublé chez les malades, revient, et c'est là un des meilleurs signes de succès définitif.

Nous ferons néanmoins remarquer que le tic douloureux de la face peut souvent tenir à une cause centrale, et que la guérison de cette affection est très rare. — Sur dix cas que nous avons eu l'occasion de traiter, nous n'avons obtenu de résultats heureux et durables que dans trois cas.

Névralgie cervico-occipitale.

On place le pôle positif sur la nuque, au niveau des premières vertèbres cervicales sur le nerf occipital (9) (fig. 77), et le pôle négatif sur la fosse sus-épineuse. L'intensité du courant variera de 10 à 25 éléments.

Névralgie cervico-brachiale.

On emploiera le même nombre d'éléments que ci-dessus chez les sujets excitables, mais on pourra utilement porter ce nombre à 35 ou 40 et même au delà. Le pôle positif sera maintenu sur les vertèbres cervicales, et l'on placera le pôle négatif dans le creux axillaire, ou au niveau de l'épitrochlée, si la névralgie s'étend jusqu'à l'avant-bras.

10.

Selon le trajet de la douleur, on saura quel est le nerf du bras ou de l'avant-bras qui est affecté, et le tampon sera placé aux points les plus superficiels (1-2) (fig. 8).

Si cette névralgie est accompagnée d'atrophie musculaire, il faudra faire quelques intermittences sur les muscles atteints.

Névralgie intercostale.

On place le pôle positif à la région postérieure, au niveau, ou un peu au-dessus du trou de conjugaison, où émerge le nerf atteint d'hyperesthésie, et le pôle négatif à la partie antérieure, sur l'espace intercostal parcouru par le nerf. L'intensité du courant sera de 20 à 35 éléments.

Pour cette espèce de névralgie, comme pour la névralgie brachiale, on peut, chez les personnes un peu obèses, employer un plus grand nombre d'éléments,

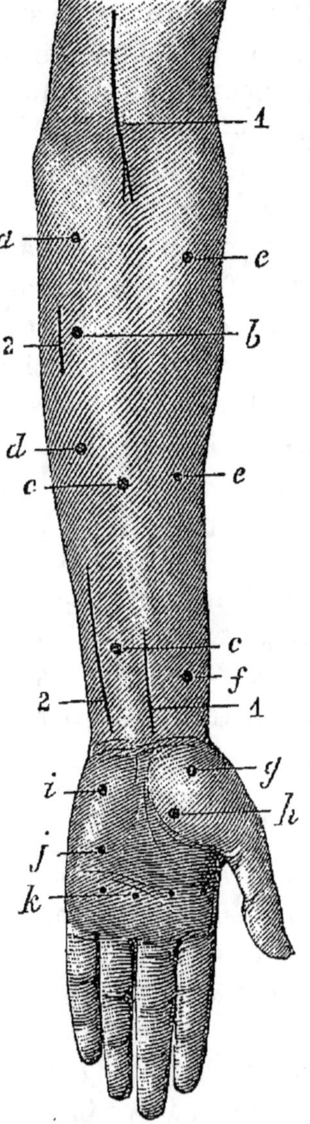

Fig. 78.

surtout au 'début de la séance ; mais il faut toujours terminer par un courant faible et appliqué
du côté des centres. Lorsque la névralgie est peu ancienne, et que les douleurs ne sont pas bien locali-
sées, on fera bien également de faire dans la première partie de la séance quelques interruptions, et
d'exciter la peau, en promenant le rhéophore négatif sur les surfaces cutanées. Mais il faut toujours
se garder de faire ces interruptions à la fin de la
séance.

Névralgie lombo-abdominale.

Le pôle positif étant placé un peu en dehors des
premières vertèbres lombaires, si la douleur n'occupe que la région postérieure, on mettra le pôle
négatif vers le milieu de la crète iliaque ; si la douleur s'étend aussi dans la région antérieure, et vers
le scrotum ou la vulve, on placera le pôle négatif à
ce niveau.

On emploiera un courant d'une intensité de 20 à
40 éléments, appliqué pendant 10 minutes environ.

Névralgie sciatique.

La faradisation ou la fustigation électrique de Duchenne a été employée dans certains cas avec succès dans le traitement de la *sciatique*; mais, le plus
souvent, la trop vive excitation produite par ce
mode d'électrisation, loin de calmer la douleur, ne
fait que l'exciter davantage.

Nous employons toujours les courants continus appliqués de la façon suivante : Le pôle positif étant placé au niveau de l'échancrure sciatique, on appliquera le pôle négatif sur le trajet du nerf, mais on aura soin de placer le tampon au-dessous du point douloureux, c'est-à-dire que les points douloureux devront être compris entre les deux pôles. Pendant les dernières minutes, il est utile de placer le pôle positif plus haut sur les vertèbres lombaires, et le pôle négatif sera placé successivement aux points (1-1) de la figure 79.

Si, comme cela arrive souvent, la douleur s'irradie le long du nerf péronier, on placera également pendant 2 à 3 minutes le tampon sur ce nerf au-dessous du creux poplité (2) (fig. 79).

Le nombre des éléments employés variera de 25 à 60 suivant la tolérance du malade ; la durée de l'électrisation sera de douze à quinze minutes.

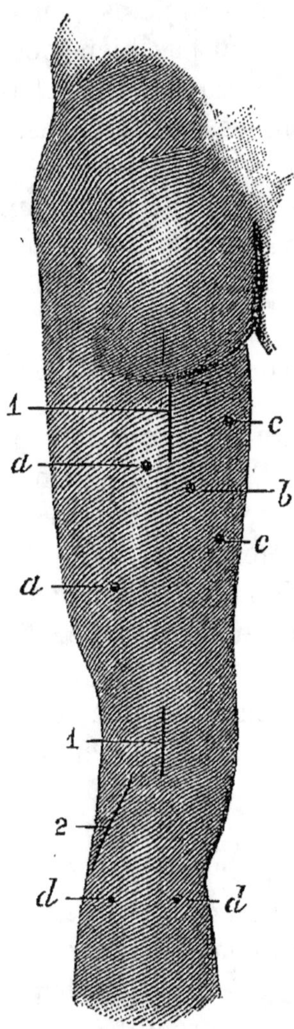

Fig. 79.— 1,1, nerf sciatique ; — 2, nerf péronier.

Si la douleur n'est pas trop vive, il sera avantageux d'imprimer au courant un certain nombre d'interruptions, ou même quelquefois de renverser le
courant à plusieurs reprises, si l'appareil dont on se
sert est muni d'un manipulateur à cet effet. Toutefois ces interruptions ne devront se pratiquer que
dans le milieu de la séance, et l'on aura soin de
n'imprimer aucune secousse pendant les dernières
minutes de l'électrisation.

Les *sciatiques-névrites* sont toujours accompagnées d'une atrophie musculaire plus ou moins
grande des muscles de la jambe. On peut, dans ces
cas, commencer la séance en électrisant les muscles avec des courants induits. Courants à interruptions rares et pendant 2 minutes au plus.

Ce sont d'ailleurs les sciatiques avec atrophie
musculaire qui guérissent le mieux et le plus sûrement par l'emploi de l'électricité. Nons n'avons pas
vu de sciatique de ce genre que nous n'ayons
pu améliorer aussitôt par ce traitement. Avec le
lumbago, ce sont les cas où les courants continus
donnent les plus beaux succès.

Névralgie utérine.

Certaines névralgies, lorsqu'elles existent chez les
femmes, présentent tout de suite les symptômes
d'un état plus général ; ces névralgies, dites hystériques, sont souvent le résultat de la maladie générale. Mais, dans quelques cas aussi, elles en sont
l'origine, et dans tous les cas elles entretiennent les

phénomènes hystériques. Elles doivent alors être traitées séparément, et parmi celles-ci les plus importantes sont celles du col de la matrice ou des régions voisines de la matrice.

Dans ces cas de névralgies, les courants continus ont une très heureuse influence. Il n'est point indispensable d'appliquer l'un des pôles sur le col de la matrice ; l'électrisation de la partie inférieure de la moelle nous a donné d'excellents résultats.

Pour cela, on applique le pôle positif sur la colonne vertébrale au niveau de la 10e vertèbre dorsale, et le pôle négatif sur le sacrum. On commencera par un courant de 15 éléments, puis on pourra en porter l'intensité jusqu'à 40 éléments. Les séances seront de 8 à 10 minutes.

Dans quelques cas, il est cependant nécessaire d'agir directement sur la matrice, et surtout lorsque les névralgies ont un des ovaires pour point de départ. Dans ces cas on adapte un des pôles, le pôle positif de préférence, au rhéophore utérin, et on le porte sur le col de la matrice, et l'autre pôle est mis en communication avec un tampon ordinaire que l'on place sur l'abdomen au niveau de l'ovaire. Durée de 4 à 6 minutes avec un courant d'abord assez faible (10 éléments), que chez la plupart des femmes l'on peut porter progressivement jusqu'à 25 et 30 éléments.

Névralgie vésico-uréthrale.

Dans cette affection, il est très difficile de donner une indication bien précise pour la direction des courants.

Nous plaçons en général le pôle négatif sur la moelle à la hauteur du plexus sacré, et le pôle positif à la région abdominale, au-dessus du pubis, ou sur le périnée. Le nombre d'éléments employés est de 20 à 60.

Il faut, dans ces cas, tenir compte de plusieurs conditions, et surtout de la sensibilité des régions que l'on électrise. La peau du périnée est, en effet, très sensible, et c'est une des principales raisons pour laquelle nous y plaçons le pôle positif, qui est moins excitant que le pôle négatif.

Dans les névralgies vésicales accompagnées de spasmes et de contractures, si les applications externes ne produisent pas de résultat au bout de quelques séances, il faut alors introduire la petite sonde électrique jusque dans la vessie, y adapter le pôle positif et maintenir à l'extérieur, en général sur le pubis, le pôle négatif. Dans ces conditions, il faut toujours employer un courant assez faible de 15 à 20 éléments et ne jamais dépasser 3 à 4 minutes. Il faut également avoir la précaution de ne pas employer des sondes trop grosses, et de ne pas maintenir le courant lorsque la sonde parcourt le canal de l'urèthre. La petite sonde exploratrice du professeur Guyon (fig. 64) est très bonne pour cet usage.

Migraine.

Nous avons employé deux méthodes qui nous ont également réussi dans le traitement de la *migraine*. La première consiste à placer les deux tampons de chaque côté du front, avec un courant de 8 éléments au plus, et une durée de temps de 6 à 10 minutes. La seconde consiste à électriser le ganglion cervical supérieur. Pour cela on place les deux tampons de chaque côté de la nuque, au-dessous et en arrière des apophyses mastoïdes (10 de la fig. 78). C'est cette dernière méthode qui nous paraît la plus rationnelle, et que nous employons le plus souvent.

Le courant est de 10 à 18 éléments.

On peut également employer les courants induits, en promenant les excitateurs humides sur les tempes, avec un courant très faible et des interruptions très fréquentes.

Névralgies anciennes ou consécutives à des névrites.

Dans les *névralgies anciennes ou consécutives à des névrites*, il y a toujours une lésion organique plus ou moins marquée. On comprend que pour les guérir il faille beaucoup plus de temps que pour des névralgies aiguës. Le traitement sera donc assez long, car on ne peut espérer de guérison que lorsque les altérations qui se font dans le nerf ou dans les muscles auront été enrayées ou modifiées. Il faut donc surtout agir sur la nutrition des membres et ne pas autant chercher à combattre l'élément douleur.

Les courants continus devront donc être préférés, mais il est utile en même temps, au commencement de la séance, d'électriser les muscles qui ont subi un commencement d'atrophie, avec des courants induits à intermittences rares.

Dans l'emploi des courants continus il faut placer le pôle positif sur les centres, sur la partie lombaire de la moelle (en supposant une névrite du sciatique), et promener le pôle négatif sur les régions où les nerfs sont superficiels et sur les muscles atrophiés. Le courant doit être assez intense, et il est avantageux de faire par moments quelques interruptions.

On peut espérer une amélioration très notable et la guérison chaque fois que les névralgies et les névrites ne sont pas symptomatiques d'autres affections; nous avons, en effet, constamment obtenu des succès remarquables dans ce genre d'affection.

Les premières séances, dans les cas anciens, sont souvent suivies de douleurs assez vives. Ces douleurs ne doivent pas faire cesser le traitement à moins qu'elles ne persistent encore après 7 à 8 séances. Elles sont d'ordinaire très atténuées après ce nombre de séances.

Anesthésie cutanée.

L'anesthésie peut dépendre de plusieurs causes, et accompagne, la plupart du temps, des affections nerveuses centrales. Dans ce cas, le traitement devra s'appliquer aux affections dont l'anesthésie n'est qu'un symptôme.

Les anesthésies de cause périphérique peuvent tenir à une lésion traumatique, à la compression par une tumeur ou un exsudat, au défaut de nutrition d'un tronc nerveux à la suite d'une névralgie, à une diminution de la circulation, à une action prolongée du froid. Cette dernière cause est peut-être la seule qui donne lieu à une anesthésie limitée au trajet d'un nerf sensitif et sans autre complication du côté des nerfs moteurs ou des centre nerveux. Cette forme d'anesthésie se rencontre surtout chez les personnes qui ont les mains presque toujours plongées dans l'eau, comme les laveuses.

Dans ces cas, les courants induits, et surtout l'action du pinceau métallique, conseillé par Duchenne (de Boulogne) sont utiles ; ils rendent de grands services et ils doivent être préférés. Dans les autres genres d'anesthésie, l'action des courants continus est plus efficace et moins douloureuse. On emploie un courant de 40 à 50 éléments, lorsque l'anesthésie occupe un point quelconque du tronc ou des membres. Le courant devra toujours être ascendant, c'est-à-dire que l'on appliquera le pôle négatif vers les centres nerveux, et le pôle positif vers l'extrémité du nerf atteint d'anesthésie. Si, par exemple, l'anesthésie occupe les régions innervées par le nerf cubital (fig. 80), ce qui est un des cas les plus fréquents, on applique le pôle négatif à la nuque, et le pôle positif sur le coude, ou bien on le promène

sur la partie interne de l'avant-bras, le long du trajet de ce nerf (2-2).

L'anesthésie est souvent
accompagnée d'un certain
degré d'hypéresthésie ou
tout au moins de douleurs
très vives au toucher, alors
que le sens du tact est
amoindri et presque per-
du. Dans ces cas encore.
c'est la faradisation avec
les courants induits rapides
et avec les tampons métalliques, qui donnent les
meilleurs résultats.

Anesthésie faciale.

L'*anesthésie faciale* peut
être consécutive à l'action
du froid, à un traumatisme
(coup ou chute), ou enfin
elle peut être consécutive à
une névralgie faciale; ce
dernier cas est celui qui se
présente le plus fréquem-
ment.

L'application des cou-
rants induits est quelquefois
dangereuse dans cette ré-
gion, à cause du voisinage

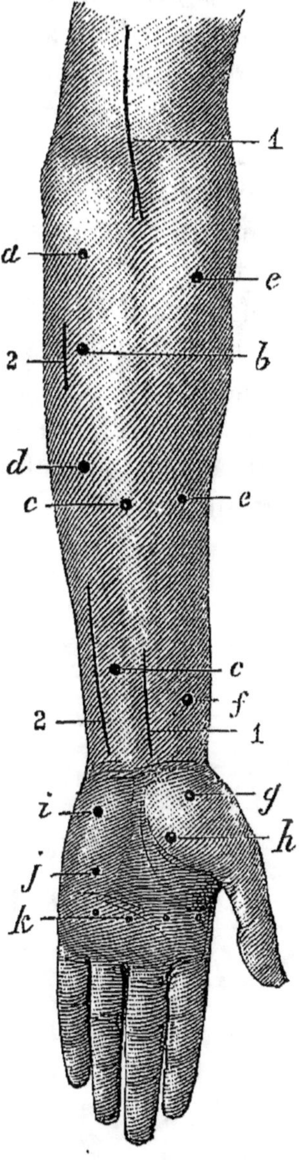

Fig. 80.

des centres nerveux et de la trop vive excitation produite par ces courants. Malgré cela, on fera bien de les employer pendant quelques instants, mais avec une grande prudence.

L'application du courant de la pile peut, au contraire, se faire sans danger, même en employant un nombre considérable d'éléments. Toutefois on se contentera d'un courant de 10 à 14 éléments, le pôle négatif étant placé au point de sortie du nerf facial (1), ou sur le ganglion cervical (10), et le pôle positif vers les extrémités des rameaux nerveux (5, 6, 7) (fig. 67.) On promènera légèrement le tampon sur les parties anesthésiées, mais en évitant des interruptions brusques.

NÉVROSES DE LA MOTILITÉ

Tic convulsif de la face.

Cette affection n'est pas très rare, et elle est limitée soit à une branche, soit à plusieurs branches du facial. Lorsqu'elle est limitée aux rameaux palpébraux, elle donne lieu à des contractions plus ou moins rapides de la paupière supérieure, ou à un resserrement complet des paupières ; dans ce cas, qui est le plus fréquent, elle prend le nom de *blépharo-spasme*.

Dans la plupart des cas de tic convulsif de la face, tous les traitements échouent. Les courants induits sont tout à fait contre-indiqués ; quant aux courants continus, ils produisent quelquefois une assez grande amélioration, mais malheureusement cette amélioration n'est souvent que passagère.

Cependant nous avons obtenu quelquefois des résultats relativement très satisfaisants, et nous avons remarqué que ces résultats s'obtenaient dans les cas où, en comprimant le nerf facial, on amenait une suspension momentanée des spasmes. Nous appliquons un courant ascendant de 12 à 15 éléments sur le trajet du nerf, pendant une durée de 5 à 6 minutes.

Ce tic est assez fréquemment la conséquence d'une contracture mal soignée, ayant suivi une paralysie complète et longue du facial. Dans ces cas, il n'est pas douloureux et peut se guérir plus facilement.

Tic convulsif des muscles du cou.

C'est ordinairement le trapèze et le sterno-cléido-mastoïdien (*f*) et souvent ce dernier muscle seul, qui sont affectés de spasmes. Ceux-ci sont le plus souvent toniques et limités à un seul côté.

La guérison complète de cette affection soit par les courants continus, soit par les courants induits, est assez difficile à obtenir. On obtient toutefois un soulagement assez notable et quelqnefois la guéri-son en appliquant un courant ascendant de 20 à 30 éléments, le pôle négatif étant placé à la nuque, et le pôle positif au niveau du ganglion cervical su-périeur (10) ou sur le plexus cervical (13) (fig. 81).

Dans ces cas de tic, il existe souvent aux environs du plexus, un point douloureux à la pression. Il faut toujours commencer par le chercher, et s'il existe, appliquer sur cette région le pôle positif. Ces cas sont même les plus favorables, et le tic dimi-nue à mesure que la douleur à la pression devient moins vive.

Crampes.

Les crampes sont des contractions musculaires

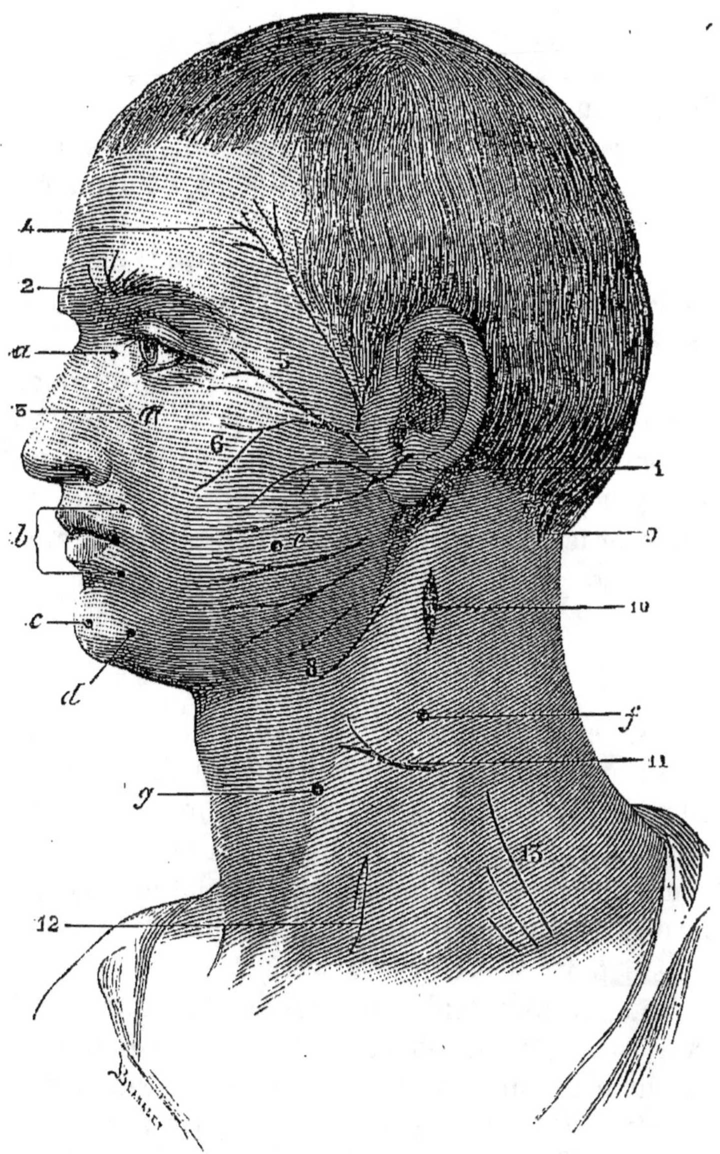

Fig. 81. — 1, tronc facial ; — 2, trou sus-orbitaire ; — 3, trou sous-orbitaire ; — 4, branche frontale ; — 5, branche de l'orbiculaire des paupières ; — 6, branche du zygomatique ; — 7, rameaux buccaux du facial ; — 8. rameaux cervicaux du facial ; — 9, nerf occipital ; — 10, ganglion cervical supérieur ; — 11, branche transverse du plexus cervical ; — 12, nerf phrénique — 13, plexus cervical.

douloureuses, mais de courte durée, qui surviennent spasmodiquement chez certaines personnes, lesquelles, le plus souvent d'ailleurs, sont en état de santé.

Ces crampes occupent ordinairement les muscles fléchisseurs des membres, surtout ceux des membres inférieurs. Elles siègent quelquefois aussi dans les muscles du tronc et semblent constituer alors de véritables névroses; on appliquera un courant descendant de 30 à 40 éléments, le pôle positif étant placé sur le centre nerveux, vers la racine des nerfs, et le pôle négatif étant promené sur le muscle contracturé.

Crampe des écrivains.

Cette affection survient le plus souvent chez des personnes qui écrivent beaucoup, et dans ces cas elle est très difficile à guérir ou à améliorer. Quelquefois elle apparaît chez des personnes très nerveuses, qui n'ont même pas l'habitude d'écrire beaucoup. La même affection se rencontre chez les dessinateurs, les graveurs.

Nous avons obtenu quelques améliorations, mais cette affection est des plus rebelles. Lorsqu'il existe en même temps des phénomènes parétiques, la guérison est plus facile à obtenir. Dans ces cas, il faut procéder de la manière suivante : On fait passer un courant ascendant, pendant 10 minutes environ, sur le bras malade, en mettant le pôle négatif sur la nuque et le pôle positif sur les muscles de l'avant-bras, surtout sur ceux du pouce. On termine par un courant ascendant d'une intensité moyenne appliqué pendant une minute sur les vertèbres cervicales. On fait une séance tous les jours ou tous les deux jours, en ayant soin de recommander au malade de suspendre, pendant toute la durée du traitement, ses travaux habituels, et d'exercer, au contraire, ceux des muscles du bras qui, avant, fonctionnaient peu.

On a publié quelques observations de crampe des écrivains guérie par les aimants. Cela tendrait à prouver que cette affection est souvent une névrose simple. Quoi qu'il en soit, il y a une très grande variété dans tous ces cas, et il suffit souvent qu'une personne ait un peu de raideur dans la main, ou qu'elle écrive plus difficilement, pour qu'aussitôt on craigne que ces symptômes ne soient ceux de la crampe des écrivains. Il en est de même souvent pour les tremblements, et nous avons vu assez souvent faire cette même erreur, pour un commencement de paralysie agitante.

Aussi faut-il ne pas se hâter de croire à une guérison de crampe des écrivains ; celle-ci, lorsqu'elle est bien confirmée, ancienne et que les spasmes surviennent dès que le malade saisit la plume, est une des maladies les plus rebelles. Nous n'avons obtenu que des résultats relativement satisfaisants dans les cas anciens ; par contre, nous avons déterminé des guérisons dans les cas récents et qui n'avaient qu'un spasme modéré et ne survenant que lentement.

11.

A côté du traitement électrique, il faut, comme nous l'avons déjà dit, que le malade cesse ou tout au moins modère l'exercice d'écrire.

Un point important est l'emploi de certains porte-plumes. Sans entrer dans de longues considérations sur la prédisposition aux crampes que donnent les plumes de fer et les porte-plumes minces nous dirons en un mot, qu'il faut rejeter absolument tous les porte-plumes métalliques et tous ceux quels qu'ils soient, qui sont lourds, ou qui ont la forme d'une massue, la partie la plus épaisse étant en haut. Il faut au contraire choisir des porte-plumes légers, en liège par exemple, très épais du bas, de manière que les doigts ne soient pas obligés de se rapprocher beaucoup. C'est là une sorte d'hygiène de l'écrivain qu'il faut employer dès que les premiers symptômes apparaissent et qu'il est utile de pratiquer constamment même avant toute manifestation anormale. Enfin, il est utile de se servir d'encre marquant facilement et bien, car avec les encres pâles, on a une tendance à presser plus fortement sur la plume, ce qui finit assez rapidement par fatiguer la main et à donner une sorte de contracture consécutive.

Crampes des violonistes, — des télégraphistes.

Les crampes les plus fréquentes après celles des écrivains, sont les crampes des violonistes et celles des employés du télégraphe. Pour ces deux affections on obtient peut-être des résultats plus favorables, à moins que la maladie ne soit très ancienne.

Pour les violonistes, c'est évidemment le bras gauche, et surtout les derniers doigts, qui sont le plus atteints. Il faut, avant tout traitement électrique, que les malades consentent à prendre un certain temps de repos, car, s'ils continuent à jouer souvent du violon, il n'y a ni guérison ni amélioration possible.

La crampe des télégraphistes ou *mal télégraphique* se manifeste surtout chez les employés du télégraphe qui se servent habituellement du télégraphe Morse. Le résultat de ce spasme fonctionnel est la difficulté de coordonner les mouvements qui doivent alternativement former les points et les traits.

Nous avons signalé cette affection dans les commencements de l'année 1875 et on a prétendu en Allemagne qu'elle n'existait pas ; mais depuis on a été obligé d'en reconnaître la fréquence. Elle apparaît d'ailleurs bien plus aisément chez les employés naturellement nerveux et excitables; chez ceux-ci elle s'accompagne fréquemment de troubles généraux. Comme pour la crampe des écrivains, ce n'est pas seulement la répétition fréquente des mêmes mouvements qui détermine l'affection, mais bien le plus ou moins d'irritabilité du malade.

Le mode opératoire est le même que pour la crampe des écrivains, et le pronostic en est bien plus favorable. Nous avons, en effet, obtenu de bons résultats et des guérisons dans les cas de crampe des violonistes et dans le mal télégraphique.

Contracture des extrémités. — Tétanie.

Dans cette affection, il y a diminution de l'excitabilité des nerfs sensitifs et, au contraire, augmentation de l'excitabilité des nerfs moteurs. Les courants descendants, pendant leur application, augmentent la contracture, et le meilleur procédé est d'appliquer, sur la partie supérieure de la moelle, un courant ascendant de faible intensité (10 à 12 éléments).

Il faut procéder de même dans les cas de contractures à la suite de traumatisme, et éviter en même temps toute fatigue musculaire.

Tétanos. — Rage.

Les courants continus, d'après des expériences faites sur les animaux, ont toujours été considérés comme pouvant être utiles dans le tétanos. Appliqués sur le malade, ils ont pour premier effet d'amener le relâchement des muscles contracturés, et de procurer ainsi pendant tout ce temps un grand bien-être au malade. Le chloral, qui peut être administré en même temps avec avantage, calme le malade, l'endort, mais n'empêche pas les contractures, ce qui est, au contraire, le propre des courants continus.

Les courants doivent surtout être appliqués à *direction descendante sur la colonne vertébrale*, c'est-à-dire que l'on placera le pôle positif sur la nuque

et le pôle négatif au niveau des dernières vertèbres
lombaires. L'intensité du courant doit être moyenne
et plutôt faible que trop énergique (15 à 25 éléments). La durée d'application doit être relativement longue. Il ne faut pas changer souvent les
rhéophores de place, et l'on doit employer une pile
à courant très constant.

On a employé récemment les courants continus
pour diminuer les contractures qui surviennent
dans l'hydrophobie. L'effet est identique à ce que
l'on obtient dans le tétanos, c'est-à-dire que cette
application amène la détente des muscles. On parvient ainsi à prolonger la vie du malade, et à permettre par conséquent l'action des autres médications qui pourraient être employées.

Chorée.

Les courants induits n'ont aucune efficacité dans
la chorée : certaines observations semblent même
faire supposer que les mouvements choréiques sont
augmentés sous leur influence.

Les courants continus jouissent, au contraire,
d'une efficacité incontestable. Nous avons vu cette
affection céder au bout de cinq à six séances.

L'expérience nous a démontré que le courant
ascendant, malgré sa plus grande excitabilité, et
peut-être à cause même de cette excitabilité, a une
action plus sûre que le courant descendant. On
l'applique soit sur la moelle seule, soit sur la
moelle et sur les membres atteints. La durée de

l'électrisation doit être de 10 à 15 minutes ; le nombre d'éléments, de 10 à 25 pour la moelle, de 30 à 40 pour les membres. Ce nombre devra, du reste, varier suivant la tolérance du malade.

A la suite de la chorée, il survient quelquefois des paralysies des membres affectés, et l'application des courants continus est, dans ces cas, d'une grande utilité. On emploie alors un courant descendant, le pôle positif étant placé sur les vertèbres cervicales, et le pôle négatif sur les muscles paralysés. On devra, au commencement de la séance, faire quelques interruptions, ou promener le tampon le long du trajet des nerfs moteurs.

Paralysie agitante.

On appliquera un courant ascendant assez intense (30 à 40 éléments), sur la partie supérieure de la moelle, le pôle négatif étant placé à la base du crâne, et le pôle positif sur les vertèbres cervicales et sur le ganglion cervical supérieur. Si la paralysie est localisée dans un des membres supérieurs, nous plaçons également, pendant une partie de la séance, le pôle positif sur le plexus brachial, le pôle négatif étant maintenu sur la nuque. L'amélioration est possible et quelquefois très considérable au début du traitement, mais nous ne connaissons pas de guérison complète.

Les courants induits ne doivent jamais être employés dans ces cas ; mais on peut essayer l'emploi des courants fournis par les machines à frottement, car le vent électrique arrête souvent presque subitement les tremblements ; malheureusement cette action n'est que momentanée.

— En résumé, et les faits pathologiques le prouvent, les courants électriques, dans ces affections chroniques où le système nerveux moteur est surexcité, ont donné des résultats satisfaisants, relativement aux autres agents thérapeutiques. Ils sont plus efficaces et moins dangereux. Si la maladie est récente, on peut espérer une guérison complète ; dans l'immense majorité des cas, on peut arrêter l'affection dans sa marche progressive pendant une période de temps souvent considérable. Cependant les tics anciens, les crampes invétérées chez des malades qui continuent les mêmes mouvements et enfin la paralysie agitante sont les affections les plus rebelles.

PARALYSIES PÉRIPHÉRIQUES

Paralysie à la suite de compression.

Dans les cas de paralysie par compression, le traitement électrique ne peut être employé que lorsque la cause de la compression est enlevée: il est complètement inutile lorsque cette cause persiste. Si la cause de la compression est enlevée, ou dans les cas de contusion, les résultats sont toujours très satisfaisants même quand le nerf est profondément altéré.

En général, il y a toujours une atrophie musculaire plus ou moins grande; il faut donc diriger le traitement sur les nerfs et sur les muscles, et employer en même temps les courants continus et les courants induits : les courants continus pour agir sur la nutrition générale et surtout pour ramener l'excitabilité des nerfs ; les courants induits pour agir sur le fonctionnement des muscles.

Dans l'application des courants continus, on place le pôle positif sur la moelle et, dans tous les cas, au-dessus du point lésé ; le pôle négatif, est placé sur le point lésé ou un peu au-dessous, afin de comprendre la partie malade du nerf entre les deux pôles. On emploiera, suivant les cas, de 30 à 60 éléments.

Comme l'atrophie musculaire est presque toujours simple, on pourra avec avantage électriser les muscles localement avec les courants induits.

La simple contusion, les luxations, surtout celles de l'épaule, peuvent donner lieu à des paralysies périphériques et à des atrophies musculaires consécutives. Dans ces cas, on agira comme précédemment, en appliquant les courants continus sur le trajet du nerf paralysé et les courants induits sur les muscles atrophiés. Les interruptions des courants induits, surtout pendant les premières séances, doivent être très espacées.

Paralysie des nerfs moteurs de l'œil.

Les paralysies des nerfs moteurs de l'œil sont le plus souvent l'indice d'une affection centrale soit du cerveau (tumeurs, hémorrhagies), soit de la moelle (ataxie locomotrice). Quelquefois, cependant, elles sont idiopathiques et dans ces cas on obtient presque toujours, en un temps relativement très court, une guérison complète. Dans le traitement de cette affection, on applique un courant de 8 à 10 éléments, en plaçant le pôle positif près du globe oculaire, et le pôle négatif sur la tempe du côté correspondant, ou sur le ganglion cervical supérieur. La durée de l'électrisation sera de 5 à 6 minutes. On renouvellera les séances deux ou trois fois par semaine.

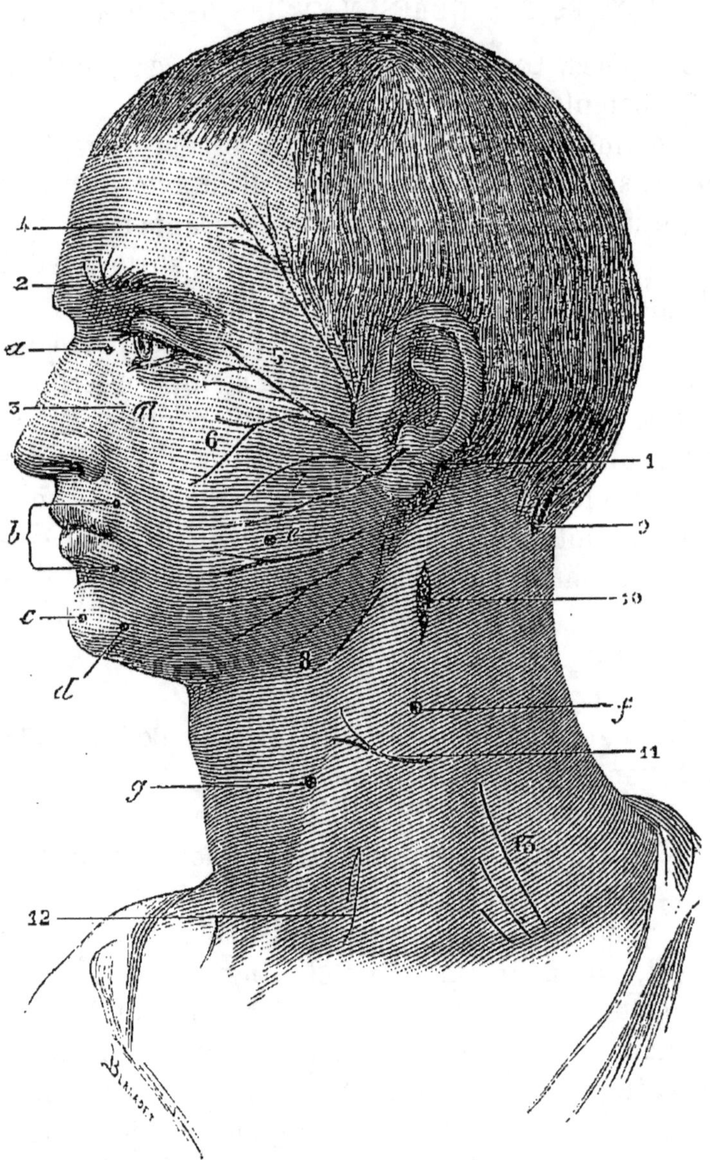

Fig. 82. — *a*, pyramidal ; — *b*, *b*, orbiculaire des lèvres ; — *c*, houppe du menton ; — *d*, carré du menton ; — *e*, masséter ; — *f*, sterno-mastoïdien ; *g*, — sterno-hyoïdien.

(Dans cette figure les traits et les chiffres indiquent les régions où il faut placer les rhéophores pour agir sur les nerfs ; les points et les lettres indiquent les régions où il faut placer les rhéophores pour électriser les muscles.)

Paralysie du nerf facial.

Nous décrivons ailleurs par quel moyen on peut reconnaître la véritable nature de la paralysie, si elle est de cause centrale ou de cause périphérique. Dans les cas de paralysie faciale de cause périphérique, c'est-à-dire due à l'action du froid ou d'une compression, on obtient une guérison presque toujours certaine et souvent rapide par l'action des courants continus.

On emploie un courant de 15 à 20 éléments, en appliquant le pôle positif au point de sortie du nerf facial, en avant de l'oreille, le pôle négatif sur les divers muscles de la face, représentés sur la figure 82 par les lettres *a*, *b*, *c*, *d*. On devra interrompre par moments le courant sur chacun de ces muscles, afin d'en exciter plus énergiquement la contraction. Les séances dureront pendant 5 à 8 minutes, et pourront être renouvelées tous les jours ou tous les deux jours.

Il est très important de rapprocher les séances lorsque la maladie ne date que de quelques jours, et, d'un autre côté, il faut contrairement à ce que l'on a l'habitude de faire, commencer le traitement le plus tôt possible. Une paralysie complète datant de deux ou trois jours, guérit presque toujours après six à huit séances, tandis qu'il faut des semaines pour obtenir le même résultat dès que le muscle présente la *réaction idio-musculaire* (1).

(1) Nous préférons l'expression *réaction idio-musculaire* à celle proposée de *réaction de dégénérescence*, parce qu'elle indique mieux

Nous ne pouvons insister ici sur les caractères si différents qu'offre la contractilité électro-musculaire selon qu'on emploie des courants induits ou des courants continus. Nous ferons seulement remarquer] que, lorsque la contractilité est perdue pour les courants induits, elle est, au contraire, très prononcée et même exagérée pour les courants continus. Dans la première période, il est même nuisible d'employer des courants induits à excitation trop énergique.

Contracture à la suite de la paralysie du nerf facial.

La contracture des muscles de la face est très fréquente à la suite de la paralysie du nerf facial.

Cette contracture indique toujours que la paralysie a été très profonde. Elle est rarement, à moins que l'on ne se soit servi de courants induits trop puissants ou de l'électricité statique, la conséquence d'une électrisation trop forte par les courants électriques. Nous avons vu plusieurs cas, où il y avait contracture, sans que, pendant la paralysie, il y eût la moindre application ni de courants continus ni de courants induits. Comme nous avons cherché à l'expliquer dans l'article *Contracture* du *Dictionnaire Encyclopédique*, il y a toujours de la contracture, ou du moins de la *contracturie* (diminutif de contracture) chaque fois qu'un muscle ayant été profondément paralysé revient à l'état normal. C'est pour ainsi dire

les conditions physiologiques et anatomiques de cette modification de la contractilité.

le premier état de la guérison, et qui indique qu'il resté de l'irritation des filets nerveux, irritation qui est le résultat du processus de réparation.

La contracture ne survient jamais que lorsqu'il y a eu altération complète des filets nerveux, et on la retrouve dans les paralysies de même cause, pour toutes les régions ; seulement elle y est moins apparente, parce que les différences d'équilibre entre les muscles sains et les muscles affectés, sont beaucoup moins visibles que pour la face, où la moindre inégalité frappe les yeux.

La contracture consécutive à la paralysie du nerf facial est quelquefois très tenace, et nous avons observé quelques cas, où elle s'est transformée en tic non douloureux de la face. Ces tics sont plus difficiles à guérir que la contracture même, ou du moins, les contractures avec tics sont plus persistantes, car on arrive souvent à guérir le tic ainsi provoqué, mais non la contracture simple qui persiste.

Le traitement est à peu de chose près le même que pour la paralysie ; seulement il faut faire les séances un peu plus longues et, dans quelques cas, employer un courant ascendant.

Paralysie du nerf radial.

La paralysie rhumatismale du nerf radial s'observe assez fréquemment, mais à des degrés variés. Si la cause est due à un trouble de la circulation, et si les phénomènes vasculaires peuvent facilement être rétablis, tout agent qui exerce une

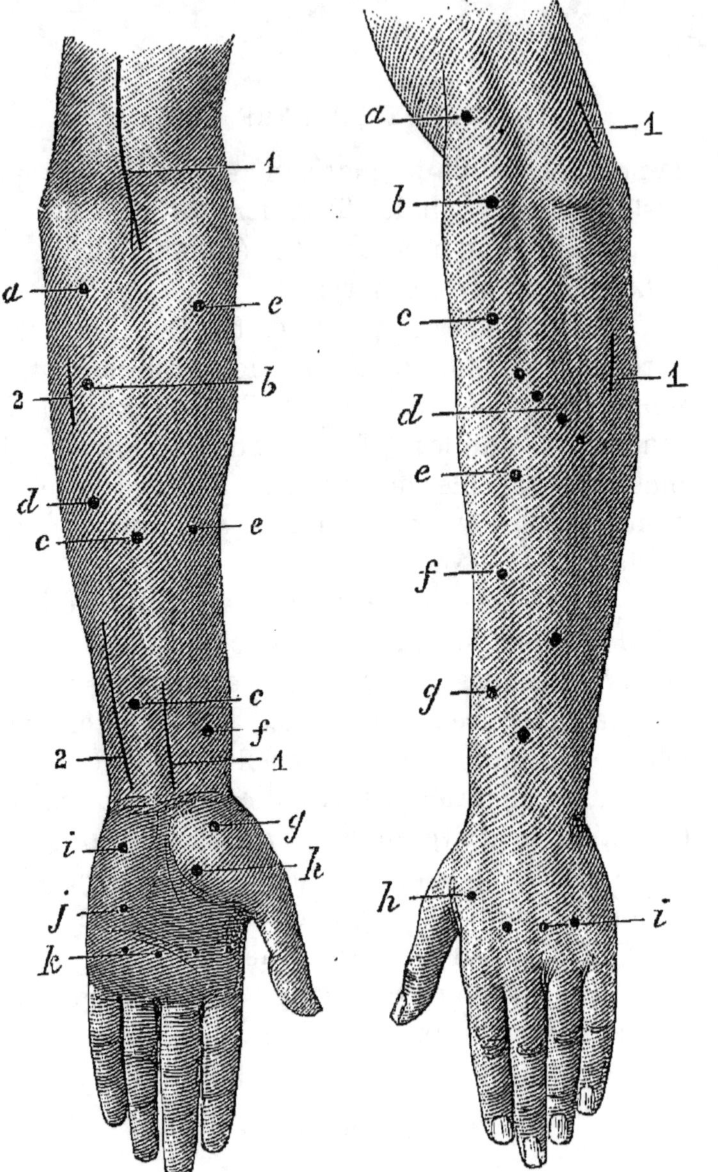

Fig. 83 et 84. — 1, 1, nerf médian ; — 2, 2, nerf cubital ; — *a*, rond pronateur ; — *b*, grand palmaire ; — *c*, *c*, fléchisseur superficiel ; — *d*, petit palmaire ; — *e*, *e*, long supinateur ; *f*, fléchisseur propre du pouce ; — *g*, adducteur du pouce ; — *h*, opposant du pouce — *i*, adducteur du petit doigt ; — *j*, court fléchisseur du petit doigt ; — *k*, lombricaux.

(Dans cette figure les traits et les chiffres indiquent les régions où il faut placer les rhéophores pour agir sur les nerfs ; les points et les lettres indiquent les régions où il faut placer les rhéophores pour électriser les muscles.)

action directe sur la circulation, peut amener la guérison. C'est ainsi que des vésicatoires, des douches froides, des frictions même, peuvent donner, dans ces cas légers, des résultats avantageux.

Si les troubles vasculaires sont plus grands, et si l'excitabilité d'une portion du nerf est complètement abolie, les agents révulsifs ordinaires restent inefficaces, et alors il n'est pas de traitement qui soit aussi indiqué que celui par les courants électriques.

Dans le traitement de cette affection nous appliquons un courant de 30 à 50 éléments, en mettant le pôle positif sur le plexus brachial et le pôle négatif sur le nerf radial (fig. 83), à la partie antérieure, le long du bord interne du long supinateur (e-e). Chaque séance dure environ 10 minutes.

Lorsqu'il y a de l'atrophie musculaire en même temps que de la paralysie, il est utile d'employer simultanément les courants continus et les courants induits ; les courants continus sur le trajet des nerfs, et les courants induits pour l'électrisation localisée des muscles. Il faut ajouter toutefois que les courants continus avec intermittences peuvent remplacer l'action des courants induits, et qu'on peut déterminer les contractions musculaires, en appliquant les rhéophores aux deux extrémités du muscle atrophié, et en imprimant au courant des interruptions successives.

Paralysie du nerf tibial antérieur.

Dans le traitement de la paralysie du nerf tibial

antérieur, on emploie concurremment le courant de la pile et les courants induits. Pour l'application du courant continu, on place le pôle positif dans le creux poplité, et le pôle négatif sur le cou-de-pied, au niveau du bord externe du tendon du jambier antérieur. Après une séance de 5 à 6 minutes, on électrise successivement chacun des muscles paralysés (fig. 85), avec les courants induits ou avec les courants continus interrompus.

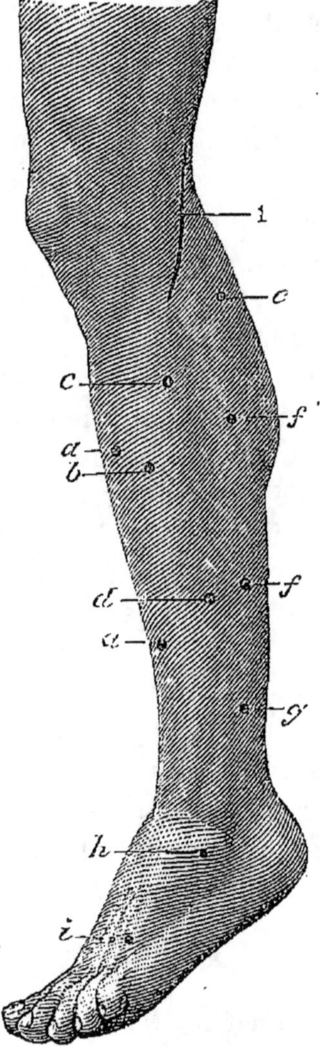

Fig. 85.

Paralysies obstétricales.

On a donné ce nom aux paralysies qui surviennent chez l'enfant nouveau-né et qui sont occasionnées par certaines manœuvres de l'accouchement. Ces paralysies, lorsqu'elles sont légères et on peut presque ajouter surtout lorsqu'elles sont accompagnées d'une paralysie de la face, guérissent en général facilement et rapidement, mais il n'en est pas de même, de celles qui sont produites par une déchirure ou une compression prolongée du plexus. Ces paralysies sont presque toujours très longues, et souvent même ne guérissent qu'incomplètement.

Les lésions ne sont pas uniformes, quoique Duchenne ait prétendu que la paralysie était surtout localisée dans les muscles deltoïde, sous-épineux et fléchisseurs de l'avant-bras sur le bras. Les deux premiers cas que nous avons observés présentaient ces localisations d'une façon presque exclusive dans ces muscles, mais depuis nous avons eu l'occasion d'en voir un assez grand nombre où cette règle n'était plus exacte, car l'affection présentait une variété très grande de lésions. Chez l'un, ce sont les muscles interosseux et surtout ceux de l'annulaire et du petit doigt qui sont atrophiés, chez l'autre, ce sont les pronateurs, et enfin ce qui nous a le plus étonné, chez un de ces petits malades, tous les muscles paralysés ont été améliorés et guéris au bout de quelques semaines de traitement et le biceps seul est resté paralysé pendant des mois. (Le biceps est un des muscles du bras que l'on rencontre le plus rarement atrophié.) On ne peut donc pas établir de loi générale et cela se comprend puisque l'origne de ces paralysies est un traumatisme qui lui-même est variable.

Les muscles paralysés offrent presque toujours la réaction *idio-musculaire*, c'est-à-dire qu'ils se contractent par les courants continus, et non par les courants induits, puis à mesure que l'amélioration s'établit, la contractilité apparaît par les courants induits, et va en augmentant peu à peu à mesure que les nerfs sont régénérés. Quelquefois cependant les courants induits restent sans action, alors même que les contractions volontaires apparaissent.

Il est important d'employer, les premiers jours, des courants continus, en mettant le pôle positif sur l'origine des nerfs lésés, et le pôle négatif sur les muscles paralysés, puis au bout de quelque temps on agit localement sur les muscles avec des courants induits à interruptions rares et pendant un temps très court.

Il faut intervenir le plus tôt possible, car, comme pour la paralysie atrophique de l'enfant, c'est un avantage considérable de commencer le traitement dès les premiers jours.

On doit employer des courants continus et des courants induits assez énergiques. Il est remarquable combien les enfants, et surtout les enfants de quelques semaines supportent facilement les courants électriques de toute nature.

A mesure que la guérison s'établit, les muscles paralysés présentent un certain état de raideur, un diminutif de la contracture, une *contracturie*, qui persiste souvent très longtemps, et qui, comme dans d'autres cas de paralysie périphérique, indique un *état intermédiaire entre la paralysie et la gué-rison complète, et qui dure aussi longtemps que le processus de régénération n'est pas terminé.*

NÉVROSES DIVERSES

Hystérie.

En tant que maladie générale, l'électrisation sera de peu d'efficacité dans cette affection ; mais on peut obtenir d'excellents résultats dans un grand nombre de ses manifestations, surtout pour les paralysies et les anesthésies et quelquefois pour les contractures d'origine hystérique.

1° PARALYSIES. — Il est préférable d'agir en même temps sur le système nerveux central et sur le membre paralysé. Pour cela on appliquera un courant d'une moyenne intensité le long de la colonne vertébrale : en même temps on soumettra les muscles paralysés à une sorte de gymnastique, soit au moyen du courant continu auquel on fera des interruptions fréquemment répétées, soit au moyen des courants d'induction. Ceux-ci doivent être, autant que possible, à interruptions rares, et ne doivent jamais être appliqués que sur le membre, et jamais près des centres.

2° ANESTHÉSIES. — Dans les anesthésies cutanées, les courants induits sont supérieurs aux courants continus, et on les emploie avec succès dans ces cas, en se servant du pinceau métallique.

On a trop abandonné, à notre avis, l'emploi du pinceau électrique. Ce procédé, il est vrai, est très douloureux, mais chez les hystériques, comme il y a presque toujours de l'anesthésie, cette action n'est nullement à redouter et les effets en sont souvent plus certains et plus durables qu'avec les courants de la machine à frottement.

3° CONTRACTURES. — On agira sur la colonne vertébrale au moyen du courant galvanique, en ayant soin de n'employer qu'un courant faible (15 à 30 éléments), mais d'une durée assez longue. C'est dans ces cas que les courants permanents peuvent être quelquefois utilement employés, et l'on pourra agir avec 4 ou 5 éléments, pendant une à deux heures, au lieu d'appliquer un courant plus intense pendant un quart d'heure. Cependant il faut toujours tenir compte de l'excitabilité des individus.

La direction des courants, dans les paralysies et les contractures hystériques, n'est pas aussi facile à déterminer que dans d'autres affections. D'une manière générale cependant, il faut toujours commencer par le courant sédatif, c'est-à-dire par le courant descendant, et n'essayer le courant ascendant que plus tard.

Enfin nous terminons toujours la séance par l'électrisation légère du grand sympathique du cou, et dans les cas où les phénomènes sont variables et passagers, c'est le seul moyen d'électrisation que nous employons.

Les succès ainsi obtenus au moyen de l'électro-thérapie sont souvent très rapides et se manifestent dès le début du traitement. Si, au bout de quelques séances, on ne constate aucune amélioration, ou bien s'il survient un état stationnaire à la suite d'un succès partiel, on suspendra momentanément le traitement pour le reprendre quelques semaines après.

C'est principalement dans les manifestations hystériques que les applications diverses des courants électriques peuvent donner des résultats souvent opposés. Il est presque impossible de formuler des indications précises et de s'en tenir à un traitement uniforme.

Il est certain, dans tous les cas, que l'on peut espérer les mêmes succès de l'électricité statique, de la métallothérapie, des plaques de bois, du collodion, etc., que des courants continus ou des courants induits.

Angine de poitrine.

Duchenne (de Boulogne) rapporte deux observations dans lesquelles il est parvenu non seulement à faire cesser complètement et à l'instant un accès d'angine de poitrine, mais encore à enrayer la marche de cette maladie, et peut-être même, dit-il, à la guérir définitivement.

Dans ces deux cas, il a appliqué *loco dolenti* c'est-à-dire au niveau du mamelon gauche et vers la partie supérieure du sternum, l'extrémité des deux fils métalliques excitateurs qui communiquaient avec les conducteurs de son appareil d'induction, *gradué au maximum et marchant avec des intermittences très rapides.*

Comme on le voit, c'est la méthode d'excitation électro-cutanée analogue à celle qui est employée dans le traitement de la plupart des névralgies. Toutefois, comme il le dit lui-même, on ne saurait conclure de ces deux cas isolés à un traitement général, et il ne nous semble pas qu'une excitation aussi violente dans la région précordiale soit absolument sans aucun danger.

Dans l'emploi des courants continus, on applique le pôle positif soit sur les vertèbres cervicales, soit sur le cou, aux environs du pneumogastrique et le pôle négatif sur la région précordiale. Courant de 20 à 30 éléments.

Affections paralytiques du larynx.

Aphonies hystériques. — Il est important d'établir avant tout, la cause de la paralysie, car dans les aphonies de cause hystérique, il n'est pas indifférent d'employer l'un ou l'autre des courants, et peut-être à cause de son action révulsive plus énergique, est-il préférable d'avoir recours, au moins pendant une partie de la séance, aux courants induits.

Il faut dans tous les cas, chercher à alterner ces deux procédés, et avoir recours au courant indui et au courant continu. C'est là une règle générale pour toutes les affections qui ont une cause hystérique.

M. le docteur Massei (de Naples) conseille de donner la préférence aux courants continus, parce que, dit-il, on n'a avec eux aucune conséquence fâcheuse à craindre, et qu'ils réussissent dans bien des cas où les courants induits échouent. « Pendant quelque temps, dit-il, je ne me suis servi que de la faradisation, et je dois avouer plusieurs cas d'insuccès ; je me rappelle, au contraire, d'autres observations dans lesquelles, après un long traitement par le courant d'induction, j'ai parfaitement réussi par le courant continu. »

Aphonies rhumatismales et de fatigue musculaire. — Dans ces cas il est encore bien plus important d'employer les courants continus.

Les aphonies complètes de cause rhumatismale sont souvent un peu difficiles à guérir, mais par contre, celles qui sont incomplètes sont rapidement améliorées.

Les fatigues des muscles du larynx se trouvent excessivement bien de l'électrisation par les courants continus. On redonne du ton aux muscles fatigués et des chanteurs que nous avons eu l'occasion de soigner pour d'autres affections, qui nécessitaient l'application d'un tampon sur le cou, ont remarqué eux-mêmes combien pendant ce traitement l'émission des sons était rendue plus facile.

Cela s'explique par l'action toute spéciale qu'ont les courants continus sur les muscles du larynx. C'est, en effet, sur ces muscles qu'on observe le mieux la contraction *galvano-tonique*, c'est-à-dire une demi-contraction persistant pendant tout le temps d'application d'un courant continu.

Dans les cas où la voix et surtout le chant sont modifiés par suite de la fatigue du larynx et de trop grands efforts de chant, nous avons obtenu de bons résultats par l'emploi des courants continus appliqués extérieurement sur le larynx. Les cordes vocales reprennent ainsi leur tonicité et tout leur jeu physiologique. Courant de 12 à 25 éléments. Durée 5 à 6 minutes.

Il y a deux moyens d'appliquer les courants d'induction : on emploie soit la faradisation cutanée, soit l'excitation directe des muscles du larynx, au moyen d'un rhéophore introduit sur la face postérieure du larynx, l'autre rhéophore étant placé à l'extérieur au niveau du muscle crico-thyroïdien. Dans ce dernier cas, il faut que les intermittences du courant soient rares.

Goître exophthalmique.

Dans les cas de goître exophthalmique que nous avons observés, l'application des courants continus nous a donné de bons résultats. Le plus souvent, nous avons pu arrêter cette affection dans sa marche progressive, plusieurs fois même nous avons obtenu une diminution considérable dans l'intensité des symptômes, à tel point que nous avons pu considérer certains malades comme à peu près entièrement guéris.

Dans cette affection, nous électrisons le grand

sympathique en plaçant les rhéophores de chaque côté du cou au niveau du ganglion cervical supérieur, et nous agissons en même temps du côté du pneumogastrique. Nous employons un courant continu de 15 à 20 éléments, pendant 8 à 10 minutes. On peut même employer au bout de quelque temps un courant plus fort jusqu'à 30 et même 40 éléments à action chimique faible, et en ayant soin de n'enlever le tampon positif que très lentement.

Dans un cas de goître exophthalmique que nous avons soigné tout récemment, nous avons trouvé au niveau du pneumogastrique gauche un point douloureux, et c'est là, qu'avec succès, nous avons appliqué le pôle positif. La douleur à la pression a disparu avec l'amelioration des autres symptômes.

Épilepsie.

L'électricité a été souvent employée pour le traitement de cette affection, mais presque toujours sans résultat bien marqué. Il n'y a lieu d'employer ce mode de traitement que pour combattre certains phénomènes qui peuvent quelquefois accompagner l'épilepsie, tels que les tremblements, les parésies, les contractures, etc. — Dans ces cas, le traitement est celui de ces affections, seulement il faudra se garder d'employer des courants trop violents et de faire des interruptions.

Dans quelques formes cependant où il existe des accès légers épileptiformes dépendant d'une modification de l'irritabilité nerveuse ou de la circulation cérébrale, on peut espérer d'assez bons résultats en excitant avec des courants induits les nerfs périphériques qui sont en rapport avec ces régions centrales. On électrisera, en même temps, avec des courants continus très modérés, le ganglion cervical supérieur.

Catalepsie.

La catalepsie est sans contrédit une des affections où l'électrisation, si elle n'est pas toujours un moyen curatif complet, est, dans tous les cas, d'une incontestable utilité pour faire sortir le malade de l'état léthargique dans lequel il se trouve.

On peut pour cela appliquer soit les courants induits, soit les courants continus.

Les courants induits seront employés, soit pour faire contracter les muscles de la respiration, et déterminer ainsi une sorte de respiration artificielle, soit comme excitant général.

La contractilité farado-musculaire est diminuée dans la catalepsie. Les mouvements provoqués par les courants induits ne soutiennent les membres dans la position ainsi obtenue que lorsque la contraction a été maintenue un certain temps, au moins pour les états cataleptiques peu intenses.

Les courants continus doivent être appliqués directement sur les centres nerveux, et de la même manière que dans les syncopes ou les asphyxies. Sous l'influence de cette application, on voit la res-

piration devenir peu à peu plus profonde, et le cœur
battre d'une façon plus énergique.

Nous avons vu, chez une cataleptique, les muscles devenir momentanément moins contracturés
sous l'influence d'un courant continu. En agissant
sur le pneumogastrique et sur les vertèbres cervicales, nous avons également observé d'une façon
très nette, que la respiration devenait plus fréquente, et surtout que les battements du cœur
devenaient plus sensibles et plus forts.

Les animaux hivernants, chez lesquels on fait
passer, au moment de leur léthargie, un courant
continu de 8 à 10 éléments, se réveillent peu à peu
et restent éveillés le reste de l'hiver.

MALADIES DES CENTRES NERVEUX

Hémiplégie.

Pour l'application des courants continus dans les cas d'hémorragie cérébrale, on devra distinguer deux périodes.

Dans la première période, sept à huit jours après le début de l'hémiplégie, on peut commencer l'emploi des courants continus. On place le pôle positif sur le front, du côté de la lésion, et le pôle négatif sur la nuque, et l'on fait passer un courant très faible, 6 à 8 éléments, pendant deux à trois minutes (fig. 86). On électrise ensuite le ganglion cervical supérieur avec un courant un peu plus fort, 10 à 12 éléments, et pendant près de 5 minutes. Il est indispensable de commencer l'électrisation par le courant le plus faible possible, 3 ou 4 éléments, et de ne l'augmenter que lentement et progressivement. La même précaution doit être prise lorsqu'on cesse l'électrisation.

On facilitera ainsi la résorption du caillot, en agissant modérément sur la circulation, et cette influence peut également être utile dans les cas où l'hémiplégie est due à une oblitération des vais seaux, ou à une compression dépendant de la stase sanguine.

Nous affirmons qu'il n'y a aucun danger à faire passer un courant continu modéré à travers l'encéphale. C'est, dans les cas d'hémiplégie, le traite-

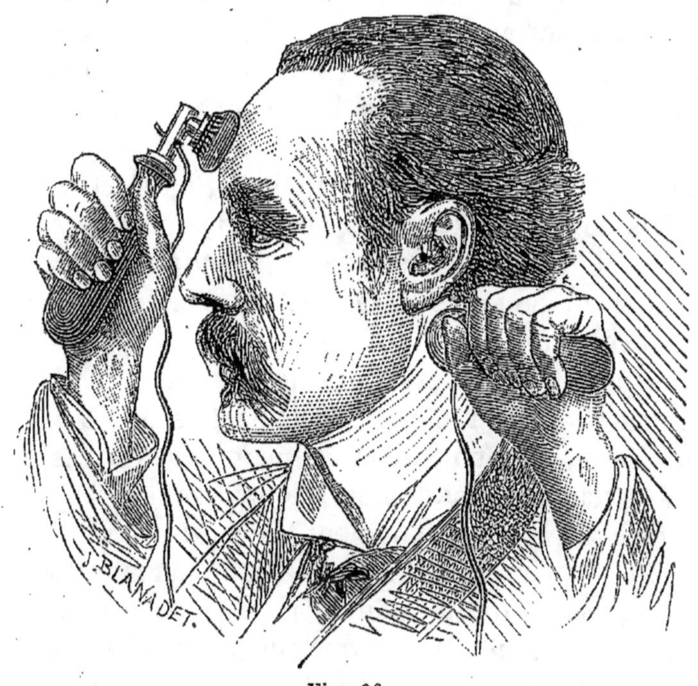

Fig. 86.

ment le plus rationnel et le plus utile. M. Letourneau, d'un autre côté, a proposé avec raison l'emploi des courants continus pour certains cas d'affections du cerveau, seulement il faut faire bien attention à ne point déterminer d'interruptions brusques. Pour cela, le meilleur procédé comme nous l'avons déjà dit plus haut, est de faire glisser lentement le pôle positif sur la peau et de ne l'enlever que peu à peu. Il vaut mieux cesser le passage du courant en enlevant d'abord le pôle positif, car la rupture du courant paraît plus intense lorsqu'on retire en premier lieu le pôle négatif. On dirait presque qu'il y a dans ce cas une sorte de choc en retour, le courant allant comme on sait, du pôle positif au pôle négatif.

Dans la seconde période, c'est-à-dire quelques semaines après le début de la maladie, on électrise à la fois le sympathique cervical et les membres. Après quelques séances on arrive presque toujours à obtenir un peu plus de facilité et d'étendue dans les mouvements.

Lorsque la lésion est considérable et que les membres sont contracturés, on ne peut espérer leur rendre le mouvement, mais on peut, dans ces cas, calmer quelquefois les douleurs dont ils sont le siège et faire cesser momentanément les contractures.

Il n'y a aucun avantage à se servir, dans cette maladie, des courants induits, mais si on les employait, il ne faudrait agir que sur les muscles des membres et avec des interruptions excessivement rares.

Irritation spinale.

On a donné le nom d'*irritation spinale* à une affection caractérisée par la réunion des symptômes suivants : douleurs le long du rachis, provoquées surtout par la pression sur les apophyses épineuses,

présentant des irritations très variées, et accompagnées de troubles fonctionnels multiples et remar-
quablement mobiles.

L'emploi des courants continus nous a donné des
résultats très satisfaisants dans le traitement de
cette affection ; dans quelques cas, il suffit de 6 à
8 séances pour obtenir une guérison complète. On
place le pôle positif sur les vertèbres cervicales, et
le pôle négatif dans la région lombaire ou sacrée,
au-dessous des points douloureux. Le courant devra avoir une intensité de 30 à 40 éléments, et sera
appliqué pendant 10 à 12 minutes chaque fois.
On peut, pendant une partie de la séance, promener légèrement et lentement le pôle positif le
long des vertèbres, mais sans faire d'interruptions.

Myélite.

Quoiqu'il soit vrai que l'électricité ait une influence certaine sur la circulation et sur les phénomènes inflammatoires, il serait imprudent d'employer cet agent dans le traitement des maladies
aiguës du système nerveux central, au moins dans
les cas accompagnés de fièvre intense. Cependant,
dès que l'affection perd son caractère aigu, il peut
y avoir avantage à employer les courants continus
le plus tôt possible et à électriser directement la
moelle. Seulement il faut toujours agir avec une
prudence extrême, et n'employer qu'un courant
parfaitement constant, en ayant soin de ne déterminer aucune secousse.

Comme dans tous les cas où l'on cherche à obtenir un effet sédatif du système nerveux, le courant sera descendant, c'est-à-dire que l'on placera le pôle positif dans la région cervicale, et le pôle négatif dans la région lombaire. On ne dépassera pas le nombre de 20 à 30 éléments.

Dans la myélite chronique, on appliquera sur la colonne vertébrale un courant descendant (30 à 60 éléments), et en même temps, pendant une partie de la séance, on pourra agir à la fois sur la moelle et sur les membres paralysés, en maintenant le pôle positif sur la colonne vertébrale et le pôle négatif sur les membres.

Ataxie locomotrice.

Des recherches faites sur un grand nombre de malades nous ont démontré qu'on pouvait obtenir une grande amélioration dans la plupart des cas par l'emploi des courants continus, et souvent la maladie semble enrayée dans sa marche progressive.

Mais ici, plus que dans toute autre affection, il est nécessaire de s'occuper de la direction du courant et de la région que l'on doit électriser. Dans la plupart des cas, il est préférable d'employer un courant *ascendant*, c'est-à-dire de placer le pôle positif à la partie inférieure, et le pôle négatif à la partie supérieure de la colonne vertébrale. On emploiera de 30 à 60 éléments, et la séance ne durera pas plus de 10 minutes. Les effets les plus appréciables de ce traitement sont la diminution des douleurs et l'amélioration des phénomènes morbides qui existent du côté de la vessie.

Dans les cas de faiblesse considérable des jambes, avec tendance atrophique des muscles, on pourra employer un courant descendant et appliquer le pôle positif sur les vertèbres dorsales, et le pôle négatif sur les vertèbres sacrées, un peu en dehors de la colonne vertébrale.

Néanmoins si l'atrophie est considérable, on devra agir sur les muscles directement avec des courants induits à interruptions rares, et l'on emploiera un courant continu descendant sur les membres inférieurs.

Nous avons même essayé une fois avec succès l'emploi de la faradisation intense sur le trajet des nerfs périphériques, pour atténuer des douleurs. Ce procédé révulsif se rapproche comme effet de l'élongation des nerfs et il est probable que c'est par une influence de ce genre qu'agit l'élongation. Il nous semble même, qu'au lieu de faire l'élongation des gros troncs, on pourrait la faire sur des petits filets périphériques. C'est évidemment un essai à faire et que nous conseillons aux chirurgiens.

Enfin, dans certains cas, on peut n'agir que sur le système général, en employant la galvanisation du sympathique. On met le pôle positif sur les vertèbres cervicales et le pôle négatif sur l'épigastre. On promène lentement le pôle positif le long de la colonne vertébrale. Cette méthode n'est avantageuse que dans la variété où prédominent les symptômes morbides de l'appareil respiratoire et de l'appareil digestif.

Il faut se garder d'électriser pendant les poussées congestives.

Paralysie infantile.

Le traitement dans la paralysie spinale de l'enfance doit consister dans l'électrisation modérée des régions de la moelle, d'où partent les nerfs qui se rendent aux nerfs paralysés.

Voici comment nous procédons généralement : Nous promenons d'abord les électrodes d'un courant continu sur les muscles malades, en faisant par moments quelques interruptions, puis nous plaçons le pôle positif sur la colonne vertébrale, et l'autre sur le trajet des nerfs qui se rendent aux membres atrophiés ; et enfin, tant pour agir sur la circulation de la moelle que pour combattre l'excitation qui a pu être produite, nous maintenons sur la colonne vertébrale, sans interruption pendant 2 à 3 minutes, un courant descendant de 10 à 25 éléments ; les séances durent de 10 à 12 minutes, et doivent avoir lieu tous les deux jours et même tous les jours, au début de la maladie.

Après quelques semaines de traitement, il est utile, la plupart du temps, de le suspendre pendant quinze jours ou un mois, et d'insister alors sur les autres agents thérapeuthiques qui doivent être employés simultanément, tels que bains sulfureux ou salés, massage et surtout frictions (1).

Plus le début de l'affection est récent, plus on se trouve dans de meilleures conditions, et nous sommes convaincu (car nous avons pu en faire l'expérience), qu'en employant avec prudence les courants continus dès que la période aiguë a cessé, c'est-à-dire huit à dix jours après les premiers symptômes, on obtient des résultats bien plus satisfaisants.

A cette période, il ne faut employer qu'un courant descendant sur la moelle, très faible (10 à 15 éléments). On applique un courant plus fort (20 éléments) sur les muscles atteints puis, peu à peu, on agit sur la moelle et sur les nerfs musculaires, avec des courants continus assez intenses.

Il est également utile d'électriser les muscles atrophiés avec des courants induits ; mais cette application ne doit être faite que plus tard.

De plus dans cette affection surtout, nous recommandons expressément de n'employer que des courants induits à interruptions rares. Rien n'est plus mauvais que les courants induits ordinaires : on ne parvient ainsi qu'à irriter les nerfs cu-

---

(1) Nous nous servons principalement du Baume stimulant composé, dont la formule est ci-dessous, et que nous avons fait préparer par M. Marcotte, pharmacien :

Essence de moutarde ...	0^{gr},25
Acide acétique...	5
Teint. de piment ...	10
Eau de Cologne...	80
Teint. de noix vomique...	10

Frictions une fois par jour.

tanés, à surexciter le système nerveux des enfants, et sans grand profit pour l'amélioration des muscles. Chaque jour, on voit des parents se plaindre que l'électricité qu'on leur a conseillé d'employer, a une action trop excitante pour leurs enfants malades. Cela tient surtout à ce qu'on met entre les mains des parents de mauvais appareils, et qu'en fait, le seul résultat qu'on obtienne avec ces appareils, c'est d'irriter les nerfs cutanés, sans même agir sur le tissu musculaire. Les enfants, même les plus délicats, supportent, au contraire, très bien les courants induits assez intenses, lorsque les interruptions sont rares ; quant aux courants continus, en ayant soin de choisir des piles à action chimique faible, ils les tolèrent presque plus facilement que les adultes, et n'en éprouvent ni excitation, ni sensation vraiment douloureuse.

La paralysie atrophique de l'enfance, qui est, croyons-nous, toujours le résultat d'un refroidissement (voir notre mémoire présenté à la Société de médecine de Paris et notre *Traité d'électricité*, 2ᵉ édition), a été localisée dans les cellules des cornes intérieures de la moelle. C'est, dans tous les cas, la lésion trouvée à l'autopsie pour la première fois par M. Cornil. Mais ces autopsies, il faut bien le reconnaître, ne donnent que le résultat ultime de la maladie ; ce ne sont pour ainsi dire que les décombres de l'incendie. On ne peut pas affirmer que ce soit là toujours le siège primitif et exclusif de la maladie. Les faits cliniques et surtout l'examen de la contractilité musculaire, nous obligent à recon

naître que dans bien des cas la lésion, comme l'a
soutenu M. Bouchut, paraît débuter par le système
musculaire. Nous sommes persuadé que l'une et
l'autre opinion est exacte, et que si souvent l'inflammation a lieu primitivement du côté de la moelle,
et dans d'autres cas, elle a lieu simultanément du

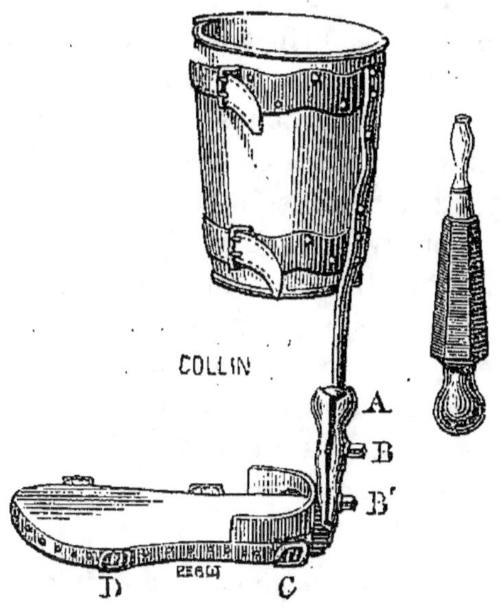

Fig. 87.

côté des centres et du côté de la périphérie. C'est
pour cela que nous appliquons dès le début les
courants et sur la moelle et sur les muscles.

Comme il existe toujours de l'atrophie de grou-
pes musculaires dans les membres inférieurs, il est
important d'employer également un petit appareil
orthopédique, dont la figure ci-jointe donne une
idée générale (fig. 87).

Ces appareils sont utiles surtout pour empêcher le pied de tourner, et ils jouent le rôle d'un tuteur pour un arbre trop faible, mais ils ne guérissent pas, car la seule chose qui guérit et améliore c'est le traitement qui parvient à donner plus de force aux muscles. Nous sommes convaincu que toujours, lorsque les articulations sont relâchées c'est uniquement parce que les muscles situés au-dessus sont affaiblis ou atrophiés ; en effet, ce ne sont pas les ligaments mais bien les muscles qui sont les vrais agents de la consolidation des articulations. La meilleure preuve est fournie par les clowns qui ont les ligaments très relâchés, mais qui ayant d'excellents muscles, sont, grâce à cela, remarquables par la régularité de leurs membres et la justesse de leurs formes. Aussi doit-on surtout chercher dans toutes les déviations du pied, à fortifier le système musculaire.

Paralysie spinale de l'adulte.

Dans la paralysie spinale de l'adulte, nous appliquons un courant descendant de 40 à 60 éléments sur la moelle ; de plus, pour éviter la dégénérescence musculaire, nous agissons aussi sur les membres paralysés, soit au moyen des courants induits, soit au moyen des courants continus interrompus, comme dans les cas d'atrophie musculaire progressive.

La contractilité électrique se perd de bonne heure dans cette affection (Duchenne). Mais cette remarque s'applique surtout aux courants induits. En effet, dans cette maladie comme dans la paralysie atrophique de l'enfance, la contractilité persiste pour les courants continus, et elle est même souvent augmentée pour ces courants (*réaction de dégénérescence* ou *réaction idio-musculaire*) (1).

Méningite spinale, — pachy-méningite.

L'emploi des courants continus nous a donné de bons résultats dans des cas de méningite spinale et de pachy-méningite. Nous appliquions le long du rachis un courant descendant de 30 à 50 éléments, le pôle positif étant placé au niveau des premières vertèbres cervicales, et le pôle négatif sur l'angle sacro-vertébral. La durée de l'électrisation doit être de 10 minutes environ.

Atrophie musculaire progressive.

Dans le traitement de cette affection, il faut, pendant une partie de la séance, électriser uniquement la moelle avec un courant constant et d'une intensité moyenne (30 à 40 éléments, et, pendant 5 à 10 minutes, appliquer l'électrode positive sur la moelle, et l'autre sur les nerfs ou les plexus renfermant les nerfs qui se rendent aux muscles atrophiés. On devra en même temps, pendant 5 ou 6 minutes, promener le pôle négatif sur les

(1) Le Dr F. Muller a très bien étudié ces symptômes dans la paralysie spinale de l'adulte (Voir thèse sur ce sujet du Dr Paul Sauze).

muscles malades, et faire quelques interruptions. On peut également, avec les courants induits, électriser les muscles atrophiés, mais il faut absolument faire des séances courtes et n'employer que des interruptions très rares.

On peut dire de l'atrophie musculaire progressive, comme de la plupart des affections des centres nerveux qui surviennent lentement et sans cause apparente, que la réussite du traitement dépend beaucoup des cas et de la constitution du malade. Nous avons vu des atrophies musculaires progressives s'améliorer réellement et assez rapidement et l'amélioration persister des années. D'autres au contraire restent stationnaires, et enfin quelques-unes marchent avec une rapidité extrême. C'est surtout pour ces dernières qu'il est important d'employer des courants provenant de piles ayant peu d'action chimique. Dans tous les cas, il faut, dans les commencements, agir avec prudence, et même écarter l'emploi du massage, de crainte d'irriter trop la fibre musculaire. Il faut bien se rappeler que l'atrophie musculaire progressive atteint surtout les personnes qui ont abusé de leurs muscles, tels que les athlètes, etc. Un muscle est un élément organique, et comme tel il a ses propriétés inhérentes de fatigue et de rénovation moléculaire. On croit trop volontiers que plus il agit, plus il se fortifie, et on oublie que dès qu'il agit sans être bien nourri, loin de se développer, il devient de plus en plus la proie de l'irritation.

Paralysie médullaire traumatique.

Les chutes sur la colonne vertébrale, ou les coups, ou encore les accidents de chemin de fer, amènent souvent consécutivement des paralysies et des atrophies assez considérables. Ces paralysies malgré leur intensité sont plus faciles à guérir que des paralysies analogues, qui ne seraient point survenues accidentellement.

Dès que les phénomènes d'excitation ont cessé, on doit commencer à électriser avec des courants continus, en plaçant le pôle positif un peu au-dessus du point lésé, et le pôle négatif sur le trajet des nerfs périphériques et sur les muscles atrophiés.

Au bout de quelques séances par les courants continus, on devra y joindre l'électrisation localisée des muscles par les courants induits. Mais il faudra éviter de faire dans les commencements des interruptions rapides et trop énergiques.

Les accidents de chemin de fer sont ceux qui donnent le plus de complication, et presque toujours la guérison en est plus difficile à obtenir, surtout si on les compare aux cas analogues ayant pour cause des accidents ordinaires et ayant produit les mêmes lésions apparentes.

PARALYSIES
A LA SUITE D'AFFECTIONS AIGUES OU D'INTOXICATIONS

Il survient souvent des atrophies musculaires ou des paralysies à la suite de maladies aiguës, de cachexies ou d'intoxications.

Intoxication saturnine.

Les paralysies qui sont le résultat de l'intoxication saturnine sont très communes. Pour les combattre, on agit sur les centres nerveux au moyen d'un courant continu descendant sur la moelle, et sur les muscles au moyen du même courant auquel on imprimera quelques interruptions, ou bien avec des courants induits assez intenses, appliqués directement sur les muscles atteints. De plus, l'électrisation du plexus cœliaque par les courants continus, en plaçant le pôle positif sur la moelle, et le pôle négatif au-dessous de l'apophyse xyphoïde fait cesser les douleurs si intenses de la colique de plomb. On emploie de 40 à 50 éléments.

En général le traitement est long, surtout si l'intoxication s'est faite lentement, et s'il y a rechute.

Dans les cas les plus prononcés, les muscles malades présentent la réaction *idio-musculaire*, c'est-à-dire qu'ils se contractent mieux par les courants continus que par les courants induits ; souvent même ils se contractent plus facilement par ces courants que des muscles sains. Ces symptômes indiquent toujours que la guérison sera lente.

Colique sèche (myosalgie des muscles abdominaux).

On a cité de nombreux cas de guérison de la colique sèche par la faradisation cutanée *loco dolenti*; des accès d'une extrême intensité ont été instantanément arrêtés par ce mode de traitement. Toutefois l'accès seul est modifié, mais la maladie n'en persiste pas moins, et elle peut donner lieu à de nouvelles crises qui toutes ne seront pas aussi heureusement influencées par l'application des courants induits.

Avec les courants continus, grâce à leur action calmante et sédative, on peut espérer prévenir de nouvelles crises. On appliquera un courant descendant de 30 à 60 éléments sur les muscles atteints de myosalgie, en ayant soin de donner au courant la direction des fibres musculaires. Ainsi, si l'on veut électriser le muscle droit de l'abdomen, on mettra le pôle positif au niveau de l'appendice xyphoïde, et le pôle négatif un peu au-dessus du pubis. S'il s'agit du muscle grand oblique, on pla-

cera le pôle positif sur la partie latérale du tronc,
au niveau des dernières côtes, et le pôle négatif à
la partie antérieure et inférieure de l'abdomen. La
éance durera de 10 à 12 minutes.

Paralysies consécutives à des fièvres.

Dans toutes les paralysies qui succèdent à des
fièvres éruptives ou à d'autres maladies aiguës, qui
accompagnent les cachexies, il faut surtout électriser la moelle et le grand sympathique avec des
courants continus.

Selon les conditions, et surtout lorsqu'on n'a pas
à redouter l'excitation produite par les courants
ascendants, il est préférable d'employer ces derniers.

Les courants électriques impriment à la nutrition générale une impulsion qui manque dans tous
ces cas ; ils raniment les fonctions, provoquent les
mouvements d'échange entre les éléments des tissus, et par conséquent réveillent l'organisme et
aident à le fortifier.

C'est principalement chez les enfants un peu
faibles, et chez lesquels il survient une fièvre érup-
tive, que l'on rencontre de la parésie musculaire,
et la plupart du temps, cette parésie détermine soit
un léger pied-bot, soit un peu de déviation de la
taille. Cette conséquence démontre bien l'influence
considérable des muscles sur les déviations des
membres, et les avantages que l'on peut retirer de

l'électrisation. En effet, nous avons obtenu, un très grand nombre de fois, une amélioration des plus rapides et une guérison complète en agissant sur les muscles affaiblis.

Il faut, dans ces cas, électriser les muscles localement avec des courants induits, et employer les courants continus, appliqués des centres nerveux aux nerfs périphériques. Nous commençons la séance par 2 minutes d'électrisation de courants continus, puis 2 minutes de courants induits, et enfin nous terminons en reprenant pendant 2 à 3 minutes les courants continus. Nous croyons ce procédé le plus avantageux, car en électrisant d'abord par des courants continus, nous augmentons la circulation dans le muscle sans le faire fonctionner ; de cette manière les courants induits n'agissent que sur des fibres pouvant trouver dans la circulation qui se trouve ainsi augmentée, tous les éléments nécessaires à leur travail.

Dans ces atrophies, comme dans toutes celles qui dépendent d'un trouble de la nutrition, il faut quelquefois se garder de vouloir, dès le début, trop faire fonctionner le muscle. C'est une erreur que nous avons déjà signalée pour les cas d'*atrophie musculaire progressive*, et sur laquelle nous insistons, parce qu'elle est très répandue et qu'elle peut être funeste. Il en est de même pour le massage exagéré. Souvent, en effet, on détermine ainsi une irritation du muscle, et on augmente même l'atrophie au lieu de l'entraver. La fibre musculaire ne peut donner qu'un certain travail, et pour le donner il faut absolument que la circulation y soit proportionnelle au travail demandé.

Paralysies consécutives à la diphthérie.

On a souvent l'occasion d'observer à la suite des angines diphthéritiques, des paralysies des membres et plus spécialement du voile du palais et des cordes vocales. Celles-ci ayant perdu leur mobilité et quelquefois leur sensibilité, il en résulte soit des accès de suffocation, surtout pendant l'ingestion des boissons, soit une altération de la voix qui peut persister très longtemps.

Les muscles du voile du palais présentent souvent après les angines diphthériques, la *réaction idio-musculaire* ou *réaction de dégénérescence*, c'est-à-dire qu'on obtient facilement des contractions avec les courants continus, tandis qu'on n'en obtient pas avec des courants induits intenses. Cette réaction spéciale des muscles est toujours un signe de l'altération profonde des filets nerveux, et de plus, au point de vue du pronostic, elle indique que la paralysie aura une certaine durée.

Lorsque la contractibilité musculaire n'est pas modifiée, la guérison est assez rapide : nous l'avons obtenue après deux à trois séances ; dès la deuxième séance, le malade a pu avaler très facilement ; nous devons ajouter qu'il n'y avait pas dans ce cas d'autre complication.

Souvent, les paralysies du voile du palais sont accompagnées de paralysies des membres, avec

plaques d'anesthésie et fourmillements aux extrémités. Il faut alors agir
sur chacune de ces para-
lysies, et il est important
d'appliquer un courant
continu assez intense, en
mettant le pôle positif sur
les vertèbres cervicales et
le pôle négatif sur les nerfs
atteints ou sur les mus-
cles paralysés et atrophiés.
Ces paralysies guérissent
toujours lorsqu'elles sont
soignées au début, mais
la durée de la guérison
est quelquefois assez longue.

**Paralysies consécutives à la
fièvre typhoïde.**

La fièvre typhoïde ainsi
que d'autres affections
aiguës telles que la scarlatine, etc., laissent quel-

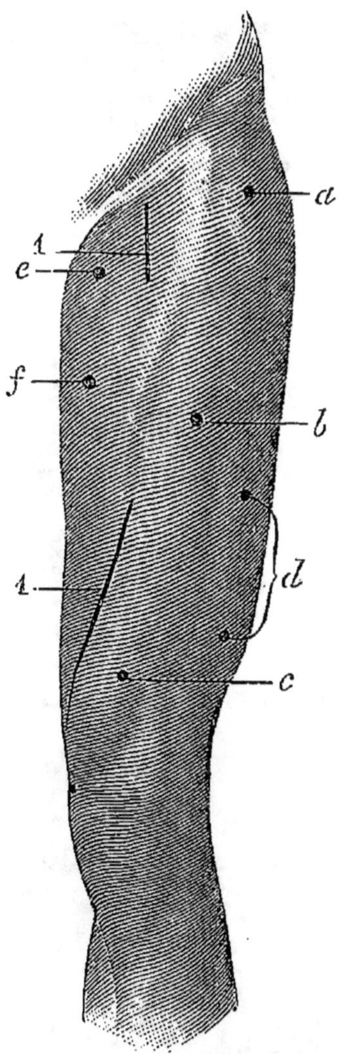

Fig. 88. — 1. 1, nerf crural : —
a, tenseur du fascia lata ; —
b, droit antérieur ; — *c*, vaste
interne ; — *d,d*, vaste externe ; —
e, pectiné ; — *f*, grand adducteur.

(Dans cette figure les traits et les chiffres indiquent les régions
où il faut placer les rhéophores pour agir sur les nerfs ; les points
et les lettres indiquent les régions où il faut placer les rhéophores
pour électriser les muscles.)

quefois à leur suite une contracture des muscles fléchisseurs des membres inférieurs, contracture qui peut disparaître spontanément, mais qui le plus souvent devient l'origine de graves infirmités. L'application des courants continus donnera presque toujours d'excellents résultats.

Si la contracture se trouve localisée aux muscles fléchisseurs de la cuisse sur le bassin (fig. 88) on appliquera un courant descendant de 20 à 25 éléments le long du trajet du nerf crural (1, 1). Pendant quelques minutes, on placera le pôle positif sur la région lombaire de la co-

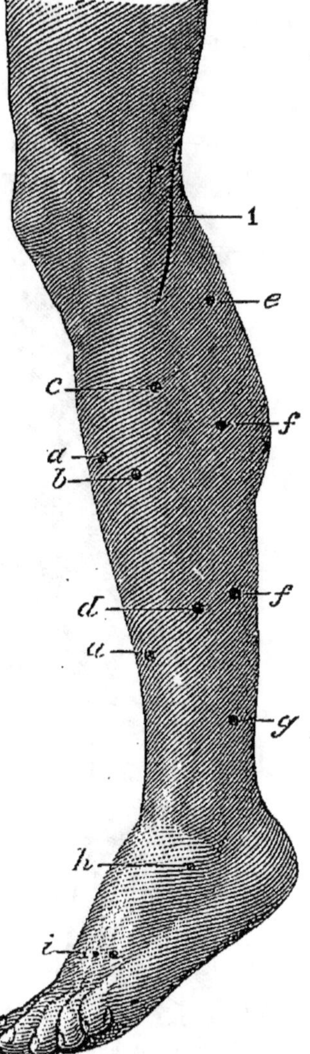

Fig. 89. — *a, a*, jambier antérieur ; — *b*, extenseur du gros orteil ; — *c*, long péronier ; — *d*, court péronier ; — *e*, jumeaux ; — *f, f*, soléaire ; — *g*, fléchisseur propre du gros orteil ; — *h*, pédieux ; — *i*, interrosseux. (Dans cette figure les traits et les chiffres indiquent les régions où il faut placer les rhéophores pour agir les nerfs ; les points et les lettres indiquent les régions où il faut placer les rhéophores pour électriser les muscles.)

lonne vertébrale, et le pôle négatif à la base du triangle de Scarpa, puis on mettra le pôle positif sur ce dernier point, et le pôle négatif à la partie inférieure et interne de la cuisse.

Si la contracture occupe les muscles fléchisseurs de la jambe (fig. 89), on agira de la même façon, c'est-à-dire que l'on appliquera un courant descendant le long du nerf sciatique, en plaçant le pôle positif au niveau de l'échancrure sciatique, et le pôle négatif d'abord sur le creux poplité, puis sur la gouttière située en arrière de la malléole externe. Après 7 à 8 minutes, on électrisera les muscles de la région antérieure de la jambe, c'est-à-dire ceux désignés sur la figure 89 par les lettres *a* et *d*. On aura soin, comme précédemment, de déterminer quelques interruptions, afin d'exciter la contraction de ces muscles.

Chez les enfants qui ont été atteints de variole, de rougeole, de scarlatine, etc., il survient souvent de la parésie musculaire, qui presque toujours se localise dans les muscles de la jambe. Les péroniers sont les plus atteints et leur faiblesse fait tourner le pied; de là, de légers pieds-bots qui sont sûrement guéris par l'électrisation de ces muscles.

Paralysies consécutives au choléra, à la variole, etc.

Les *crampes*, si douloureuses chez la plupart des malades atteints de choléra, sont très heureusement combattues par l'application des courants voltaïques. On applique un courant descendant de 20 à 30 éléments et même plus, le long de muscles contracturés, pendant 5 à 6 minutes. Les douleurs deviennent rapidement moins violentes, et le malade peut jouir d'un peu de repos. Si les crampes se reproduisent au bout d'un certain temps, on renouvellera l'application du courant comme précédemment, et presque toujours l'on obtiendra de très heureux effets. Dans ces cas, on peut avec avantage employer les chaînes de Pulvermacher.

Le choléra, de même que le scorbut, etc., laissent souvent à sa suite des *paralysies* et même de l'*atrophie* de certains muscles, principalement dans les membres inférieurs. On cherchera, dans ces cas, à activer la nutrition des membres par l'application des courants continus, en même temps que l'on excitera la contraction des muscles atteints, au moyen des courants induits ou des courants continus interrompus.

Les indications sont les mêmes pour les paralysies ou les atrophies qui sont consécutives aux fièvres éruptives, telles que la variole ou la rougeole.

AFFECTIONS DU SYSTÈME MUSCULAIRE

Fatigue musculaire.

La contraction exagérée d'un muscle a pour résultat d'occasionner un certain état de rigidité de ce muscle, et d'en rendre ainsi l'exercice difficile et pénible. La plupart du temps après un repos de quelques heures, cette rigidité disparaît ; mais si le muscle est soumis à un exercice trop violent ou trop continu il arrive à un certain état de rigidité permanente, désignée sous le nom de *fatigue musculaire* et qui n'est autre chose qu'une légère contracture, état que nous proposons de nommer *contracturie*. Pour combattre cette affection, souvent fort pénible, il suffit d'appliquer pendant 4 ou 5 minutes, sur le muscle atteint, un courant descendant de 30 à 40 éléments et même plus, selon la constitution du malade. Dès la première séance, il y a une remarquable amélioration, et, si l'on répète le même traitement, on ne tarde pas à obtenir une entière guérison.

Contracture.

La contracture peut être considérée comme produite soit par l'excitation permanente d'un nerf moteur, soit par le manque de circulation dans un muscle.

On conçoit donc facilement que l'application des courants induits sur un muscle atteint de contracture, ne pourra qu'en augmenter l'excitation; par conséquent, un pareil mode de traitement ne paraît guère logique. Cependant Duchenne (de Boulogne) a cru devoir en préconiser l'emploi, non point en appliquant les courants induits sur le muscle contracturé, mais sur les muscles antagonistes. Ce procédé donne quelquefois d'assez bons résultats, mais, à vrai dire, il est loin d'être préférable à l'emploi des courants continus.

Pour nous, le meilleur moyen de combattre les contractures et les contracturies est sans contredit l'emploi des courants continus. Ceux-ci, en effet, augmentent la circulation sans déterminer de contractions musculaires ; ils produisent donc l'effet utile, sans risquer de déterminer les effets nuisibles. De plus, non seulement ils agissent sur la circulation, mais dans les cas où la contracture est due à l'excitation continue d'un nerf, ils diminuent l'excitabilité de ce nerf, et font ainsi cesser la contracture.

On emploie un courant de 30 à 60 éléments, à direction descendante, le long du nerf qui se rend au muscle contracturé. Chaque séance devra durer de 10 à 15 minutes.

Pour la conctracture hystérique, on peut souvent employer avec avantage les courants faibles et permanents (voy. page 155 et suiv.).

Rhumatisme musculaire. — Lumbago.

Les courants induits, dans le traitement du rhumatisme musculaire, donnent presque toujours de bons résultats. Ils doivent surtout être appliqués au moyen du pinceau électrique, et être localisés dans la région cutanée. Ce procédé néanmoins est très douloureux, et de plus, assez fréquemment, quelque temps après l'électrisation, les douleurs reviennent, après avoir disparu un instant.

Les courants continus, moins douloureux, ont l'avantage d'agir énergiquement sur la circulation locale et, de plus, d'influencer les nerfs sensitifs et par suite, les actions réflexes qui produisent les contractures des muscles et surtout les *contracturies*.

Il faut, dans les cas de rhumatisme musculaire, appliquer le pôle positif sur le trajet du nerf musculaire le plus près possible de son point de sortie et promener le pôle négatif sur le muscle tout entier, avec un courant assez énergique (40 à 60 éléments) ; mais à la fin de la séance, il faut toujours diminuer l'intensité du courant, et maintenir les rhéophores en place sans déterminer d'interruption.

Dans le lumbago, par exemple, on met d'abord le pôle positif sur les premières vertèbres dorsales, à droite ou à gauche des apophyses épineuses, et l'on promène le pôle négatif sur tous les muscles de la région sacro-lombaire. Après 5 ou 6 minutes de cette application, on laisse les deux pôles à la même place, pendant le même espace de temps, en maintenant le pôle positif toujours près de l'origine des nerfs, et le négatif sur la masse musculaire.

Rhumatisme articulaire.

Plusieurs auteurs ont obtenu de bons effets des courants continus dans le rhumatisme articulaire ; c'est même à cette influence salutaire des courants continus que Remak a donné le nom d'*effets catalytiques*.

Nous devons cependant faire observer que d'après nos observations personnelles, l'électricité réussit moins bien dans le rhumatisme articulaire que dans le rhumatisme musculaire, où ses effets sont vraiment souvent étonnants.

Néanmoins, pour augmenter la souplesse des articulations et pour diminuer le gonflement chronique, on agira directement sur l'articulation avec un courant d'une intensité aussi grande que cela sera possible. On diminuera la force du courant, s'il survenait des douleurs très vives et surtout s'il se produisait une poussée aiguë. Dans ce dernier cas, on devra même suspendre le traitement pendant quelque temps.

Une des actions les plus avantageuses des courants continus dans le rhumatisme articulaire est de diminuer et d'enlever les contracturies secondaires des muscles, ou de faire disparaître les atrophies musculaires qui si souvent apparaissent à la suite des lésions chroniques des articulations. Les séances ne doivent pas dépasser 10 à 12 minutes.

Le D' Brachet (d'Aix) a obtenu d'excellents résultats dans les cas anciens de rhumatisme chronique avec ankylose. Voici comment il procède : il commence par déterminer des mouvements dans l'articulation, et il fait ceux-ci aussi violents que possible, sans tenir compte de la douleur, puis il enlève les douleurs presque instantanément en électrisant fortement et jusqu'à rubéfaction intense, avec des courants continus, toute la surface cutanée qui entoure l'articulation.

Le D' Moncorvo (de Rio-de-Janeiro) a employé avec succès les courants continus dans le rhumatisme chronique noueux chez des enfants, et la guérison obtenue est d'autant plus remarquable que tous les autres agents thérapeutiques avaient échoué.

Nous croyons que les courants continus, dans ces affections, réussissent, toujours mieux chez les enfants que chez les adultes et surtout que chez les vieillards. Nous répétons ici ce que nous avons déjà eu l'occasion de signaler, c'est que, contrairement à ce que l'on croit généralement, les enfants supportent mieux et profitent plus des courants électriques que les personnes âgées. Nous avons bien rarement vu une excitation quelconque être provoquée chez des enfants par des courants électriques méthodiquement employés, et presque toujours ce traitement amène chez eux un effet salutaire, c'est-à-dire la sollicitation à une nutrition plus active, soit générale, soit locale.

Atrophie musculaire.

Dans l'atrophie musculaire simple qui résulte d'un défaut d'exercice, ou d'un commencement d'altération de nutrition dû au voisinage de régions enflammées, les courants induits, appliqués directement sur les muscles sont préférables aux courants continus. *C'est dans ces cas que les courants induits trouvent leur meilleure application.*

Il faut électriser chaque muscle séparément, et en même temps ne pas faire des interruptions trop rapides.

Dans les atrophies musculaires dont la cause première est une affection du système nerveux, soit central, soit périphérique, les courants continus sont au contraire plus avantageux.

On appliquera d'abord un courant descendant de 30 à 60 éléments sur la moelle, si l'atrophie est de cause centrale, ou sur le nerf du muscle atrophié, si cette atrophie est de cause périphérique. Après quelques minutes, on appliquera les rhéophores aux deux extrémités de chaque muscle, et l'on en déterminera la contraction par des interruptions plus ou moins nombreuses du courant. La durée de chaque séance sera de 12 à 15 minutes.

Le traitement mixte c'est-à-dire l'emploi dans la même séance des courants induits et des courants continus est d'ailleurs ce qui convient le mieux dans la plupart des atrophies musculaires.

On peut suivre les progrès de la force muscu-

laire au moyen des différents dynamomètres. Celui que nous préférons, et dont l'idée première appartient au professeur Axenfeld, est le suivant que
nous avons fait construire par M. Collin et qui pourrait s'appeler dynamomètre universel (fig. 90). Il se

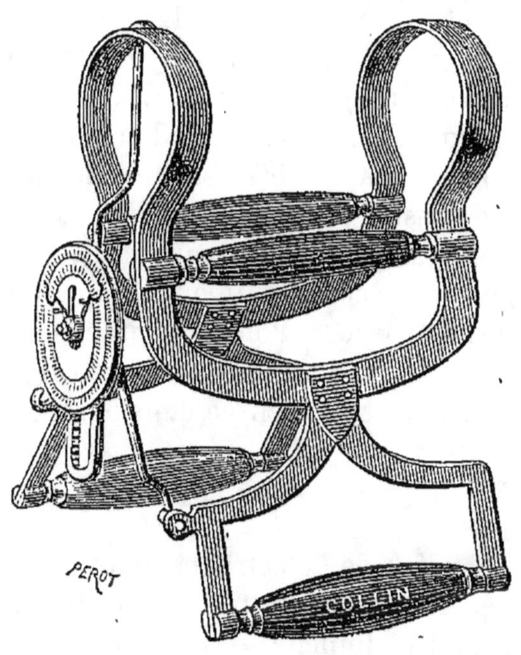

Fig. 90.

compose de deux doubles tiges qui sont reunies à
leur partie moyenne et à leur extrémité. La partie
moyenne sert à mesurer la force des muscles de la
main, comme cela a lieu dans les dynamomètres
ordinaires. Pour mesurer la force soit de l'avant-
bras, soit du bras, on place le dynamomètre sous

l'aisselle ou sur le pli du coude et on cherche à rapprocher les deux branches.

On peut de même mesurer la force des cuisses ; pour cela on place les deux branches entre les deux cuisses et l'on cherche à les rapprocher comme pour les bras. Pour mesurer la force des jambes et surtout des muscles qui fléchissent le cou-de-pied, il faut placer le dynamomètre à terre, et lui donner un point d'arrêt. Cela fait, on applique le pied sur la petite branche horizontale, et on la comprime, en ayant bien soin de ne pas lever le talon de dessus terre, car alors on agirait sur le dynamomètre par le poids du corps.

De plus, avec cet instrument, on peut mesurer la force des extenseurs. Pour cela on cherche à séparer les branches ; l'aiguille, dans ce cas, inscrit sur le cadran la force dépensée dans le sens du tirage.

Pied-bot.

L'application de l'électricité peut donner d'excellents résultats dans le traitement du pied-bot, en augmentant la tonicité des muscles trop faibles, dont le relâchement peut être considéré comme la principale cause de cette difformité.

Les déformations du pied à l'exception des cas où il y a une lésion osseuse ou articulaire, ont toujours pour cause une modification dans le fonctionnement des muscles du pied, soit qu'il y ait paralysie ou atrophie de certains muscles, soit qu'il y ait contracture. D'une manière générale, les con-

tractures sont plus rares que les atrophies et dépendent presque toujours d'af-
fections cérébrales.

M. J. Guérin a soutenu
que les déformations pro-
venaient surtout des con-
tractures, mais les cas dus
à des paralysies ou à des
parésies, sont bien plus
nombreux. Cette proposi-
tion de M. Guérin n'est vraie
que chez les malades qui
ont été atteints de méningite, d'hydrocéphalie, tandis que dans tous les au-
tres cas, il y a toujours au
moins au début (et comme
origine réelle de la défor-
mation) de la faiblesse d'un
ou de plusieurs muscles.
Comme l'a si bien démon-

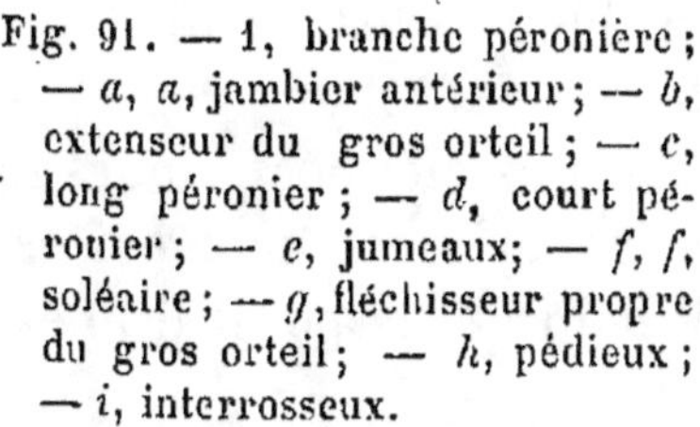

Fig. 91. — 1, branche péronière ;
— a, a, jambier antérieur ; — b,
extenseur du gros orteil ; — c,
long péronier ; — d, court péronier ; — e, jumeaux; — f, f,
soléaire ; — g, fléchisseur propre
du gros orteil ; — h, pédieux ;
— i, interrosseux.
Dans cette figure les traits et
les chiffres indiquent les régions où il faut placer les rhéophores
pour agir sur les nerfs; les points et les lettres indiquent les régions où il faut placer les rhéophores pour électriser les muscles.

tré Malgaigne, cette théorie a eu des conséquences déplorables, car on s'est mis à faire des ténotomies à propos de la moindre déviation et, la plupart du temps, au grand détriment des malades.

Il faut bien se garder de confondre la rétraction plus ou moins forte d'un groupe musculaire, rétraction qui survient à la longue par suite d'inertie musculaire, ou par suite d'affaiblissement des antagonistes, avec une vraie contracture. Cet état du muscle ne peut être amélioré que par une nutrition plus normale du membre.

Les muscles le plus souvent atteints sont le jambier, l'extenseur du gros orteil et les péroniers. On mettra donc les rhéophores des courants induits sur les points *a*, *a* (fig. 91) pour électriser le jambier, aux points *b*, *c* et *d* pour l'extenseur du gros orteil et pour les muscles péroniers. Autant que possible, il faut employer des courants à intermittences rares, bien mouiller la peau, et ne pas exciter les nerfs cutanés. Comme ces applications se font surtout chez les enfants, il est très important de ne pas déterminer d'excitation générale, et l'on est certain alors d'obtenir des résultats très avantageux.

Lorsque au contraire, les muscles postérieurs sont atteints, on mettra les rhéophores aux points *e*, *f*, *g*, en ayant toujours soin de ne point trop exciter ces muscles.

Avec les courants continus, qui doivent toujours être employés simultanément, on placera le pôle positif sur la branche nerveuse, au point 1, et même pendant une partie de la séance sur les vertèbres lombaires, et le pôle négatif sera mis sur les muscles atrophiés.

Il nous est impossible d'entrer ici dans la description de toutes les variétés de pieds-bots, mais d'une façon générale, on peut dire qu'à côté des appareils orthopédiques, le point principal du traitement de ces affections est de bien rechercher les muscles de la jambe qui sont affaiblis et de les soumettre fréquemment à l'électrisation par les deux espèces de courants électriques.

Dans les cas de contracture, il faudra cependant se servir presque exclusivement des courants continus ; l'intensité du courant variera suivant l'âge du malade et surtout suivant sa susceptibilité ; les enfants, nous l'avons déjà dit, supportent admirablement bien et sans excitation les courants continus assez intenses, pourvu qu'on ne fasse pas trop d'interruptions.

Déviation de la taille.

Les principales déviations de la taille, ou du moins les plus nombreuses, sont le résultat d'une faiblesse musculaire des muscles qui maintiennent le rachis. Nous ne parlons évidemment que des déviations qui se redressent facilement par la suspension, ou que l'on peut même modifier par la pression de la main. Ces déviations qui se rencontrent surtout chez des jeunes filles anémiques ou chez de jeunes garçons quand ils grandissent beaucoup, ou encore après une maladie générale, sont rapidement améliorées par l'électrisation des muscles du rachis, surtout si l'on peut en même temps fortifier l'état général.

On a attribué ces déviations presque uniquement aux attitudes scolaires. M. le D' Thorens a fait récemment sur ce sujet, à la Société d'hygiène pratique, un rapport très bien fait ; mais, malgré ses réserves, il exagère encore, comme la plupart des auteurs, cette influence. Elle n'agit, selon nous, que comme cause dirigeante et non comme cause réelle. Celle-ci est uniquement la faiblesse musculaire, et la preuve la plus convaincante est la fréquence de cette affection, dans une proportion énorme, en faveur des jeunes filles, et chez celles-ci en faveur de celles qui sont anémiques ou qui ont grandi rapidement. Les garçons écrivent plus et font même moins attention à leur attitude, et cependant les déviations sont rares chez eux, et lorsqu'elles existent, c'est principalement chez des garçons d'une organisation délicate ou affaiblie par une maladie générale.

Il faut employer les courants induits à interruptions rares, et les courants continus avec un nombre d'éléments assez considérable, mais avoir bien soin de choisir des piles à action chimique faible.

Atrophies consécutives aux affections articulaires.

Presque toutes les affections des articulations amènent consécutivement une atrophie des muscles environnants, mais ces atrophies se font pour ainsi dire d'après des règles fixes, que l'on peut résumer ainsi : *l'atrophie porte principalement sur le muscle extenseur qui est au-dessus de l'articulation lésée.* Ainsi pour l'articulation tibio-tarsienne, ce sont les péroniers et les jambiers qui sont atrophiés ; pour le genou, c'est le triceps ; pour l'articulation coxo-fémorale, ce sont les fessiers, etc.

Nous ferons remarquer, en passant, qu'on examine trop rarement les muscles fessiers, et que très souvent on ne s'aperçoit pas de leur atrophie alors que c'est là, la seule cause de la claudication ou de la faiblesse de la jambe. (Avec M. le professeur Guyon nous avons eu l'occasion d'observer quelques cas de ce genre très typiques) (1).

Chaque fois qu'il y a, ou qu'il y a eu une lésion articulaire quelconque il faut donc examiner les muscles qui avoisinent l'articulation, et cela surtout dans les cas qui paraissent les plus benins. C'est, en effet, principalement dans les entorses légères que ces atrophies surviennent, quoiqu'on puisse expliquer difficilement comment une lésion si petite, si passagère, à laquelle le malade dans le premier moment n'a souvent pas fait attention, peut amener une atrophie aussi rapide et aussi considérable.

Il faut électriser les muscles atrophiés avec des

______

(1) La coxalgie présente quelquefois des accidents tardifs après une guérison apparente de cette maladie, accidents qui font croire à une récidive qui n'existe réellement pas, et qui sont le résultat de l'atrophie des muscles fessiers (Verneuil). La parésie de ces muscles détermine une attitude vicieuse qu'augmente encore l'action du muscle psoas iliaque.

courants induits à interruptions rares pendant les premiers jours, et avec des courants continus avant et après les courants induits.

De la contractilité
comme moyen de diagnostic.

L'état de la contractilité musculaire permet souvent de préciser le diagnostic, et même quelquefois, c'est le seul moyen de l'établir d'une façon exacte.

On peut résumer les principales conditions sous les quatre propositions suivantes :

I. *Les courants induits donnent des contractions normales.*

Conclusion. — Dans ces conditions ni les muscles, ni les nerfs périphériques, ni la portion de la moelle d'où partent les nerfs qui se rendent aux muscles paralysés, ne sont lésés. Cette proposition sera confirmée si en même temps l'excitabilité des nerfs et des muscles est normale pour les courants continus.

Dans la plupart de ces cas, on sera en présence de paralysies de cause cérébrale. Si les contractions sont très prononcées par les courants induits et très faibles par les courants continus, tandis que la sensibilité farado-musculaire est atteinte en partie, on peut presque affirmer que la paralysie est de cause hystérique.

II. *La contractilité farado-musculaire est diminuée, et la contractilité galvano-musculaire est normale ou fort peu modifiée.*

Conclusion : — Le système nerveux seul est légèrement altéré, mais l'altération a été lente et incomplète ; les fibres musculaires n'ont encore éprouvé que des lésions partielles ou peu graves.

III. *La contractilité farado-musculaire est abolie, et la contractilité galvano-musculaire persiste et est même augmentée.*

Conclusion : — Destruction rapide des différentes espèces de filets nerveux, ou des cellules de la substance grise de la moelle.

Il faut bien se rappeler que la perte de la contractilité farado-musculaire implique toujours la destruction des éléments nerveux, mais que la fibre musculaire peut encore exister presque normale ; celle-ci, en effet, *ne se contracte sous l'influence des courants induits que par l'intermédiaire des nerfs.* C'est pour cela que nous avons donné à la contraction qui a lieu uniquement par les courants continus, le nom de *réaction idio-musculaire*, et que nous avons soutenu, malgré la grande autorité de Claude Bernard, que le *curare* n'agit que sur les *troncs nerveux moteurs* des membres et qu'il laisse intacts les centres nerveux et les plaques terminales.

Lorsque primitivement on n'a obtenu aucune contraction avec les courants induits, et qu'après quelque temps de traitement, les contractions, tout en restant abolies pour les courants induits, sont moins excitables pour les courants continus, c'est un signe favorable, qui indique que les nerfs es régénèrent et que la guérison peut avoir lieu.

IV. *La contractilité farado-musculaire et la contractilité galvano-musculaire sont toutes les deux abolies.*

Conclusion : — Destruction complète du système nerveux et du système musculaire.

Lorsqu'il y a eu une paralysie complète avec perte de la contractilité électro-musculaire, celle-ci persiste quelquefois ou du moins persiste avec des courants d'intensité ordinaire, alors même que les contractions volontaires ont reparu.

AFFECTIONS DES VOIES DIGESTIVES

Gastralgie.

Le mot de *gastralgie*, qui a servi à désigner des affections de l'estomac de natures très diverses, doit s'appliquer uniquement à un trouble nerveux des fonctions digestives, s'accompagnant de douleurs plus ou moins vives, sans qu'il ait été possible de constater aucune lésion organique de l'estomac.

L'application des courants continus dans le traitement de cette affection rend quelquefois de grands services. On placera le pôle positif au niveau des dernières vertèbres cervicales, et le pôle négatif sur le creux épigastrique, un peu au-dessous du point douloureux. On emploiera un courant de 20 à 30 éléments, et l'on pourra renouveler les séances tous les jours, pendant 6 à 8 minutes.

La faradisation cutanée sur le creux de l'estomac pourra également être employée avec avantage.

Dilatation de l'estomac (atonie des parois stomacales).

La dilatation de l'estomac peut être consécutive à des lésions organiques de ses parois, et dans ce

cas l'action de l'électricité ne saurait intervenir effi
cacement. Mais lorsque cette dilatation est le résultat d'une atonie ou d'une paralysie des fibres musculaires de ce viscère, ce mode de traitement devra
être appliqué de préférence, et il donnera des résultats que l'on ne saurait attendre des autres agents
thérapeutiques.

On placera le pôle positif sur la paroi abdominal
soulevée par la distension de l'organe, et le pôle
négatif en arrière, au niveau de la troisième vertèbre
dorsale. Après avoir fait ainsi passer pendant 5 à
6 minutes un courant de 30 éléments, on appliquera
l'un des pôles sur la grande courbure de l'estomac,
l'autre sur la petite courbure, et l'on imprimera au
courant quelques interruptions afin d'exciter la
contraction des parois de cet organe.

On devra également, dans ce dernier but, se servir d'un courant induit de moyenne intensité, et
n'ayant qu'une à deux interruptions par seconde.
Les tampons seront placés, l'un vers la partie
moyenne de l'abdomen, sous les fausses côtes, et
l'autre sur la même ligne, mais à gauche.

Les séances devront être renouvelées tous les
jours.

Vomissement nerveux.

Le vomissement nerveux, ou vomissement essentiel, est une affection caractérisée par des vomissements fréquents de mucosités et par le rejet des
aliments, sans que l'estomac soit le siège d'aucune
douleur ni d'aucune lésion. L'action sédative des

courants continus descendants pourra être employée ici avec avantage. On appliquera le pôle positif au niveau des dernières vertèbres cervicales, et le pôle négatif sur l'appendice xyphoïde. Le courant sera d'abord de faible intensité (12 à 15 éléments), mais on pourra augmenter progressivement le nombre des éléments jusqu'à 25 et 30. Les séances seront renouvelées tous les jours.

Entéralgie.

Dans le traitement de l'entéralgie on appliquera, comme pour la gastralgie, un courant continu descendant de 20 à 30 éléments, le pôle positif étant placé au niveau de la dixième vertèbre dorsale, et le pôle négatif sur l'abdomen, un peu au-dessous de l'ombilic.

Obstruction intestinale.

L'arrêt des matières fécales dans l'intestin peut tenir à deux causes : 1° à l'étranglement interne ou externe de cet organe ; 2° à sa dilatation.

1° ÉTRANGLEMENT INTESTINAL. — Lorsque l'étranglement est dû, en dehors de toute lésion, à la contraction spasmodique des fibres circulaires (étranglement nerveux), on appliquera un courant continu de 30 à 60 éléments, dirigé dans le sens des mouvements normaux du tube digestif, c'est-à-dire que l'on placera le pôle positif sur l'abdomen et le pôle négatif dans le rectum. On pourra, dans le même but, employer un courant induit, avec des interruptions très rapides.

Mais c'est le plus souvent dans les cas d'étranglement réel que l'on a recours à l'électricité et, quelquefois, on peut arriver à sauver, par ce procédé, des malades voués à une mort certaine. Dans ces cas, on électrise d'abord, pendant 3 à 4 minutes, les intestins avec des courants induits, et, autant que possible, en ne faisant que 2 interruptions par seconde, mais avec un courant très intense, et en plaçant un des rhéophores dans le rectum et l'autre sur le ventre. Puis, pendant le même espace de temps, on électrisera de la même façon avec des courants continus, en faisant quelques interruptions. Enfin on applique sur l'abdomen les rhéophores d'un fort courant continu. Deux ou trois séances par jour.

Dix minutes après l'électrisation, il est toujours utile de faire administrer un grand lavement aussi chaud que possible.

L'obstruction intestinale doit céder dans les vingt-quatre heures et, si elle persiste, il est préférable d'essayer alors des procédés chirurgicaux proprement dits.

2° DILATATION INTESTINALE. — Lorsque les fibres circulaires de l'intestin sont atteintes de paralysie, les parois de cet organe perdent leur tonicité et se laissent distendre par l'accumulation des matières fécales : les mouvements péristaltiques sont abolis, et l'on observe alors des symptômes de constipation opiniâtre. Pour rendre à ces fibres la tonicité qu'elles ont perdue, l'électricité est un moyen des plus utiles. En agissant, mais bien plus modérément, de la même manière que nous venons de l'indiquer dans le cas d'étranglement, on voit les contractions péristaltiques devenir plus actives, et lorsque les séances ont été renouvelées quelques fois, l'intestin recouvre souvent sa tonicité normale.

MALADIES
DES ORGANES GÉNITO-URINAIRES

Paralysie de la vessie.

Les courants induits et les courants continus ont été également employés dans la paralysie dè la vessie ; ces derniers ont donné les meilleurs avantages. Il y a deux modes d'application de ces courants :

1° Si le cathétérisme n'est pas douloureux, on introduit un des pôles dans la vessie (pôle négatif) au moyen d'une sonde contenant un conducteur métallique très souple ; l'autre pôle (pôle positif) est placé sur la colonne vertébrale. Il faut avoir soin d'injecter de l'eau dans la vessie avant d'établir le courant, afin d'empêcher toute action électrolytique sur un point de la paroi vésicale, et pour électriser, par l'intermédiaire du liquide, toute la surface interne de la vessie. Si la vessie renferme de l'urine, il est inutile d'injecter un liquide.

2° Dans les cas où le cathétérisme est douloureux on peut se dispenser d'introduire un des rhéophores dans la vessie, et l'on applique alors le pôle positif sur les dernières vertèbres dorsales, et le pôle négatif sur l'abdomen, immédiatement au-dessus du pubis. Puis on met le pôle positif sur le périnée, en maintenant le pôle négatif à la même place. Dans l'emploi des courants induits, il faut toujours mettre un des rhéophores dans la vessie.

Incontinence d'urine chez les enfants.

Chez les enfants qui perdent leur urine pendant le sommeil, l'électrisation de la partie inférieure de la moelle amène presque toujours une guéri-son radicale. On appliquera un courant descen-dant, de 15 à 40 éléments, suivant la force et la sensibilité du sujet. On comprend combien ce pro-cédé est avantageux surtout chez les enfants, où il est préférable de ne pas faire de cathétérisme.

L'emploi des courants induits est moins indiqué, mais on peut aussi les employer dans les cas où il y a surtout une faiblesse des muscles de la vessie. On applique un des pôles au périnée et l'autre sur le pubis et l'on fait passer un courant moyen pen-dant 2 à 3 minutes seulement. Avec les courants continus, on peut également, pendant la première partie de la séance, appliquer les tampons sur les mêmes régions.

Spasmes de la vessie et de l'urèthre.

L'influence des courants continus dans les spas-mes de la vessie et de l'urèthre est des plus re-

15.

marquables, et il est peu d'affections où leur emploi soit aussi utile.

Nous avons observé plusieurs cas dans lesquels les malades se plaignaient de pesanteur du côté de la vessie, d'envies fréquentes d'uriner, de ténesme, d'érections douloureuses pendant la nuit, et après fort peu de séances, tous ces phénomènes ont disparu presque complètement.

On applique le long de la colonne vertébrale un courant descendant de 30 à 50 éléments ; pendant quelques minutes, on peut également appliquer le pôle positif sur le périnée, et le pôle négatif sur le pubis, avec un courant de 15 à 30 éléments.

Il est évident que dans les cas où ces symptômes sont le résultat de lésions organiques, on ne peut obtenir de guérison durable, mais alors les courants continus peuvent rendre de vrais services au chirurgien, en calmant momentanément les spasmes, et en permettant une dilatation plus ou moins grande de la vessie.

Spermatorrhée.

Les courants continus nous ont donné dans plusieurs cas de spermatorrhée de très bons résultats. Nous appliquons d'abord un courant descendant sur la moelle ; puis, pendant quelques minutes, nous plaçons le pôle positif sur le périnée et le pôle négatif sur la région sacro-lombaire. Lorsqu'on n'obtient pas rapidement une amélioration par ce mode d'application, il faut introduire une petite sonde électrique, à laquelle on fait communiquer un des pôles, dans l'urèthre, et l'amener au voisinage des vésicules séminales. Courant de 12 à 18 éléments et d'une durée de 2 minutes. La meilleure sonde pour cette opération est la petite sonde exploratrice de M. Guyon (fig. 32).

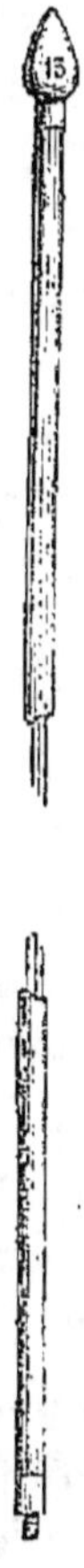

Presque toujours, et nous pouvons même dire toujours, car nous avons observé ce fait dans tous les cas que nous avons traités, il y a une sensation très vive au niveau des vésicules séminales. Cette sensation offre même l'avantage de bien savoir l'endroit précis où il convient de maintenir la petite olive métallique.

Après 2 ou 3 séances, on obtient en général une amélioration dont le premier effet est de diminuer la sensibilité de cette région.

Hypertrophie de la prostate.

Dans l'hypertrophie proprement dite de la prostate, l'application de l'électricité ne nous a pas donné de résultat bien satisfaisant. Mais il n'en est pas de même lorsque cette hypertrophie est consécutive à une prostatite aiguë, ou à un récent engorgement de cet organe. Dans ces cas les courants électriques, agissant sur la circulation, peuvent amener le

Fig. 92.

dégorgement et ramener la prostate à son volume normal. Il faut, dans ce cas, commencer par l'emploi des courants induits, en introduisant une sonde dans le rectum, et en faisant passer un courant modéré et d'une durée de 2 à 3 minutes. Un peu plus tard, ou dès la première fois s'il existe des spasmes, il faut employer les courants continus, soit en introduisant également le pôle positif dans le rectum, soit en le plaçant sur le périnée et le pôle négatif sur le pubis.

Faiblesse génitale.

L'électricité est employée sous ses deux formes de courants induits et de courants continus.

1° Avec les courants induits, le meilleur procédé est la faradisation avec le pinceau métallique des parties génitales. Comme souvent il existe en même temps de l'anesthésie ou du moins une diminution de la sensibilité, ce procédé a l'avantage de ramener la sensibilité en même temps qu'il stimule la circulation.

On peut également introduire un des pôles dans le rectum au niveau des vésicules séminales et placer l'autre à l'extérieur. Avec ce dernier procédé et en employant des courants rares, on détermine quelquefois des érections pendant la séance.

2° Avec les courants continus, selon les cas, on place le pôle positif sur le périnée et le pôle négatif sur la colonne vertébrale au niveau des dernières vertèbres dorsales. Courant de 30 à 60 éléments.

Ou bien, on met le pôle négatif sur la base de la verge, et l'on promène lentement le pôle positif le long de la colonne vertébrale, en commençant par les vertèbres cervicales.

Aménorrhée. — Dysménorrhée.

Les courants continus ont une action des plus manifestes sur l'écoulement menstruel. Dans un grand nombre de cas où nous électrisions avec ces courants des malades atteintes d'autres affections, nous avons été frappé de l'augmentation de l'écoulement menstruel qui survenait presque toujours chez ces femmes. Chez une jeune fille chlorotique, et qui depuis cinq mois n'avait plus eu ses règles, nous avons ramené la menstruation au bout de six séances d'électrisation. Récemment, chez une jeune femme de 27 ans, qui n'avait jamais été réglée, nous avons pu faire revenir un léger écoulement menstruel.

Il faut non seulement agir, dans ces cas, du côté des ovaires, en mettant le pôle positif sur les vertèbres lombaires et le pôle négatif sur l'abdomen (30 à 46 éléments), mais surtout électriser les centres vaso-moteurs et principalement la région médullaire cervicale.

Dans les congestions de l'ovaire qui précèdent l'apparition des règles, on obtient également de bons résultats. Il faut commencer en général le traitement 8 à 10 jours avant l'époque de la menstruation, en plaçant le pôle négatif sur le bas-ventre et le pôle positif sur la colonne vertébrale. Chez les jeunes filles chlorotiques ce procédé est quelquefois très avantageux.

Flexions utérines.

Plusieurs médecins ont employé l'électricité pour redresser les flexions utérines. On applique un des pôles d'un courant induit un peu au-dessus de la symphyse pubienne et l'autre est placé dans le cul-de-sac antérieur, dans les cas de flexion en arrière, et dans le cul-de-sac postérieur, s'il s'agit d'une flexion en avant.

L'électrisation ainsi pratiquée peut rendre aux fibres musculaires leur tonicité normale et corriger quelquefois des déformations déjà anciennes.

Dans les engorgements de la matrice et dans les troubles de la circulation, les courants continus peuvent rendre de grands services ; mais nous n'avons jamais eu de résultats bien sérieux dans les cas de flexion proprement dite.

Atonie de la matrice dans certains cas d'accouchements.

L'électricité a été employée par plusieurs médecins pour déterminer et augmenter les contractions de la matrice dans les cas d'inertie de l'utérus où l'on a l'habitude d'administrer le seigle ergoté.

On applique les rhéophores, soit de chaque côté de la région lombaire, ou mieux un pôle au niveau de la dernière vertèbre lombaire et l'autre pôle sur l'abdomen, un peu au-dessus de l'ombilic. On emploie généralement, dans ces cas-là, un courant induit de moyenne intensité.

L'électricité ainsi employée offrirait sur le seigle ergoté de grands avantages : elle provoque instantanément les contractions, tandis que le seigle ergoté n'agit qu'au bout d'un temps plus ou moins long ; ces contractions sont plus énergiques et agissent plus efficacement pour l'expulsion du fœtus, tandis que celles déterminées par le seigle ergoté sont moins naturelles et amènent souvent une contracture qui met la vie de l'enfant en danger.

Dans un cas, où les douleurs utérines proprement dites faisaient défaut et où la parturiante se plaignait de douleurs vives dans les reins, nous avons vu, en effet, celles-ci disparaître rapidement sous l'influence d'un courant continu de 42 éléments, et les contractions expulsives commencer aussitôt.

On peut encore employer l'électricité conjointement avec d'autres moyens thérapeutiques ou bien alors que la faiblesse de la mère ou les vomissements empêchent l'absorption de tout médicament.

Les courants électriques ont été également employés dans les accouchements prématurés ; mais il est bon de dilater d'abord le col de la matrice, soit par le moyen d'une sonde, soit par l'éponge préparée. L'application des courants électriques provoque alors très rapidement les contractions et leur donne tout de suite une marche normale.

Enfin, la faradisation paraît diminuer l'écoulement lochial.

Tumeurs fibreuses de l'utérus.

Dans beaucoup de cas de tumeurs fibreuses de la matrice, l'application des courants continus est très favorable. Nous ne dirons pas, comme on l'a prétendu, que ce traitement guérit ou fait disparaître les tumeurs fibreuses, ce serait de l'exagération ; car nous n'avons jamais eu un résultat aussi radical, mais chez plusieurs malades nous avons obtenu une amélioration considérable.

Sous l'influence du traitement, la tumeur diminue plus ou moins, mais ce sont surtout les phénomènes de dyspnée, d'embarras intestinaux, de prostration, etc., qui sont amendés. De plus, et on conçoit combien cela est important, les pertes sanguines sont diminuées et même arrêtées. C'est là, croyons-nous, le point important, car ce sont les pertes surtout qui affaiblissent les malades et qui constituent le danger réel de cette affection.

Chaque médecin a pour ainsi dire indiqué un procédé opératoire différent. Les uns, comme le docteur A. Martin, insistent sur l'importance de faire des interruptions alternatives, les autres sur la nécessité de mettre un des rhéophores sur le col de la matrice, etc. Nous croyons avec M. Courty que des intermittences régulières sont utiles, mais il ne faut pas exagérer l'importance et la nécessité de ces modes d'application, car ils doivent varier selon les cas, et ils n'ont rien d'absolu.

Chez quelques malades même, il est préférable de ne pas porter un des rhéophores sur le col de la matrice, et de le maintenir sur l'abdomen. Dans ce cas, on se contente d'avoir des tampons assez larges, qu'on place au niveau de la tumeur, et en employant un courant avec un grand nombre d'éléments. On doit agir avec un minimum de 40 éléments à sulfate de cuivre, et nous avons employé jusqu'à 80 de nos éléments.

L'application des rhéophores sur l'abdomen, le métal étant directement en contact avec la peau, est le moyen le plus actif, car non seulement on agit ainsi par le courant électrique proprement dit, mais de plus on détermine par les petites eschares qui se produisent forcément une action révulsive très prononcée. Ce procédé est très douloureux, et il ne peut être employé que pendant quelques minutes.

MALADIES DU CŒUR ET DES VOIES RESPIRATOIRES

Palpitations nerveuses.

Les palpitations nerveuses sont le plus souvent symptomatiques de la chlorose, et dépendent, par conséquent, du traitement général que l'on oppose à cette affection. Toutefois, lorsque ces palpitations sont trop violentes, on peut les calmer quelquefois par l'emploi des courants continus.

Pour cela, on électrise le pneumogastrique, au moyen d'un faible courant descendant (10 à 15 éléments), en plaçant le pôle positif à la nuque, et le pôle négatif dans la région précordiale. Chaque séance ne devra pas durer plus de 3 à 5 minutes. Dès la première séance, le malade ressent presque toujours une amélioration très notable, et il suffit généralement de cinq à six électrisations pour obtenir un soulagement assez considérable.

Affections organiques du cœur.

Quelques médecins ont employé l'électrothérapie dans les affections organiques du cœur. Dans ces cas, la guérison ne peut évidemment jamais être complète, mais le malade éprouve un soulagement très notable, la respiration devient moins fréquente et moins haletante, et les battements du cœur plus réguliers.

Les courants induits seront appliqués sur la région précordiale. On pourra même, si l'on ne fait qu'une à deux interruptions par seconde, les faire agir sur le pneumogastrique. Nous avons, chez plusieurs malades atteints d'affections cardiaques, électrisé ce nerf avec des courants induits à deux secousses par seconde, sans jamais avoir le moindre accident.

Avec les courants continus, on emploiera toujours un courant de moyenne intensité et de courte durée, que l'on pourra répéter tous les jours.

Nous connaissons quelques malades atteints d'affections cardiaques, qui ne voyagent jamais sans avoir avec eux un appareil à courants continus. Au moment de leurs crises, ils éprouvent un soulagement très considérable par l'emploi de ces courants.

Asphyxie et syncope.

Les procédés d'électrisation employés dans les cas d'asphyxie et de syncope varient suivant la nature des courants électriques.

1º DE L'EMPLOI DES COURANTS INDUITS. — Le meilleur mode d'emploi des courants induits est la faradisation du nerf phrénique, afin de provoquer une respiration artificielle. Le courant doit être fort, mais supportable. Les deux rhéophores sont placés de chaque côté, à la partie inférieure du cou, entre le scalène antérieur et le côté externe du sterno-cléido-mastoïdien. Le passage du courant doit avoir une durée de deux secondes environ. L'expiration peut être facilitée par une pression large et énergique sur le thorax.

Ce procédé, toutefois, est très dangereux entre des mains inhabiles ou peu familiarisées avec le manuel opératoire.

Un autre procédé d'électrisation par les courants induits consiste à pratiquer la faradisation cutanée de la région précordiale qui réagit sur les points des centres nerveux qui président à l'innervation de la respiration et de la circulation cardiaque.

Pour cela, on applique sur le mamelon gauche l'extrémité métallique de l'un des conducteurs d'un courant induit à intermittences rapides, pendant que l'on promène l'autre conducteur au niveau de la pointe du cœur.

Le même procédé peut être employé pour les nouveau-nés à l'état de mort apparente, et il est en même temps avantageux de les plonger dans un bain très chaud pendant les intervalles d'électrisation.

2° DE L'EMPLOI DES COURANTS CONTINUS. — Il résulte des nombreuses expériences auxquelles nous nous sommes livré, et que nous avons rapportées ailleurs [1], que les courants continus agis-

---

1. *Traité d'Électricité médicale*, par Onimus et Legros. Paris, 1872.

sent d'une manière plus efficace que les courants induits sur le retour des mouvements cardiaques et des mouvements respiratoires dans les cas d'asphyxie par le chloroforme ou par d'autres anesthésiques, et surtout dans les cas de syncope qui succèdent à une perte de sang abondante. Ces courants ont, en outre, le grand avantage de ne présenter aucun danger dans leur emploi, et de ne point produire ces arrêts du cœur si souvent occasionnés par l'application d'un courant induit, même de moyenne intensité.

La méthode opératoire consiste à électriser tout le corps, en plaçant le pôle positif dans le rectum et le pôle négatif dans la bouche. Le courant, d'une intensité moyenne (20 à 40 éléments), doit passer d'une façon continue, jusqu'à ce que la respiration soit complètement rétablie. Avec un courant plus intense, il est inutile de mettre les pôles soit dans le rectum, soit dans la bouche ; on les place, l'un sur le cou, et l'autre sur la région précordiale. On ne doit jamais retirer les rhéophores avant que la respiration ne soit tout à fait normale, car si on les enlève trop tôt, les mouvements respiratoires s'affaiblissent et disparaissent complètement et pour toujours.

De l'emploi de l'électricité pour constater la mort réelle.

Les courants électriques sont, de tous les moyens dont on dispose, les plus efficaces et les plus sûrs pour s'assurer de la mort réelle.

En effet, dès que les muscles ne se contractent ni par les courants induits, ni par les courants continus, on peut affirmer que la mort est réelle et même qu'elle a eu lieu il y a plusieurs heures.

Après la mort, la contractilité électro-musculaire présente une série de phénomènes qui permettent de reconnaître à combien d'heures remonte la mort.

Ainsi, immédiatement après la mort, l'excitant le meilleur et le plus énergique est formé par les courants induits ; puis, à mesure que ceux-ci perdent de leur influence, les courants continus ont une action plus marquée, et à un moment même qui est variable selon les circonstances et selon les muscles que l'on examine, ils sont les seuls qui déterminent encore une contraction.

Lorsqu'à travers les téguments on n'obtient plus de contractions avec les courants électriques, on parvient encore à réveiller la contractilité en appliquant directement les rhéophores sur la substance musculaire mise à nu. Mais en ce moment la forme de la contraction se modifie, elle se rapproche de la contraction des fibres lisses, et ressemble à une lamelle de caoutchouc qu'on laisserait lentement revenir sur elle-même. Enfin, 8 à 10 heures après la mort, on ne détermine plus qu'un léger soulèvement de la masse musculaire aux seuls points d'application des rhéophores.

Mais il y a plus, l'emploi de l'électricité, dans ces cas, non seulement permet de constater la

mort réelle, et donne des renseignements précis
sur l'époque de la mort, mais, dans les cas de mort
apparente, elle sert, plus qu'aucun autre moyen,
à rétablir les fonctions du cœur et celles de la respiration, momentanément suspendues.

Les procédés opératoires sont les mêmes que
dans les cas de syncope ou d'asphyxie. Avec les
courants continus on agira du côté du bulbe et
du pneumo-gastrique, tandis qu'avec les courants
induits on stimulera par action réflexe les centres
nerveux, en promenant les rhéophores sur la
région précordiale ou sur le creux de l'estomac.
On se sert des rhéophores métalliques, pleins,
cylindriques, ou olivaires, la forme n'y fait rien, et
si l'on veut déterminer une action plus vive en un
point, on laisse en place le rhéophore olivaire, la
pointe dirigée sur la peau, et on promène l'autre
rhéophore sur les parties voisines.

AFFECTIONS OCULAIRES

Ptosis de la paupière supérieure.

Le plus souvent, cette paralysie est consécutive à une affection des nerfs de la troisième paire cervicale, et s'accompagne de paralysie d'un ou plusieurs muscles moteurs de l'œil ou de mydriase.

L'emploi des courants continus est, dans cette affection, incomparablement préférable à celui des courants induits, d'autant plus qu'il faut toujours éviter d'employer les courants induits dans les affections oculaires, car trop souvent on a vu le nerf optique être atteint d'une façon grave, par ce genre d'électrisation.

On appliquera le pôle positif sur la paupière et le pôle négatif sur le ganglion cervical supérieur, au-dessous de l'apophyse mastoïde ; le courant employé sera d'une intensité assez faible (12 à 14 éléments). On aura soin d'éviter les interruptions.

On peut quelquefois mettre les deux rhéophores sur la paupière.

**Paralysie des muscles moteurs de l'œil. — Diplopie. —
Parésie de l'accommodation. — Mydriase.**

Ces affections étant dues à une lésion des nerfs
ou des branches nerveuses de la troisième paire,
on appliquera les courants continus comme nous
l'avons dit dans les cas de ptosis.

**Troubles du corps vitré. — Occlusion de la pupille. —
Synéchies.**

L'application des courants continus a une très
heureuse influence sur la résorption des troubles
du corps vitré, ainsi que sur celle des synéchies
consécutives aux iritis, et qui amènent une occlusion plus ou moins complète du champ pupillaire.
Pour obtenir ce résultat, on agit directement sur
la circulation encéphalique, soit en plaçant le pôle
positif sur l'œil et le pôle négatif sur le ganglion
cervical supérieur du même côté, soit en plaçant
les deux rhéophores au niveau des ganglions cervicaux. On emploiera 10 à 12 éléments, et chaque
séance durera 8 à 12 minutes.

On peut également (procédé Lefort) laisser les
rhéophores en place pendant plusieurs heures avec
un courant de 2 à 4 éléments.

Atrophie du nerf optique.

Lorsque cette affection présente les caractères de
l'atrophie *grise*, et n'est, par conséquent, qu'un

symptôme d'une affection générale du système nerveux spinal telle que l'ataxie locomotrice progressive, on applique sur la moelle un courant ascendant, comme nous l'avons vu dans le traitement de cette affection. Mais en même temps il faut insister beaucoup plus sur l'électrisation de la moelle cervicale.

Si l'atrophie est *blanche*, et si elle est due à une lésion de nutrition, ou bien si elle est consécutive à une névro-rétinite, c'est uniquement sur la circulation encéphalique que l'on devra agir en électrisant les ganglions cervicaux supérieurs comme dans le cas de troubles du corps vitré. On arrêtera ainsi le plus souvent la marche progressive de l'atrophie, et dans des cas assez nombreux, on obtiendra une amélioration très notable, sinon une guérison complète.

Dans l'électrisation du nerf optique, il faut absolument se garder d'employer un courant trop fort, et de provoquer des phosphènes. Nous avons vu plusieurs malades atteints d'atrophie de la pupille, et chez lesquels l'atrophie a fait des progrès rapides pendant que dans les cliniques ophtalmologiques, ou chez eux, on les électrisait un peu à tort et à travers ; tandis que ces mêmes malades ont eu, entre nos mains, un arrêt de l'affection et même une légère amélioration.

Nous avons toujours, dans ces cas, employé un courant à action chimique faible, de 12 à 18 éléments sur les ganglions cervicaux, et de 8 à 12 éléments à travers la tête, le pôle positif placé sur

l'arcade oculaire ; mais nous avons fait bien attention à ne pas déterminer la moindre interruption,
et malgré la sollicitation des malades, jamais nous
n'avons voulu consentir à augmenter la force et la
durée du courant. Avant d'observer strictement
cette règle, nous avons presque constamment vu
une aggravation succéder à des courants plus intenses ou employés avec des interruptions.

DE L'ÉPOQUE A LAQUELLE IL CONVIENT D'EMPLOYER L'ÉLECTRICITÉ.

Selon les maladies, il est évidemment important d'employer les courants électriques à certaines périodes de préférence à d'autres, mais il est difficile de donner une règle générale pouvant se rapporter à toutes les affections.

Cependant pour les courants induits, qui ont leur action tout indiquée dans les atrophies musculaires, nous les proscrivons complètement lorsque le muscle est dans une période inflammatoire, au début des atrophies de cause traumatique, ou même des atrophies de cause réflexe.

Pour la même raison, nous croyons qu'il est mauvais à ces différentes périodes d'employer les massages violents et fréquents. Nous avons, en effet, observé assez souvent que, dans ces conditions, les massages, loin d'être utiles, augmentent rapidement les altérations musculaires. Tous ces agents si utiles doivent dans ces cas être abandonnés ou au moins être employés avec modération, et l'aphorisme d'Hippocrate est très vrai. « La belle santé des athlètes n'est pas sûre. » Galien également s'élève contre l'abus des exercices corporels et l'excès des massages. Les remarques de ces médecins sont d'autant plus importantes qu'ils vivaient dans un temps où tous les exercices musculaires étaient en grand honneur.

Les courants induits comme révulsifs ne doivent pas être employés pendant un temps trop long, et il faut en bien surveiller l'emploi chez les malades très excitables. Nous avons vu ces courants déterminer ainsi la première vraie crise d'hystérie chez une jeune fille hystérique, qui avait des troubles de la sensibilité. La faradisation cutanée pratiquée trois fois déjà, mais avec modération, avait amené un peu d'amélioration, et encouragé par ce résultat, nous avions cru utile d'insister sur ce mode de traitement. Dans ce but, nous avions augmenté la force du courant, et à la grande terreur des parents, la jeune fille pendant cette séance fut prise d'étourdissements, de suffocation, puis elle eut une vraie crise avec sanglots, constriction à la gorge, mouvements désordonnés, etc.

Au moment des règles, nous ne croyons pas qu'il soit nuisible de continuer l'électrisation, cela est même utile dans certains cas, mais par prudence il est préférable de suspendre presque toujours l'électrisation. Il faut bien se rappeler que tout ce qui peut arriver de fâcheux dans une maladie est mis sur le compte de l'électricité. Ainsi nous avons quelquefois fait l'expérience de ne faire passer aucun courant, mais avec le simulacre de l'électrisation, et cependant des malades même non hystériques accusaient les sensations les plus bizarres et même les plus terribles. Dans aucun mode de traitement, l'imagination ne joue un rôle aussi considérable que dans l'électrothérapie, et cela surtout dans ces dernières années où les expériences faites avec les aimants, etc., sont venues comme réveiller les tendances au merveilleux. C'est pourquoi, d'une façon générale, nous conseillons aux praticiens dans leur clientèle de ville de cesser le traitement électrique dès qu'il survient quelque complication.

Une question très importante est celle des applications électriques dans les périodes aiguës. Faut-il faire ces applications dès le début des affections ou faut-il attendre que tous les symptômes aigus aient disparu ?

Règle générale, quelle que soit la maladie, il faut bien se garder d'employer n'importe quelle forme d'électricité lorsqu'il y a un mouvement fébrile prononcé. Cela est encore bien plus vrai pour les crises aiguës dans les affections chroniques, que pour les maladies aiguës proprement dites. Ainsi dans l'ataxie locomotrice, dans l'atrophie musculaire progressive, dans les poussées congestives des myélites, etc., il faut absolument suspendre momentanément le traitement, tandis que dans les neurites, dans les rhumatismes musculaires, et surtout dans des affections graves telles que le tétanos, etc., l'emploi de l'électricité est utile et offre peu d'inconvénients.

De ce qu'on ne doit pas intervenir, la plupart du temps, dans les affections aiguës, il ne faudrait pas en conclure cependant qu'on doive reculer l'emploi des courants électriques jusqu'à une période où l'affection est absolument chronique. C'est là une tendance assez commune, et qui tient surtout à ce que les règles données pour l'électrothérapie l'ont été pendant longtemps uniquement pour l'emploi des courants induits.

C'est ainsi que l'on attend toujours trop longtemps dans certaines affections où, dès les premiers jours, l'emploi des courants continus est utile et peut surtout à cette période modifier favorablement la marche de la maladie. Dans la paralysie atrophique de l'enfance par exemple, il est d'une importance capitale d'employer dès les premiers jours des courants continus. Nous en dirons autant pour les hémorrhagies cérébrales, où il est plus avantageux et plus rationnel de ne pas attendre que les désordres consécutifs aux lésions se soient pour ainsi dire consolidés.

Nous choisirons surtout ces deux maladies parce qu'elles sont typiques, et que c'est surtout pour elles qu'on redoute une intervention prématurée. Eh bien ! nous sommes persuadé qu'on a beaucoup plus de chance d'améliorer ces états si graves, lorsque dès les cinq premiers jours on fait passer à travers les éléments nerveux un courant continu, modéré et de courte durée. Pour les cas d'hémiplégie, par exemple, nous appliquons le pôle positif sur le front du côté opposé à la paralysie, et le pôle négatif du même côté sur la nuque ou sur le ganglion cervical supérieur. Il n'y a dans cette pratique absolument aucun danger, à la condition qu'on ne se serve que de piles ayant une action chimique très faible, et surtout à la condition qu'on ne fasse aucune interruption. Pour cela, comme on doit le faire toujours, quand on électrise le cerveau, ou le ganglion cervical supérieur, il faut faire glisser lentement les tampons sur la peau, et quand on les enlève il est toujours préférable d'employer le procédé suivant : on laisse le pôle négatif solidement appuyé en place, et on amène peu à peu le pôle positif vers la racine des cheveux. Comme le tampon arrive ainsi en contact avec des parties de moins en moins conductrices, le courant diminue insensiblement, et jamais, dans ces conditions, il n'y a ni phosphènes, ni étourdissements, ni, en un mot, aucun inconvénient.

Il faut que les séances soient courtes, car on ne doit se proposer que de modifier et de régulariser la circulation dans les parties atteintes, en même temps qu'on favorise la résorption en stimulant la nutrition.

Dans les paralysies faciales, il est tellement important d'agir de bonne heure, que soit hasard, soit parce que réellement cela est très avantageux, nous n'avons jamais vu de paralysie faciale qui, soignée dès le troisième ou quatrième jour, n'ait été guérie en deux ou trois semaines ; tandis qu'il faut souvent des mois pour les autres cas.

En résumé, ce n'est que lorsqu'il y a fièvre qu'il faut absolument cesser toute application électrique ; c'est là le vrai critérium, et le seul empêchement sérieux ; mais en dehors de cela, plus tôt on se sert, selon les cas, de courants continus, ou même de courants induits, plus on a de chance d'amélioration et quelquefois même de guérison.

Enfin, comme nous l'avons dit sous une autre forme dans la préface, c'est également en thérapeutique qu'il faut être *opportuniste*, et surtout en thérapeutique électrique. Il est mauvais de vouloir forcer les choses, et souvent à un moment donné on guérit rapidement des affections qui n'offraient aucune amélioration quelques semaines auparavant, et qu'on exaspérait presque par le traitement. Aussi, dès qu'une affection et surtout une affection organique n'est point modifiée au bout de 8 à 10 séances, il est préférable de suspendre complètement le traitement pendant une série de jours ou même de semaines. Il faut en électrothérapie, comme dans tous les moyens thérapeutiques, avoir présent à l'esprit cet aphorisme : Il n'y a pas de maladies, il y a des malades.

APPLICATIONS CHIRURGICALES

DE L'ÉLECTRICITÉ

ÉLECTROLYSE

Les actions chimiques que produisent les courants électriques consistent principalement dans des décompositions; c'est ce qu'on appelle *électrolysation* ou *électrolyse*. Dans la décomposition des sels, l'acide se rend au pôle positif avec l'oxygène de l'eau décomposée, et la base au pôle négatif avec l'hydrogène.

Sur les tissus vivants, on observe du côté de l'électrode positive une eschare dure, rougissant le papier de tournesol; à l'électrode négative, l'eschare est molle, et comme elle est produite par les alcalis, elle bleuit le papier de tournesol rougi par un acide.

Ces actions électrolytiques des courants peuvent donc être utilisées, chaque fois que l'on veut déterminer une eschare dans les tissus profonds, ou que

l'on veut désorganiser certains tissus pathologiques.

C'est ainsi que plusieurs chirurgiens (Broca, Ciniselli, Nélaton, etc.) ont employé l'électrolyse avec
succès pour détruire des névromes, des tumeurs
érectiles, des polypes naso-pharyngiens, des rétrécissements, etc. Les appareils employés pour cet
usage sont assez variés et leur différence porte soit
sur la source d'électricité, soit sur les électrodes que
l'on peut employer.

Des appareils electrolytiques.

PILE. — Nous ne reviendrons pas sur la description des diverses piles que l'on peut employer pour
l'électrolyse. Contentons-nous de dire que les plus
usitées sont celles au bisulfate de mercure, les piles
de Bunsen, la pile au chlorure d'argent, etc.

Ces piles ont incontestablement une action chimique très énergique, et donnent une cautérisation
assez prompte ; mais souvent il y a avantage à employer un courant ayant un peu moins d'action chimique et une tension plus considérable. Le choix
de l'appareil dépend donc beaucoup du résultat
que l'on veut obtenir ; lorsqu'on désire déterminer
une destruction chimique rapide et considérable,
il faut prendre la pile au sulfate de mercure, la
pile de Bunsen ou celle de Grenet, et alors il suffit
d'employer 4 à 5 éléments. Lorsqu'au contraire on
veut en même temps déterminer un effet résolutif
et fondant, il est préférable d'employer un courant

provenant de piles ayant une action chimique moins considérable, mais pouvant être employées en plus grand nombre; c'est ainsi qu'on pourra agir avec 30 à 40 petits éléments au sulfate de cuivre. Récemment, nous avons fait disparaître un lipome assez volumineux, situé sur la face, en y enfonçant des aiguilles communiquant avec 30 éléments de notre appareil à courant continu. L'action chimique proprement dite a été assez faible, mais dès la troisième séance il s'est écoulé de la tumeur, pendant deux jours, un liquide huileux, résultat de la transformation des cellules adipeuses, et la tumeur s'est ainsi vidée complètement. Il a suffi de quatre séances, assez courtes et peu douloureuses, pour que toute cette tumeur, qui était de la grosseur d'un gros œuf, fût complètement dissipée et se fût pour ainsi dire écoulée sous forme de liquide graisseux. Dans ce cas, l'électricité a non seulement agi comme caustique, mais comme modificateur des tissus, et dans bien des conditions il est utile de rechercher cette influence.

L'appareil de M. Gaiffe au chlorure d'argent est très commode pour les opérations électrolytiques. Nous en avons déjà donné la description (appareils à courants continus), et pour augmenter l'action électrolytique, il suffit d'augmenter la grandeur des pinces.

M. Trouvé a également construit un appareil portatif (fig. 76) pour produire l'électrolyse. Il se compose : 1° d'une batterie de 20 à 30 couples zinc et charbon ; 2° d'un collecteur A, placé au-dessus de la batterie et destiné à en régler les effets ; 3° d'un galvanomètre B, pour indiquer le passage du courant.

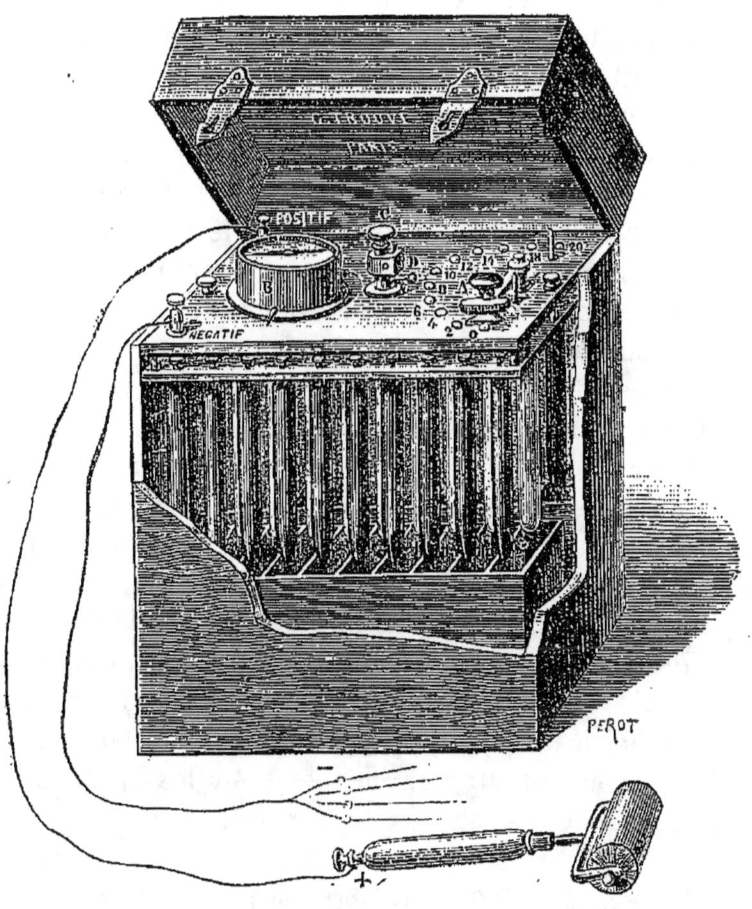

Fig. 93.

Les couples de la batterie ont la forme de crayons, ce qui permet de les remplacer facilement ; ils sont fixés et rangés sous la plaque d'ébonite qui porte le collecteur.

Au-dessous de la batterie se trouvent deux cuves composées chacune de 10 ou 15 compartiments, dans chacun desquels plongent les couples lorsque la batterie est en fonction. Ces deux cuves reposent sur un plateau au-dessous des éléments ; celui-ci s'élève ou s'abaisse à volonté au moyen d'une crémaillère à cliquet C, D, ce qui permet de produire ou de suspendre instantanément le courant.

Le liquide excitateur est une dissolution plus ou moins concentrée de bisulfate de mercure, suivant les effets que l'on veut obtenir.

Ce sont des piles de ce genre que les fabricants allemands construisent pour l'emploi médical de courants continus et, comme nous l'avons déjà fait remarquer, c'est une grande erreur d'employer des piles ayant une action chimique si considérable pour l'électrisation des centres nerveux ou des muscles. Nous ne pouvons assez le répéter, une pile n'est bonne pour les usages médicaux que lorsqu'elle a peu de quantité, et c'est à peine si elle doit faire marcher un appareil induit. Par contre elles peuvent être employées pour les opérations électrolytiques.

Pile électrique Onimus fabriquée par M. Mangenot.

En remplaçant le vase poreux par du papier-parchemin et en modifiant la disposition des métaux, nous sommes arrivé à donner à la pile au

sulfate de cuivre une intensité très considérable
et plus que suffisante pour toutes les opérations
électrolytiques. M. Mangenot vient de disposer cette
pile pour l'usage médical et surtout chirurgical; cet

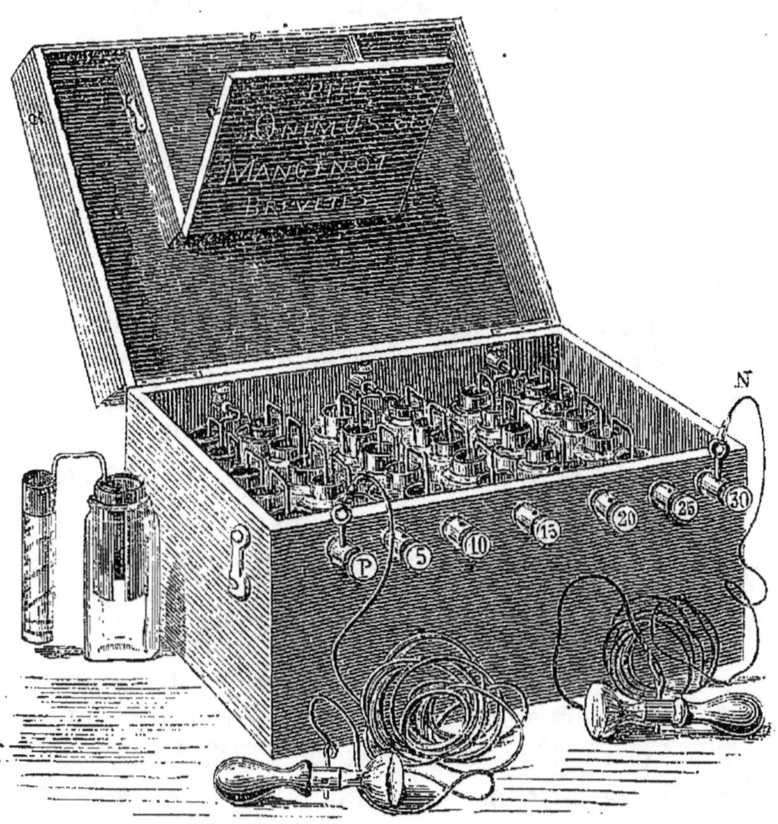

Fig 94.

appareil est des plus commodes à manier et est fort
peu coûteux.

La pile (fig. 94) se compose d'un vase extérieur en
verre renfermant un cylindre de zinc ; dans le milieu

du cylindre en zinc, le vase poreux est remplacé par un tube en papier parchemin (inaltérable) fermé à sa base, et dans lequel, touchant aux parois intérieures de ce vase et se prolongeant jusqu'à son orifice, est placée une spirale en cuivre rouge ; l'intérieur de ce vase poreux est aux trois quarts rempli de morceaux de grès concassé servant à tenir en suspension les cristaux de sulfate de cuivre ; l'espace libre entre le grès et le haut du vase est destiné à recevoir les cristaux générateurs.

Pour charger la pile, il suffit de mettre de l'eau ordinaire dans le vase extérieur ainsi que dans le vase intérieur de façon que l'eau vienne un peu au-dessus du niveau des morceaux de grès ; on ajoute ensuite dans le vase poreux quelques cristaux de sulfate de cuivre ; la première fois que l'on charge la pile, il faut attendre près d'une heure avant qu'elle soit parfaitement en action.

Les éléments sont disposés dans la boîte de manière à pouvoir augmenter ou diminuer le courant par cinq éléments à la fois.

Lorsque l'on doit se servir de l'appareil, on place un des fils dans la borne marquée P (positif), l'autre fil est placé dans les bornes 5, 10, 15, 20, 25 ou 30 suivant les exigences de l'opération, ce dernier fil restant toujours le pôle négatif N.

Toutes les fois que l'on devra se servir de la pile on mettra quelques cristaux générateurs dans chaque vase poreux. L'avantage de l'appareil consiste surtout, en ce que, bien que les éléments restent constamment montés, ils ne s'usent seulement qu'au moment où l'on met le sulfate de cuivre ; le sel générateur n'étant pas remplacé, la pile ne s'use plus.

On devra s'assurer de temps en temps si le liquide est en quantité suffisante, et, dans le cas contraire, remettre de l'eau ordinaire en se servant de la pipette.

C'est cette pile que le Dr Jardin a annexée à son uréthrotome électrolytique fabriqué par M. Dubois et présenté récemment à l'Académie de médecine. L'instrument se compose de deux parties : une branche dite branche femelle, formée d'une longue tige métallique cannelée, recouverte d'un enduit de gomme élastique ne dépassant pas les bords de la cannelure. A l'une de ses extrémités, cette branche femelle porte une plaque destinée à donner plus de facilité pour fixer l'instrument. L'autre extrémité est légèrement courbe et continuée par une substance incapable de conduire l'électricité. Enfin cette extrémité porte une petite virole munie d'un pas de vis sur lequel peut se fixer une bougie conductrice. Quant à la branche mâle, c'est une tige métallique pouvant être introduite dans la cannelure de la branche femelle sans pression. Elle porte à l'une de ses extrémités une lame de dimension variable, mousse sur tout son bord et évidée à son centre. L'autre extrémité de cette branche porte un bouton d'ivoire et une vis permettant d'y fixer une électrode.

Les piles de Leclanché, celle de Foucher peuvent également être employées avec succès. Cette dernière a de plus le grand avantage de ne s'user qu'au moment où l'on a besoin du courant. C'est bien plus pour l'électrolyse que pour l'emploi des courants continus, que la pile Foucher est utile et pratique.

ÉLECTRODES. — On peut se servir de tous les électrodes ordinaires et surtout de ceux en charbon que l'on emploie pour les applications des courants continus et qui se composent d'un disque de charbon, recouvert d'une peau de chamois, et pouvant s'adapter au moyen d'une vis avec un rhéophore.

Lorsque l'opération est un peu longue, l'application continue de cet électrode sur un même point finit par causer sur ce point une vive cuisson, de telle sorte que l'on est obligé de le déplacer plusieurs fois, d'interrompre par conséquent chaque fois le courant.

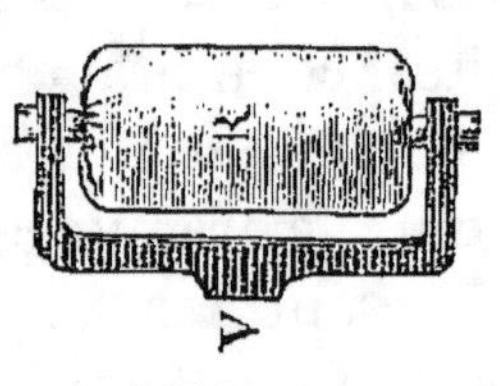

Fig. 95.

Pour obvier à cet inconvénient, on peut employer l'électrode mobile du Dr Amussat (fig. 95). Il se compose d'un cylindre plein R recouvert d'une peau, et tenant au manche V par deux pivots sur lesquels il tourne.

Pour s'en servir, on applique, sur une partie du corps, voisine de celle que l'on veut cautériser, une large plaque d'amadou imbibée d'eau salée, et l'on fait rouler dessus le cylindre, trempé au préalable dans de l'eau, afin de le rendre conducteur de l'électricité.

On peut également mettre sur la peau un linge mouillé assez étendu, et promener sur ce linge un rhéophore ordinaire.

A l'exception des opérations électrolytiques des tumeurs sanguines, on emploie toujours l'action décomposante du pôle négatif, car l'eschare qu'il détermine est plus grosse et plus molle. Dans ce cas, le pôle positif est appliqué sur la peau, au moyen d'un tampon assez large, car plus la surface est grande, moins la douleur est vive.

AIGUILLES. — L'électrode qui est employé au pôle négatif et qui sert à la décomposition des tissus est, en général, terminé par une aiguille, dite aiguille à électro-puncture. La plus généralement employée est une simple aiguille en acier, à l'extrémité de laquelle se trouve un petit cylindre creux qui reçoit le bouton en communication avec le fil conducteur (fig. 96).

Toutefois cette aiguille présente un grand inconvénient, c'est de déterminer le long du trajet des piqûres la production de petites eschares. Très souvent l'inflammation et l'ulcération de ces trajets sont assez considérables pour provoquer des accidents très graves du côté des poches anévrysmales.

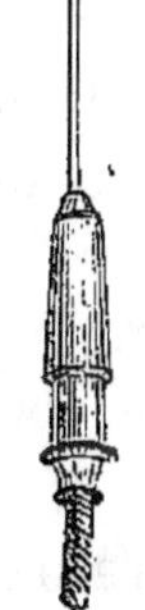

Fig. 96.

On peut préserver les tissus du contact du métal, en mettant sur les aiguilles un léger vernis. Le meilleur est le vernis à la gomme laque.

Mais, comme nous l'avons observé à plusieurs reprises, le vernis, quel qu'il soit, et quelques précautions que l'on ait, se détache toujours de l'aiguille négative, tandis qu'il reste adhérent à l'aiguille positive. C'est une raison de plus pour n'employer que l'aiguille positive dans l'électrolyse des sacs anévrysmaux.

On a cherché à éviter l'oxydation de l'aiguille en employant des métaux précieux, mais alors l'aiguille perd beaucoup de sa solidité, et il est plus difficile et en même temps plus douloureux d'enfoncer à travers la peau ces aiguilles, surtout celles en platine.

Tumeurs érectiles. — Anévrysmes.

Lorsqu'on introduit dans les vaisseaux d'un animal vivant deux aiguilles, l'une communiquant avec le pôle positif et l'autre avec le pôle-négatif, il se forme un caillot autour de chaque aiguille, mais ce caillot est bien plus gros et plus solide autour du pôle positif, car celui-ci favorise la coagulation de la fibrine.

C'est donc le pôle positif que l'on devra introduire dans les tumeurs sanguines, à moins que, à l'exemple de Broca, l'on n'enfonce les deux aiguilles afin de profiter ainsi de la légère coagulation qui a lieu près de l'aiguille négative.

Il est néanmoins préférable de n'introduire que le pôle positif dans le sac anévrysmal.

Un des reproches les plus graves qu'on ait adressés à la galvano-puncture, et qui est mérité, comme nous l'avons dit plus haut, est de déterminer le long du trajet des piqûres la production de petites eschares. Très souvent l'inflammation et l'ulcération de ces trajets sont assez considérables pour provoquer des accidents très graves du côté des poches anévrysmales.

On a proposé, pour éviter ces inconvénients, d'enduire les aiguilles jusque près de leurs pointes d'un vernis isolant ; mais cette précaution est presque toujours insuffisante, car, comme nous le répétons, le vernis s'écaille, et le courant finit cependant par agir sur les tissus. Il faut, d'un autre côté, que l'aiguille ne soit pas trop grosse et qu'elle soit cependant assez résistante pour pénétrer dans les tissus ; de plus, la plupart des matières isolantes ont l'inconvénient d'augmenter le volume de l'aiguille, et surtout de ne pouvoir être étendues d'une manière égale sur toute la surface.

Il y a donc là une difficulté pratique, à laquelle on cherchera à obvier selon les cas, soit en diminuant la durée de l'opération, soit en employant un vernis, söit enfin en se servant du procédé que nous indiquons pour l'hydrocèle (p. 300).

Dans les anévrysmes, comme dans la plupart des tumeurs sanguines, ce n'est pas la coagulation du moment qui agit comme moyen curatif, c'est l'influence sur les tissus et les modifications consécutives. Nous avons insisté sur ces faits en plusieurs occasions, et nous avons publié une observation (*Bulletin de la Société clinique de Paris*, 1877) dans laquelle au moment de l'opération, il n'y eut aucune manifestation appréciable, la tumeur sanguine

17.

restant identique comme volume et comme aspect. Ce ne fut que le soir qu'il y eut un peu d'empâtement. Dans une observation de M. Proust, chez un malade atteint d'anévrysme de l'aorte, il n'y eut, le lendemain de l'opération et les jours suivants, aucune amélioration appréciable, et « ce ne fut que deux semaines après que les résultats étaient aussi manifestes que satisfaisants. »

Ainsi l'influence de l'électrolyse n'est pas seulement *chirurgicale et momentanée*, comme on le croit généralement ; elle fait plus, car elle agit sur les tissus en y produisant une modification profonde et dont les effets apparaissent longtemps après.

Cette influence générale de l'électrolyse prouve dans tous les cas, qu'à l'exception des cas où l'on cherche une destruction rapide et réelle des tissus, il est préférable d'avoir recours à la tension de la pile, plutôt qu'à l'action chimique proprement dite. Il est donc plus avantageux d'employer un grand nombre de petits éléments et à action chimique faible, que d'avoir trois ou quatre éléments à plus grande intensité. Déjà Ciniselli avait fait l'observation qu'il était préférable d'employer un grand nombre d'éléments ; mais les piles de Volta dont il se servait offraient une grande surface, ce qui n'est pas toujours utile.

On peut donc employer même pour le plus grand nombre des opérations électrolytiques, les piles qui servent pour l'application médicale des courants continus. Ces piles auront de plus l'avantage, ce qui est beaucoup pour les anévrysmes, de ne pas déterminer aussi facilement des trajets fistuleux le long des aiguilles.

Pour les anévrysmes, le procédé opératoire est en réalité assez simple. On enfonce une ou plusieurs aiguilles dans la tumeur, que l'on met en communication avec le pôle positif, tandis que le pôle négatif correspond à un rhéophore que l'on maintient sous la peau. Il est préférable de mettre ce rhéophore externe le plus près possible de la région où se trouve l'anévrysme et non pas assez loin, sur la cuisse, par exemple, comme cela se fait souvent.

La durée peut varier de cinq minutes à un quart d'heure. Il est préférable de ne pas faire durer les séances trop longtemps. L'opération par elle-même ne présente aucun danger. Le plus grand inconvénient est peut-être de tomber sur une partie de l'anévrysme où il existe déjà un caillot. En employant pour la ponction la seringue de Pravaz, ou un trocart explorateur, on peut s'assurer de la nature des tissus dans lesquels pénètre l'aiguille. Néanmois cette exploration peut même quelquefois induire en erreur, comme cela nous est arrivé avec M. Hayem. Chez un malade de son service qui avait dans les lombes une tumeur pulsatile, mais de consistance pâteuse, on pouvait hésiter comme diagnostic entre un anévrysme de l'aorte descendante ou une tumeur placée sur l'aorte. Voulant éclairer le diagnostic nous proposâmes d'employer le trocart explorateur qui dans le cas d'anévrysme

servirait aussitôt d'aiguille conductrice de l'électricité, et, comme malgré l'aspiration il ne sortit pas la
moindre goutte de sang, nous fûmes tous persuadés
qu'il s'agissait d'une tumeur semi-solide et non
d'un anévrysme. L'autopsie faite quelques jours
après, démontra que nous avions bien eu affaire à
un anévrysme, et que nous avions même été avec
notre instrument dans le sac, mais que nous étions
tombés au milieu d'un caillot fibrineux. Dans ce cas,
l'exploration a eu, il est vrai, des inconvénients ; mais
nous devons ajouter cependant que sans elle nous
faisions peut-être une autre erreur, car nous n'aurions pas manqué d'attribuer à l'influence électrolytique la masse coagulée trouvée dans l'anévrysme.

L'électrolyse n'a pas seulement été employée
dans les tumeurs sanguines ; elle a donné aussi
d'excellents résultats dans le traitement des tumeurs
érectiles, des hémorrhoïdes, des destructions de
tissus normaux dans des cas de difformités (vagin
artificiel, observation de M. Lefort).

Hydrocèle.

On s'est également servi, dans ces dernières années, de l'électrolyse pour faire disparaître certains
épanchements de sérosité, et on l'a surtout employée pour dissiper l'hydrocèle. Dans ce cas on enfonce une aiguille jusque dans la tunique vaginale,
et l'on place l'autre pôle sur le scrotum ou mieux
dans un des plis de l'aine, car la peau du scrotum
est très sensible.

On peut également enfoncer dans les tissus deux aiguilles communiquant chacune avec l'un des pôles de la pile. Ce procédé amène presque toujours une notable diminution de la tumeur, mais l'épanchement se reforme la plupart du temps au bout de quelques semaines.

Pour éviter la formation d'eschares et la vive douleur produite par le contact de l'aiguille sur la peau, nous avons adopté le procédé opératoire suivant: Nous prenons un fil de platine très fin (fig. 97), recouvert d'une couche de cire à cacheter ou

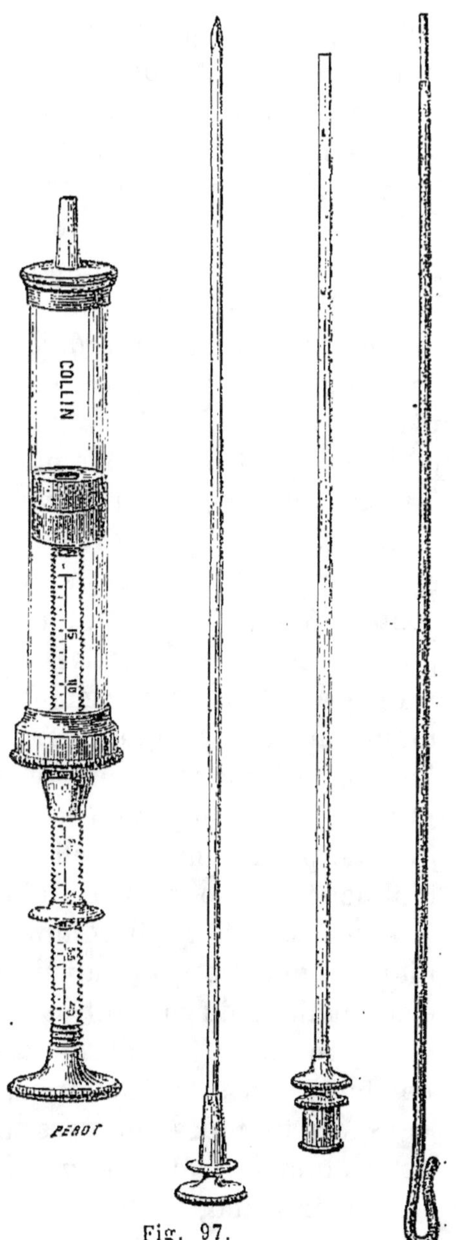

Fig. 97.

mieux de vernis sur toute sa longueur, excepté à son extrémité, et pouvant pénétrer dans le tube d'un trocart capillaire. Le fil de platine doit dépasser de 3 à 6 millimètres la canule, et être complètement isolé de celle-ci par la couche de cire (fig. 80).

Pour l'opération de l'hydrocèle, on enfonce d'abord le trocart dans la tunique vaginale, et, retirant le mandrin, on laisse écouler la plus grande partie du liquide ; puis on introduit dans la canule le fil de platine qui est mis en communication avec le pôle négatif de la pile, tandis que le pôle positif communique à un tampon placé sur le pli de l'aine. Le courant passe ainsi à travers la cavité séreuse en allant du tampon extérieur au fil de platine ; et comme l'extrémité de celui-ci est seule en contact avec les tissus, il n'agit qu'en ce point et y produit ses effets électrolytiques.

Ce procédé est non seulement plus pratique et moins douloureux que ceux employés jusqu'à ce jour, mais il présente encore l'avantage de pouvoir introduire, au moyen du trocart, une solution d'iodure de potassium, laquelle est décomposée sous l'influence du courant. On obtient alors de l'iode *à l'état naissant*, qui agit comme caustique sur la tunique vaginale et joint ainsi son action à l'action électrolytique du courant.

Ce procédé pourra être très avantageusement employé, non seulement pour des épanchements dans des tuniques séreuses, mais encore dans diverses tumeurs. Il a le grand avantage de régler la cautérisation, de la diminuer ou de l'étendre à volonté. D'un autre côté, il est certainement plus inoffensif que tous les autres modes de cautérisation, et, à moins de circonstances particulières, c'est celui que l'on fera bien d'employer.

Rétrécissements de l'urèthre. — Spermatorrhée.

Dans les opérations de rétrécissement de l'urèthre, on met le pôle positif à l'extérieur, en communication avec un large tampon, et le pôle négatif est relié à une sonde spéciale qui porte à son extrémité une petite plaque métallique, que l'on amène au niveau du rétrécissement (Mallez et Tripier).

Lorsqu'on est arrivé en contact avec la portion rétrécie, on fait passer le courant, et la décomposition a lieu aussitôt. Elle est plus ou moins rapide, selon l'intensité du courant, et, en général, il est bon de commencer par un courant de 10 à 12 éléments, que l'on augmente peu à peu si cela est nécessaire. Il est rarement utile de dépasser 20 éléments. Les éléments employés doivent avoir une action chimique moyenne et ne pas être d'une surface trop considérable. Les piles au chlorhydrate d'ammoniaque, celles au sulfate de mercure, la pile au chlorure d'argent, ou celle au sulfate de cuivre, telle que nous l'avons modifiée avec du papier parchemin, et qui est construite par M. Mangenot, sont les piles auxquelles il faut donner la préférence dans ces cautérisations électrolytiques.

Comme nous l'avons déjà dit (Voir la partie médicale), la cautérisation dans le voisinage des vésicules séminales par l'action électrolytique, est excellente dans les cas de spermatorrhée. Nous n'hésitons pas à dire que ce moyen est bien préférable à la méthode de Lallemand, car ces cautérisations sont plus inoffensives et souvent plus efficaces.

Varicocèle.

Nous sommes arrivé, dans des cas de varicocèle à obtenir une guérison rapide et complète, au moyen des effets électrolytiques.

Dans le premier cas que nous avons eu l'occasien de traiter, le malade était atteint à la fois d'une hydrocèle et d'une varicocèle, et nous ne cherchions, à vrai dire, qu'à faire disparaître l'hydrocèle. Voici comment nous avons procédé : Après avoir enfoncé le trocart (fig. 97), et laissé écouler le liquide, nous injectâmes quelques gouttes d'une solution d'iodure de potassium au vingtième, mais en si petite proportion que le contact de cette solution, qui d'ailleurs fut introduite en très faible quantité, ne produisit aucune sensation. Notre but était de décomposer en même temps l'iodure de potassium, et d'obtenir ainsi de l'iode à l'état naissant qui agirait comme caustique sur la tunique vaginale. Aussi, au lieu de mettre le fil de platine en contact avec le pôle négatif, nous le mîmes en communication avec le pôle positif. La séance, qui dura huit à dix minutes, fut très bien supportée.

Le lendemain nous fûmes très surpris de trouver

tout autour des testicules une masse dure qui était due à la coagulation des veines ; cette masse formait une sorte de casque qui coiffait le testicule. Nous avions, par notre procédé, obtenu non seulement une légère inflammation de la cavité séreuse, mais nous avions en même temps produit par l'influence électrolytique et par la décomposition de l'iodure de potassium, la coagulation du sang dans les veines. Au bout de quinze jours, toute induration avait disparu, et le malade a été définitivement débarrassé de son hydrocèle et de son varicocèle.

C'est là évidemment un procédé facile, commode et nullement douloureux, de guérir le varicocèle.

Le procédé que nous avons suivi, pour agir par l'électrolyse dans l'intérieur des tissus, est en même temps plus pratique et *moins douloureux* que tout autre. En effet, il eût fallu, avec une simple aiguille de platine, avoir, à peu de chose près, la même grosseur que celle d'un trocart capillaire, et l'on n'aurait jamais pu obtenir la même résistance et, par conséquent, la même facilité de pénétration. De plus, et c'est là un point important, on aurait eu une eschare tout le long du trajet de l'aiguille, tandis qu'avec notre procédé, nous n'avons eu de cautérisation qu'à l'extrémité du fil de platine.

D'un autre côté, en se servant d'un trocart et en maintenant la canule dans les tissus, nous avons pu faire pénétrer jusque dans l'intérieur des tissus quelques gouttes d'une solution d'iodure de potassium, et ajouter ainsi à l'action cautérisante du courant, celle de l'iode à l'état naissant.

Éléphantiasis.

MM. Moncorvo et Silon Arango (de Rio de Janeiro) ont appliqué l'électrolyse au traitement de l'éléphantiasis des Arabes. — Ils ont fait fabriquer des aiguilles isolées aux trois quarts de leur étendue, qu'ils ont introduites au nombre de trois à cinq dans chaque tumeur, en les faisant communiquer par l'intermédiaire d'un rhéophore multiple avec une batterie à courants continus au sulfate de cuivre, en commençant par six éléments et en arrivant progressivement jusqu'à soixante, selon la tolérance des malades et les conditions de chaque cas particulier. Ils ont, de plus, fait précéder l'introduction des aiguilles, dans presque tous les cas de l'anesthésie locale, à l'aide du pulvérisateur de Richardson ; les aiguilles, après avoir été lavées dans une solution alcoolique d'acide phénique au 20ᵉ, étaient, avant de s'en servir, enduites d'une pommade contenant du salicylate de soude.

En prenant toutes ces précations, en établissant ainsi ce que les auteurs appellent l'*électrolyse listérienne*, ceux-ci ont obtenu d'importants succès dans le traitement de l'éléphantiasis des Arabes ; aussi pensent-ils que les meilleurs moyens thérapeutiques contre cette affection sont l'électricité sous la forme de courants induits et continus et l'électrolyse, ensemble ou séparément, suivant les circonstances.

Plaies de mauvaise nature ou chroniques.

Nous avons, enfin, employé les effets électrolytiques pour les cautérisations des plaies de mau-
vaise nature et pour des plaies ne pouvant se cautériser. Dans ces cas, il est préférable de n'employer que des piles à intensité faible, car l'action
de ces piles suffit largement. Selon que l'on veut
obtenir une cautérisation alcaline ou acide, il faut
mettre directement en contact avec la plaie le pôle
négatif ou le pôle positif. L'autre pôle est en communication avec un large tampon que l'on place sur
la peau saine.

Quand on veut momentanément augmenter la
suppuration et les bourgeons charnus, il faut mettre le pôle négatif sur la plaie tandis que lorsqu'on
veut diminuer la suppuration, il faut employer le
pôle positif comme cautérisant. Nous avons pu vérifier cette différence d'action un bien grand nombre de fois, et rien n'est plus net que cette différence d'action des pôles sur la suppuration des
plaies. Nous avons quelquefois appliqué successivement les deux pôles, en commençant par le pôle
négatif, pendant un temps très court, et en finissant par le pôle positif. Ces cautérisations nous
ont donné d'excellents résultats dans certains cas
où tous les autres modes de cautérisation étaient
des plus rebelles.

La plupart des caustiques ordinaires agissent
d'ailleurs par les courants électro-capillaires qu'ils

déterminent. Dans une note présentée à l'Académie des sciences, nous avons montré que le nitrate d'argent, le perchlorure de fer, le sulfate de zinc, le nitrate de mercure, etc., déterminent, dès qu'ils sont en contact avec les tissus, des courants électriques plus ou moins énergiques, et qu'il y avait décomposition des sels et réduction du métal, d'après les lois électro-chimiques. C'est pour cette raison que presque toutes ces cautérisations sont augmentées, lorsqu'on met en contact avec les tissus cautérisés un morceau de zinc ou tout autre métal oxydable. La présence de ces métaux favorise, en effet, les décompositions électriques.

Goîtres et kystes du corps thyroïde.

Le docteur Chrosteck (de Vienne) a traité par l'électrolysation trente cas de goître et prétend en avoir toujours retiré de bons résultats.

Nous avons eu l'occasion de traiter des kystes du corps thyroïde par l'électrolyse. Voici le procédé que nous avons employé : après avoir fait une ponction avec le trocart ordinaire et, au moyen d'un appareil aspirateur, fait évacuer le contenu, et lavé la partie avec une solution phéniquée, nous avons injecté une légère solution d'iodure de potassium et suivi le manuel opératoire indiqué pour l'hydrocèle.

Dans le premier cas que nous avons opéré avec M. le Dr Berger, nous avons eu le tort de ne pas d'avance mettre un bouchon entre le trocart et le fil de platine (fig. 80), et comme le kyste donnaît beaucoup de sang, nous n'avons pu agir par l'électrolyse que pendant un temps très court. De plus, l'écoulement du sang avait encore l'inconvénient de chasser l'injection de solution d'iodure de potassium qui avait été faite. Malgré ces imperfections dans le procédé opératoire, nous avons obtenu un résultat plus avantageux que nous n'osions l'espérer, car dès le soir il y a eu un noyau de coagulation dans la tumeur. Au bout d'un mois, on constatait une diminution notable de la tumeur, et enfin après deux mois la résorption fut complète. D'un autre côté, il n'y avait eu ni eschare, ni douleur réelle du côté du cou.

Un autre cas de tumeur du cou, qui était probablement également causée par un kyste a diminué sous l'influence des courants continus, mais appliqués uniquement sur la peau. Il y a donc dans ce traitement, plus qu'une simple action chimique.

M. le Dr Henrot (de Reims), dans une communication récente faite au Congrès d'Alger, recommande le procédé suivant :

Deux trocarts capillaires, dont les canules sont mises en rapport avec les réophores d'un fort appareil de Gaiffe, sont enfoncés dans les parties fluctuantes du goître ; on retire alors le poinçon du trocart et on met l'appareil en communication. Ce moyen a les avantages suivants : 1° vider les kystes ; 2° déterminer la coagulation du sang dans les parties vasculaires de la tumeur ; 3° laisser un orifice de sortie aux gaz qui résultent de la décomposition chimique de l'eau des liquides organiques ;

4º favoriser la formation de caillots fibrineux solides en les débarrassant de la mousse albumineuse produite par l'action chimique ; 5º éviter, par la formation rapide d'un caillot, la formation d'embolies capillaires. M. Henrot cite, à ce propos, l'observation d'une jeune fille qui, atteinte d'un goître vasculo-kystique, avec phénomènes de dysphagie et de dyspnée, et accès de suffocation, a été complétement guérie par ce procédé, alors. que les injections interstitielles d'iode et le traitement général avaient complétement échoué.

M. Henrot, et c'est pour cela que nous avons tenu à citer longuement son procédé, comme beaucoup d'autres médecins, croit à l'importance des gaz qui se forment par l'action électrolytique. Or il n'y a qu'une quantité très minime de gaz qui se produit dans tous les tissus organiques ; ces gaz de plus sont à l'état de bulles très petites et ils sont rapidement dissous. Il n'y a donc pas à se préoccuper de la formation des gaz, et nous pouvons d'autant mieux l'affirmer, que c'est l'observation de plusieurs faits, qui nous ont donné cette conviction, et que dans les commencements nous aussi, nous avions cette même appréhension, et que nous croyions à une influence plus ou moins fâcheuse des gaz produits par l'action chimique.

GALVANOCAUSTIQUE THERMIQUE

Lorsque les deux pôles d'une pile sont réunis par un fil métallique fin, le métal s'échauffe, rougit et brûle dans l'air. Le métal qui s'échauffe le plus facilement et qui a l'avantage de ne point se fondre est le platine ; c'est pour cela que les fils dont on se sert pour la galvanocaustie sont toujours en platine.

C'est sur ce principe qu'est fondée la galvano-caustique, qui, à vrai dire, n'est qu'une application indirecte de l'électricité à la chirurgie, car le fil, chauffé par le passage d'un courant, n'agit absolument que par sa haute température, et n'a pas d'action particulière qui n'appartienne aussi bien au fer rouge ou au cautère actuel.

Des avantages du galvano-cautère.

Le galvano-cautère a sur le cautère actuel de grands avantages, mais qui tiennent uniquement à une application plus facile et à un maniement plus commode.

La chaleur électrique est plus intense, et peut

être entretenue pendant un temps beaucoup plus long. On peut la renouveler presque instantanément, et sans être obligé de changer quoi que ce soit aux instruments.

Un autre avantage et à vrai dire un des plus importants, consiste dans la facilité avec laquelle on peut porter l'anse galvano-caustique à froid dans des cavités situées profondément; une fois l'anse bien placée, on ouvre le courant, et l'on obtient aussitôt la cautérisation selon le trajet qu'on a préparé d'avance, d'après la direction du fil.

Le galvano-cautère de même que le thermocautère a, sur les instruments tranchants, l'avantage précieux de posséder une réelle action hémostatique. Il ne sectionne pas seulement les tissus sur lesquels on l'applique, il a encore la propriété de coaguler par la chaleur l'albumine du sang, et de former ainsi, à l'orifice des vaisseaux sectionnés, un caillot assez consistant, qui empêche une perte de sang que l'on ne peut éviter lorsque l'on se sert des instruments tranchants.

Principes généraux pour l'application de la galvano-caustie.

Nous avons vu que le principal avantage du galvano-cautère est la formation d'un caillot sanguin assez résistant pour oblitérer les vaisseaux et empêcher ainsi toute hémorrhagie. Pour arriver à ce résultat, il faut deux conditions :

1° Que la chaleur du galvano-cautère soit assez

intense et assez prolongée pour déterminer la coagulation du sang dans des vaisseaux volumineux;

2° Que la quantité de sang à coaguler en un temps donné ne soit pas trop considérable, car, malgré la grande élévation de température du galvano-cautère, celui-ci ne peut jamais donner une chaleur suffisante en un temps très court pour coaguler une grande quantité de sang.

1° Pour obtenir la première condition, il faut que le fil de platine soit chauffé au moins au rouge sombre et que l'opérateur ne sectionne les tissus que *très lentement*. C'est ce *très lentement* qui est la base de toute opération galvanocaustique, et tous les autres points sur lesquels on a insisté se réduisent pour ainsi dire à celui-là.

Il n'y a pas d'auteur qui n'ait signalé les avantages de la température rouge sombre et les inconvénients du rouge-blanc. Néanmoins si le couteau galvanocaustique ou l'anse de platine, chauffés à cette température, déterminent souvent des hémorrhagies, cela ne tient pas au fait même de la chaleur rouge-blanc, mais bien à ce que les opérateurs sont allés trop vite dans la cautérisation des tissus. A cette température, en effet, le fil de platine, même très épais, coupe comme un bistouri et le chirurgien a trop souvent la tendance de terminer son opération le plus rapidement possible. Qu'arrive-t-il alors ? Les artères ont été coupées tellement vite, que la chaleur n'a pas eu le temps de se transmettre, et que le caillot n'a pas pu se former et oblitérer le calibre du vaisseau. Tandis que, lorsque le fil de platine n'est chauffé qu'au rouge sombre, il est impossible d'aller aussi rapidement, les tissus ne sont divisés que peu à peu, et le sang a le temps d'être coagulé. On met ainsi et forcément au moins trois à quatre fois plus de temps qu'en employant la température rouge blanc ; mais si avec celle-ci on veut bien mettre le même temps, on n'aura aucune hémorrhagie et l'eschare sera même plus épaisse. En un mot, excepté dans certaines conditions spéciales, on ne doit pas trop se préoccuper de la température, mais aller lentement, et n'avancer dans la division des tissus qu'en s'assurant que les vaisseaux déjà sectionnés, ne donnent plus de sang.

Avec le serre-nœud, où l'on agit plus mécaniquement, la température rouge sombre est la meilleure, parce qu'elle ne divise les tissus que lentement, et que l'anse resserre les tissus, les écrase même un peu, avant de les cautériser, ce qui n'aurait pas lieu avec le rouge blanc. Mais, encore une fois, avec de la lenteur et les précautions voulues, on peut avec le rouge blanc éviter toute hémorrhagie ; il y a d'autres points plus importants dont il faut se préoccuper pendant l'opération, celui-là est secondaire, au moins pour ceux qui consentent à aller lentement. Le couteau galvanocaustique n'est pas un bisouri, c'est ce qu'on oublie trop souvent, et beaucoup de médecins qui ont l'habitude de manier le bistouri, se servent trop du galvanocautère, comme si c'était un instrument tranchant. Ils arrivent ainsi, presque sûrement, à avoir des hémorrhagies et accusent alors la galvanocaustie, quand leurs moyens d'opérer sont seuls en défaut. Comme l'a écrit M. Bœckel, l'anse galvanocaustique doit être un écraseur cautérisant, et nous ajouterons que le couteau galvanocaustique ne doit jamais être un couteau, mais une lame mousse séparant les tissus par des brûlures successives.

2° Quelle que soit la forme du couteau galvanocaustique que l'on emploie, il ne faut jamais espérer pouvoir en un temps très court coaguler une grande quantité de sang. Aussi tous les moyens qui permettent de diminuer la masse sanguine dans les tissus qu'on veut cautériser favoriseront l'opération et viendront en aide à l'action hémostatique du galvano-cautère.

Ces moyens sont très variés et connus de tous. Ce sont d'abord la compression digitale pure et simple, puis la compression par un tube en caoutchouc, la compression directe ou ligature au-dessus du point que l'on doit sectionner. Il y a enfin un dernier mode de compression ; c'est celle qui est produite par le fil même qui cautérise, et c'est là un des avantages du serre-nœud et surtout du nœud que l'on peut former avec la pince galvanocaustique.

L'action du galvano-cautère sur les tissus détermine la formation d'eschares. Ces eschares se comportent différemment selon la partie du corps qu'elles occupent, c'est-à-dire selon qu'elles sont exposées à l'air, renfermées dans une cavité muqueuse ou selon qu'elles sont sous-cutanées.

A. Les eschares qui sont exposées à l'air se dessèchent, forment une sorte de croûte qui est éliminée par la suppuration.

B. Celles qui sont situées dans les cavités muqueuses, telles que la bouche, le vagin, le rectum, l'urèthre, etc., se dissocient, se putréfient. Ces eschares amènent quelquefois des hémorrhagies secondaires, de la fièvre et des accidents septicémiques. Il est toujours nécessaire de bien les surveiller et surtout de les désinfecter soit au moyen d'alcool phéniqué, soit avec une solution d'hyposulfite de soude phéniquée.

C. Les eschares complétement sous-cutanées, et parmi celles-ci nous compterons les eschares intra-péritonéales, peuvent se résorber sans suppuration.

Appareils galvanocaustiques

L'appareil le plus employé jusqu'à ce jour est la pile de Grenet. Les différents appareils usités ne sont que des modifications insignifiantes de cette pile.

L'appareil de Grenet se compose d'éléments zinc et charbon, immergés dans de l'acide sulfurique étendu d'eau, saturé de bichromate de potasse.

Pour rendre constante cette pile à un seul liquide, M. Grenet a eu l'heureuse idée de maintenir ce liquide en agitation par l'insufflation d'une certaine quantité d'air. La pile conserve une grande énergie tant que dure l'insufflation, et l'on peut, en faisant pénétrer dans l'appareil une plus ou moins grande quantité d'air, augmenter ou diminuer l'intensité du courant.

Cet appareil a subi plusieurs modifications, et la plupart des fabriquants construisent aujourd'hui des appareils ayant entre eux une grande analogie.

Le tube à insufflation a disparu dans tous ces appareils ; il suffit, en effet, d'imprimer des mouvements à l'appareil pour faire disparaître la polarisation. Les seules différences qui existent entre ces divers appareils consistent dans la longueur des lames de zinc et dans leur contact avec les charbons.

PILE GALVANOCAUSTIQUE DE M. TROUVÉ. — La pile fabriquée par M. Trouvé (fig. 98) se compose de dix couples zinc et charbon, disposés dans une cage en caoutchouc durci, ayant la forme d'un étrier. Les montants de cette cage sont maintenus par le fond au moyen de deux clavettes, et à la partie supérieure par une poignée fixée par des écrous que l'on peut serrer à volonté.

Les couples ont la disposition suivante :

Ils sont divisés en deux séries de cinq couples chacune : zinc et charbon alternant entre eux, les biseaux tournés en sens inverses. Les deux séries commencent chacune par un charbon et finissent par un zinc.

On les place dans la cage de façon que les deux charbons terminaux soient accolés au centre de la pile et que les deux zincs extrêmes soient aux deux extrémités de la pile contiguë aux plaques de caoutchouc.

La séparation de chaque couple est obtenue au

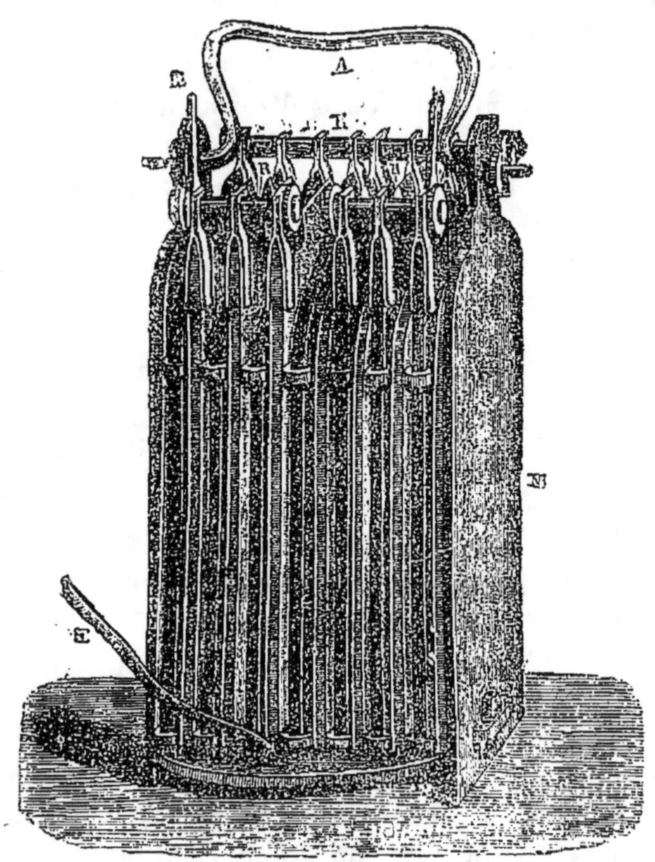

Fig. 98.

moyen de jarretières en caoutchouc élastique, placées en haut et en bas des charbons.

Leur réunion se fait au moyen de trois contacts mobiles armés de pinces en laiton.

Un de ces contacts, le plus long, porte dix pinces, et se place indistinctement sur l'un ou l'autre côté des éléments de façon que les pinces les plus longues et les plus larges embrassent les charbons, et les plus courtes et les plus étroites, les zincs.

Pour fixer ces pinces, on a le soin d'appuyer assez fortement sur la tige qui les porte en leur imprimant un petit mouvement de va-et-vient destiné à les faire entrer plus facilement.

Les deux autres contacts sont armés de tiges où viendront se placer les rhéophores. On les fixe à l'autre extrémité des éléments. Leur position est déterminée, comme pour le premier contact, par les dimensions des pinces, c'est-à-dire les longues sur les charbons, les courtes sur les zincs. Les deux écrous qui les tiennent doivent se trouver en dehors.

Appareil galvanocaustique de M. Chardin. — Cet appareil (fig. 99) se compose de deux éléments guidés par deux coulisses placées au milieu d'eux dans deux auges en caoutchouc durci, renfermées elles-mêmes dans une boîte en chêne. Chacun de ces éléments est composé de 4 charbons et 3 zincs fixés à une planchette mobile supportant 2 bornes CC qui représentent les deux pôles des piles, et une croix D qui sert à faire monter ou descendre les piles.

Une vis à pression E, placée à l'extérieur de la boîte, permet de maintenir la pile à la hauteur jugée convenable, en venant s'appuyer sur la tige H fixée à la planchette supérieure. Les charbons et les zincs sont maintenus par des écrous, ce qui permet de les remplacer facilement.

Le liquide excitateur est une solution de bichromate de potasse.

L'appareil galvanocaustique de M. Mangenot est analogue, ainsi que ceux construits en Angleterre et en Allemagne.

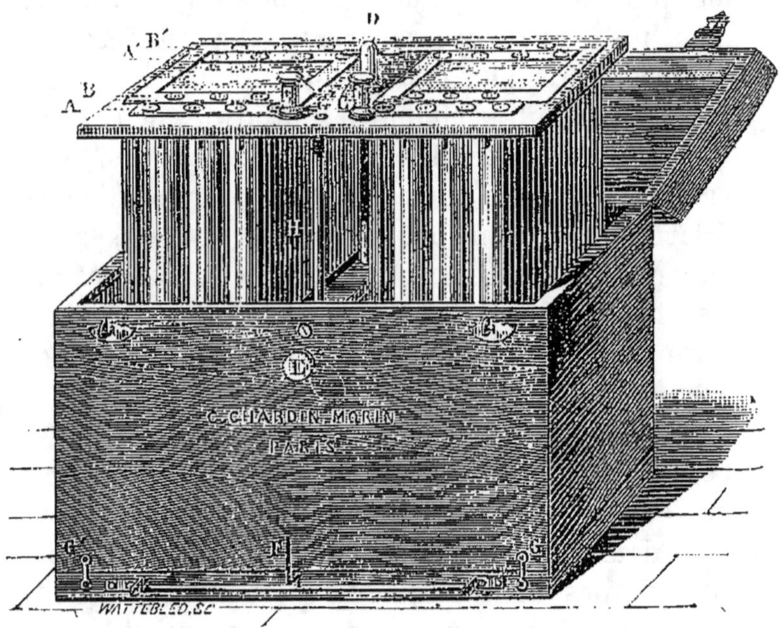

Fig. 99.

Pile de M. Planté. — Un des appareils que l'on peut également employer en chirurgie, et surtout pour la petite chirurgie, est la pile de M. Planté.

Les figures 100 et 101 représentent un de ces couples secondaires ; il est formé de deux longues et

larges lames de plomb enroulées en hélice, immer
gées dans de l'eau acidulée d'un dixième par l'acide
sulfurique.

Si l'on fait tra-
verser cet appa-
reil par le cou-
rant de deux
petits couples de
Bunsen ou bien
de trois couples
au sulfate de cui-
vre, l'eau sous
l'influence du
courant, est dé-
composée, et il
se forme du pe-
roxyde de plomb
sur la lame posi-
tive. Cette action
du courant s'ac-
cumule et après
dix minutes la
quantité d'élec-
tricité ainsi con-
densée est suffi-
sante pour porter
à l'incandes-

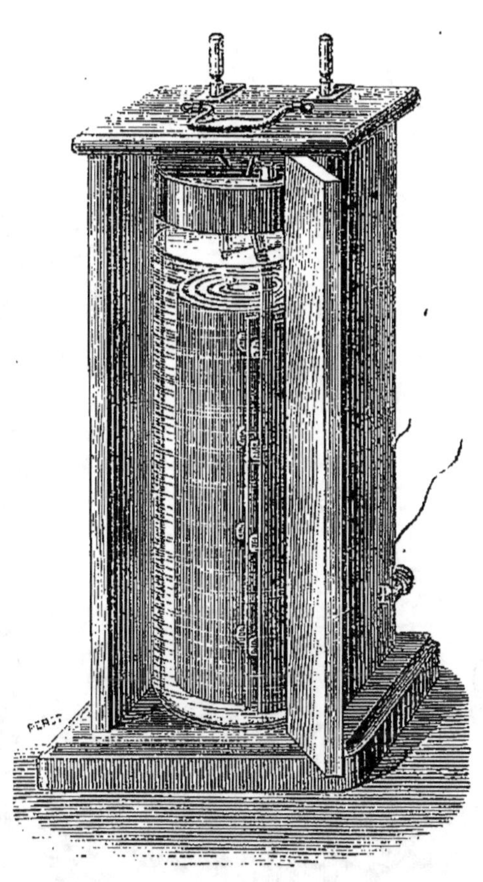

Fig. 100.

cence, pendant quatre à cinq minutes, un fil de platine d'un millimètre de diamètre.

L'une des plus curieuses propriétés de cet appareil est qu'il peut conserver la plus grande partie de

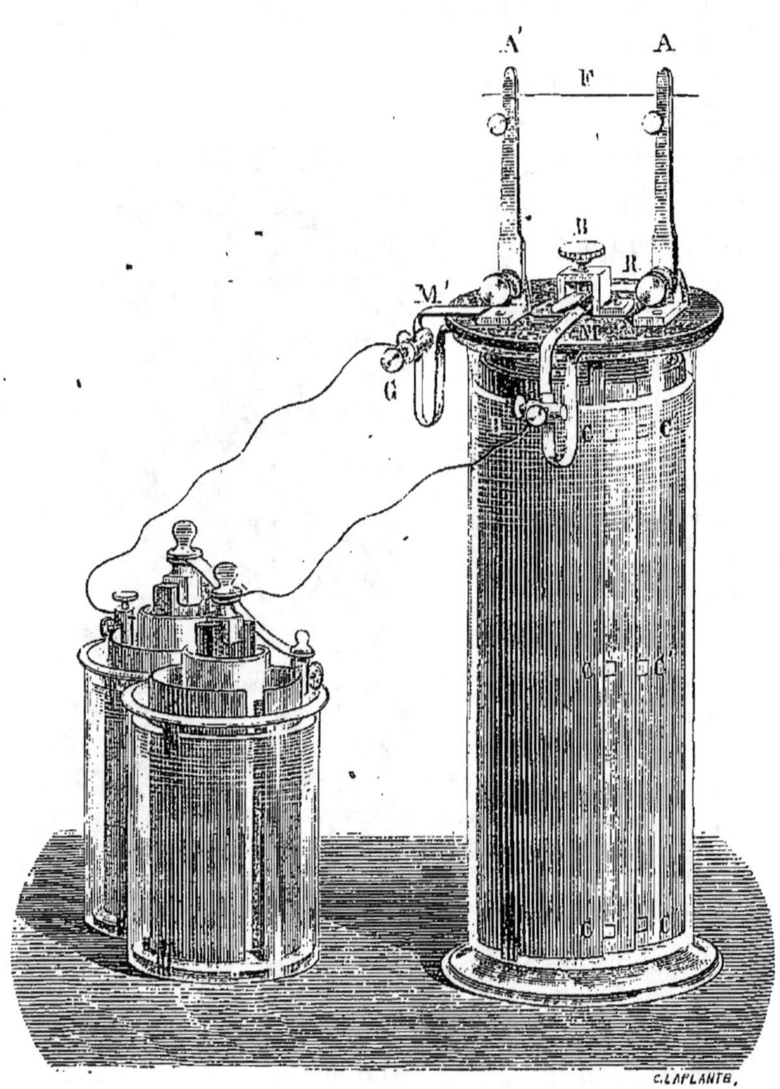

Fig. 100.

sa charge pendant plusieurs heures ; on peut ainsi, par exemple, charger l'appareil chez soi et en utiliser les effets plusieurs heures après. Ainsi un médecin qui n'aurait à son service qu'un ou deux couples ordinaires pourrait au moyen de cet appareil arriver à obtenir les mêmes effets que ceux que l'on obtient avec 20 ou 30 éléments ou avec les appareils galvanocaustiques ordinaires.

L'intérêt scientifique de cet appareil est justement dans cette accumulation d'électricité. L'électricité qui se dégage de ces deux éléments Bunsen est insuffisante pour faire rougir un fil de platine, mais au moyen de la pile ou du couple secondaire de M. Planté, on emmagasine toute l'électricité qui se dégage pendant un temps plus ou moins long ; celle-ci, en se reconstituant, n'agira guère que pendant 4 à 5 minutes, mais ses effets seront beaucoup plus considérables. Ce que l'on perd en durée, on le gagne en force.

Si nous considérons maintenant le côté pratique de cette pile, il est facile d'en comprendre tous les avantages.

Elle permet au praticien de transporter facilement partout où il veut une quantité assez considérable d'électricité, et évite l'inconvénient des manipulations chimiques qui sont toujours désagréables.

Cet appareil, dans tous les cas, ne peut être employé que dans les opérations de courte durée. C'est à cette pile que M. Trouvé a ajouté un rhéostat et qu'il a donné le nom de polyscope.

Instruments servant à la galvanocaustie

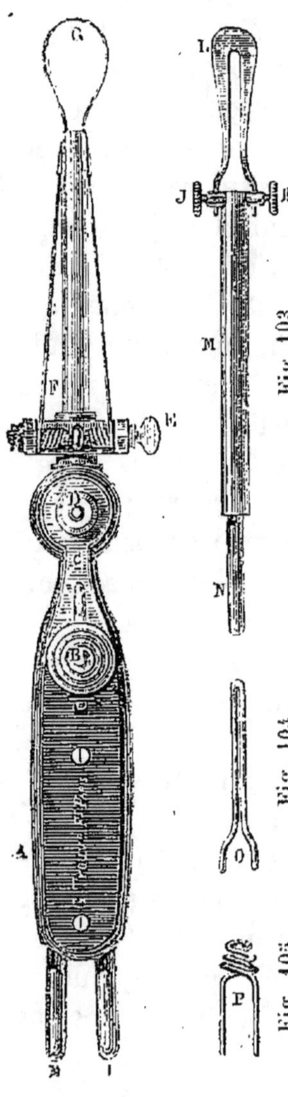

Fig. 102.

Fig. 103.

Fig. 104.

Fig. 105.

SERRE-NŒUD. — Cet instrument (fig. 102), se compose d'un fil de platine dont les deux extrémités sont enroulées autour d'une vis E. Ce fil forme à l'extrémité du porte-cautère A une anse G destinée à sectionner le pédicule de la tumeur que l'on veut enlever. En tournant la vis E, cette anse diminue ainsi progressivement, jusqu'à devenir nulle.

Les deux pôles de la pile galvanocaustique viennent s'adapter au porte-cautère en H et I ; on livre passage au courant en pressant le bouton B.

Cet instrument est surtout utile lorsque la tumeur que l'on veut enlever est située profondément, comme dans le vagin, le rectum, l'arrière-bouche, etc.

COUTEAU GALVANOCAUSTIQUE. — Ce couteau est formé d'une anse de platine, à bords mousses, recourbée comme le représentent les figures 103 et 104, et venant s'adapter au porte-cautère M, au moyen de deux vis J et K. On l'emploie dans les cas où la tumeur que l'on veut enlever est plongée dans les tissus et n'est pas pédiculée.

Bouton de feu. — Cet instrument est formé d'un fil de platine P enroulé comme le représente la figure 105, et pouvant également s'adapter à la tige du porte-cautère.

On l'applique, dans les cas d'hémorrhagie, à l'orifice du vaisseau sectionné, afin de déterminer la formation d'un caillot obturateur.

Pince galvanocaustique. — Lorsque la tumeur est superficielle, ou lorsqu'elle peut être facilement atteinte, il est préférable de se servir de la pince galvanocaustique que nous avons fait construire à cet effet par M. Collin.

Cet instrument (fig. 106) se compose d'une tige droite isolée par un manche de bois qui la recouvre. Cette tige présente à son extrémité une ouverture dans laquelle on peut introduire et fixer le fil de platine. Elle communique avec l'un des pôles de la pile.

L'autre pôle est mis en communication avec une pince en cuivre nickelé, isolée également par un manche de bois. On saisit le fil de platine avec cette pince, et, aussi longtemps que l'on maintient la pression, le courant passe, et, dès que l'on cesse cette pression, le courant est subitement interrompu.

Voici les divers avantages de cette pince :

1° Elle permet d'aller saisir le fil de platine immédiatement à sa sortie des tissus, sans être obligé
de le ramener au porte-cau-
tère commun, comme dans les
appareils ordi-naires ; de plus,
on peut limiter, avec les deux
pôles mobiles, l'action galvanocaustique ex-actement dans
la partie du fil qui plonge dans
les tissus.

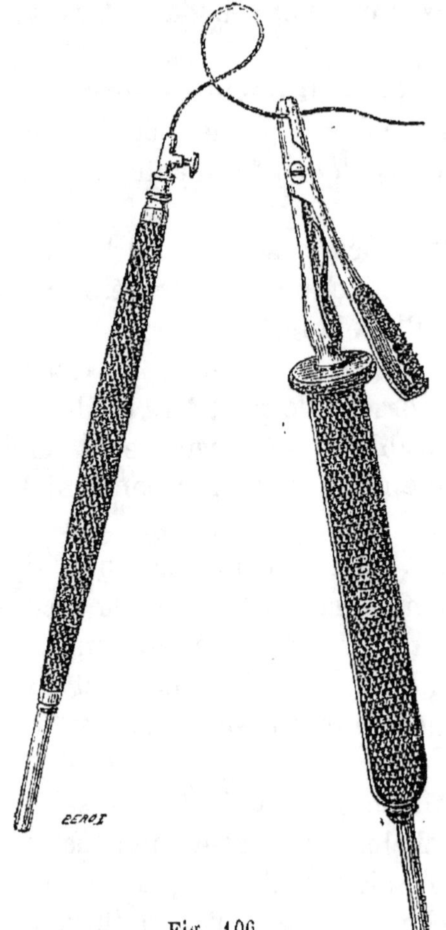

Fig. 106.

2° Elle per-met de déter-miner des mou-vements de va-
et-vient, de telle sorte que les parties du fil
qui sont exter-nes, et partant plus incandes-
centes, pénètrent à leur tour dans la plaie, et *vice
versa*. L'opérateur est également plus maître de ses
mouvements, et peut, selon les cas, diminuer ou
augmenter la pression du fil.

5° Enfin on peut, encore mieux qu'avec le serre-nœud, déterminer une forte ligature dans les tissus en faisant croiser les deux bouts du fil, et en tirant en sens inverse, comme cela est indiqué dans la figure 85. On obtient ainsi une pression égale sur tous les points.

SONDE GALVANOCAUSTIQUE. — Nous avons fait construire dans le même but une sonde qui pourrait servir dans certains trajets fistuleux, ou même pour la cautérisation de canaux, tels que l'urèthre, car elle permet de ne cautériser que l'endroit rétréci.

Elle se compose de deux tiges de cuivre, ou mieux d'argent. La tige inférieure occupe toute la longueur et se termine par un pas de vis sur lequel peut se visser une petite sonde conductrice. Derrière ce pas de vis, commence la tige supérieure qui, à 5 ou 6 millimètres en arrière, est interceptée par une petite lame de platine coudée, de 2 à 3 centimètres de longueur : en arrière de cette lame, la tige se continue (fig. 107).

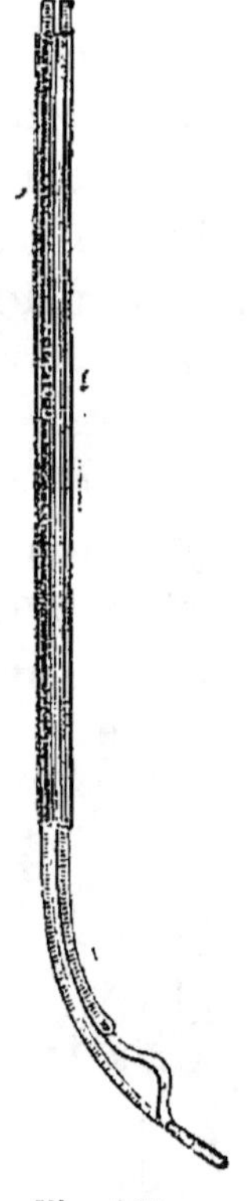

Fig. 107.

On met chacune de ces tiges en contact avec l'un des pôles de la pile. Le courant passe par la tige inférieure et revient par la tige supérieure.

La portion de ce parcours formée par la lame

de platine rougit, et nous avons cherché à profiter de ce que l'échauffement se fait en premier lieu et est le plus considérable, au sommet du coude formé par le platine.

Voici alors comment on procède dans le cas de rétrécissement.

On visse la sonde galvanocaustique à la petite sonde conductrice, et l'on introduit celle-ci lentement dans le canal de l'urèthre, jusqu'à ce que l'on rencontre le rétrécissement.

En ce point, la sonde galvanocaustique, à cause de son diamètre, ne peut plus avancer; on met alors en communication la sonde avec le courant électrique, et la lame de platine, et surtout le coude déterminé par son inflexion, rougit, et par suite de la pression que l'on imprime, elle pénètre dans le rétrécissement et le sectionne d'avant en arrière.

PETIT CAUTÈRE POUR LE RÉTRÉCISSEMENT DE L'ŒSOPHAGE OU DU RECTUM. — Cet instrument est formé de deux tiges de cuivre dont les extrémités sont articulées avec une lame de platine (fig. 108). La direction des tiges de cuivre pour franchir le rétrécissement est rectiligne telle qu'elle est représentée dans cette figure.

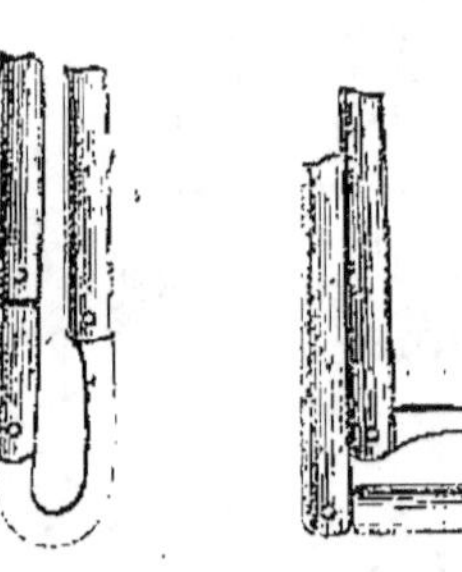

Fig. 108.   Fig. 109.

Une fois le rétrécissement franchi, un mouvement de bascule, que l'on détermine en tirant sur l'une des tiges en cuivre.

fait relever la lame de platine et la met dans une position à angle droit avec les tiges de cuivre qui la supportent (fig. 92). On attire alors l'instrument, la lame de platine vient buter contre le rétrécissement ; à ce moment-là, on fait passer le courant et l'on sectionne ainsi le rétrécissement.

Sonde lacrymale. — Cet instrument s'applique surtout aux suppurations chroniques du sac lacrymal ou aux rétrécissements du canal nasal, qui ont resisté aux traitements que l'on emploie d'ordinaire. Il a le calibre d'une sonde ordinaire.

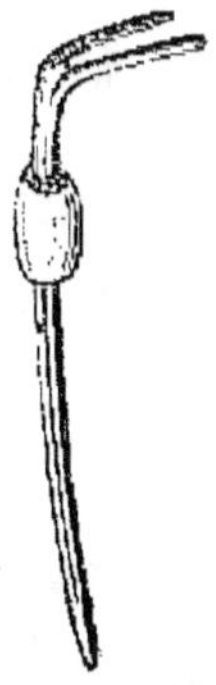

Il se compose (fig. 109) d'une anse de platine d'un centimètre de longueur environ, dont les deux extrémités se continuent par deux fils de cuivre ou mieux d'argent, isolés l'un de l'autre et parallèles. Chacun de ces fils est mis en communication avec l'un des pôles de la pile, par l'intermédiaire du porte-cautère. Le cuivre ou l'argent ne s'échauffent que légèrement, tandis que le platine arrive promptement au rouge blanc. On peut ainsi, au moyen de cette sonde, arriver jusqu'au rétrécissement, et ne cautériser que le point rétréci.

Fig. 110.

Explorateur électrique de M. Trouvé. — Cet appareil, destiné à reconnaître la présence d'un projectile dans une plaie, se compose : 1° d'une sonde exploratrice ; 2° d'un appareil révélateur. La sonde exploratrice (fig. 111) est une canule rigide ou souple, qui sert à faire l'exploration préalable de la

plaie et facilite l'introduction des appareils explo-
rateurs. L'appareil ré-
vélateur (fig. 112) con-
tient un électro-aimant
très petit disposé pour
fonctionner en trem-
bleur et communi-
quant au moyen de
mousquetons spéciaux
avec les pôles d'une
petite pile. Un stylet
qui s'ajuste à frotte-
ment au révélateur et
le complète est formé
de deux tiges métalli-
ques très isolées l'une
de l'autre, renfermées
dans un tube protec-
teur commun et ter-
minées par des pointes
aiguës qui font une
saillie de quelques
millimètres en dehors
de leurs enveloppes.
Les deux tiges du stylet
font partie du circuit
électrique de la pile et
de l'électro-aimant; il
suffit qu'un corps con-
ducteur soit en contact
avec les pointes pour.

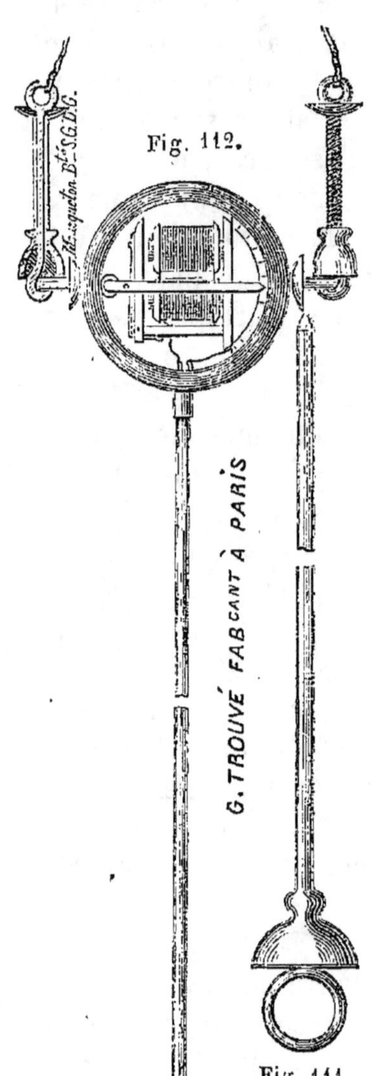

que ce circuit soit complet et que le courant passe
en faisant vibrer le trembleur.

Pour se servir de l'appareil, la sonde exploratrice
étant déjà introduite dans la plaie jusqu'au corps
résistant que l'on soupçonne être le projectile, on
retire le mandrin de la sonde, et l'on introduit à
la place le stylet du révélateur. Dès que l'extrémité de celui-ci se trouve en contact avec le corps
métallique, le courant passe et le trembleur est
mis en mouvement.

La première application de l'électricité pour la
constatation d'un métal dans l'organisme a été
faite au moyen d'une boussole, dont l'aiguille indi-
quait (la résistance étant moindre) une déviation
plus grande, dès que les deux fils communiquant
avec la pile étaient en contact avec un métal quelconque. Ce mode d'exploration est moins pratique
que celui de l'explorateur électrique de M. Trouvé,
car le bruit de la petite sonnerie donne des indications plus nettes et plus exactes.

Micro-téléphone. — Dans ces derniers temps on
a également employé le téléphone pour constater la
présence de corps étrangers. On y ajoute même
souvent un microphone qui permet d'augmenter
l'intensité des bruits de frottement. Le téléphone
et le micro-téléphone ne peuvent donner que des
renseignements approximatifs, et c'est surtout
par comparaison que l'on peut se rendre compte
des corps étrangers. L'inconvénient de ces instruments est précisément leur extrême sensibilité,
car le moindre changement dans l'intensité du

courant, la moindre augmentation dans la résistance du circuit peuvent amener des sons que
l'on peut confondre avec ceux qui sont produits
par le frottement des extrémités sur des corps
étrangers.

M. Graham Bell a proposé une méthode beaucoup plus simple et plus exacte : elle cousiste à
introduire dans le corps une aiguille communiquant avec un téléphone. L'autre communication
du téléphone a lieu avec une plaque métallique
appliquée sur la surface de la peau. Lorsque la
pointe de l'aiguille rencontre la balle, une pile se
trouve naturellement formée par le métal de la
balle, et la surface métallique en contact avec la
peau. Aussitôt un courant électrique traverse les
bobines du téléphone, et celui-ci fait entendre un
bruit chaque fois que l'aiguille est en contact avec
le corps métallique étranger.

Balance d'induction de Hughes. — De tous les
instruments pour constater la présence de balles
dans les plaies, le plus curieux et le plus étonnant
est sans contredit la *balance d'induction*, inventée par
M. Hughes. Elle permet non-seulement d'affirmer
qu'il y a un corps métallique dans les tissus, mais
encore à quelle profondeur il se trouve et cela *sans
introduire dans le corps ou dans la plaie* aucune
sonde, ni aucun stylet. La sensibilité de cet instrument est merveilleuse, car il est facile à tout le
monde de reconnaître, les deux mains étant fer-
mées, dans laquelle des mains se trouve une petite
pièce de monnaie.

Voici le principe de la balance d'induction de
M. Hughes :

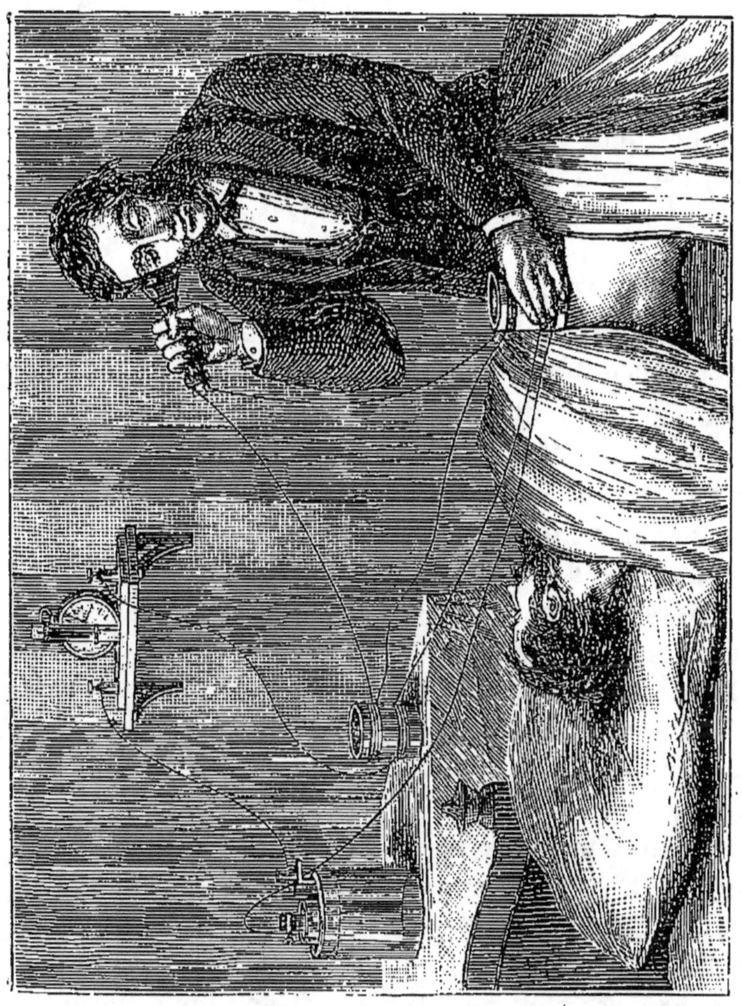

Deux paires de bobines creuses (fig. 113), formées
de fil de cuivre recouvert de soie, sont superposées.

Dans les bobines inférieures on fait passer le courant d'une pile; on constitue ainsi un circuit inducteur. Dans le circuit formé par les bobines supérieures on place un téléphone; dans celles-ci il se produit, à chaque interruption du circuit *inducteur*, un courant *induit*, lequel est perçu dans le téléphone, mais si l'ensemble des deux paires de bobines est bien équilibré, on n'entend aucun bruit dans le téléphone; les courants se contre-balancent, de là le nom de balance d'induction.

Si l'on plonge dans l'une des paires de bobines un morceau de métal, ou si l'on en approche un métal, l'équilibre établi est rompu et l'on entend dans le téléphone le son produit par l'interrupteur; d'un autre côté, l'intensité du son produit est d'autant plus grande que le morceau de métal est plus rapproché du plan de séparation de la paire de bobines dans lequel il est plongé, ce qui permet d'apprécier les distances. Enfin, le son produit dans les mêmes circonstances par deux fragments de métaux différents est différent, ce qui permet de connaître la nature du métal.

Ainsi, si l'on plonge deux pièces métalliques identiques dans les deux paires de bobines, et si le son du téléphone n'est pas éteint, c'est que les deux pièces ne se trouvent pas à la même hauteur. Si, au contraire, elles se trouvent à la même hauteur et si le téléphone donne un son, c'est que les deux pièces sont de nature ou de volume différents.

Pour rechercher une balle dans le corps humain, et c'est là l'opération qui a été essayée pour rechercher la balle qui a amené la mort du président des États-Unis Garfield (1), on dispose l'expérience de la façon suivante : les deux paires de bobines sont roulées sur des cylindres en verre ; une paire est mobile et peut s'appliquer sur le corps du malade. Tant que l'équilibre n'est pas troublé, c'est-à-dire aussi longtemps que l'une des bobines mobiles est éloignée de la balle, on n'entend aucun bruit dans le téléphone ; mais dès qu'on se rapproche de la balle, le bruit de l'interrupteur se fait entendre et il augmente jusqu'à ce que l'on soit dans le prolongement de l'axe passant par le projectile et par la bobine. Il ne reste plus alors qu'à connaître la profondeur.

Pour cela, on prend une balle de même calibre et on la place devant la seconde paire de bobines, on l'approche et on l'éloigne jusqu'à ce que le téléphone redevienne silencieux. La distance de cette balle de comparaison indiquera la distance qu'il y a de la balle qui est dans l'intérieur du corps, à la bobine exploratrice. On connaîtra ainsi la profondeur du projectile et par conséquent on sera en possession de tous les éléments pour en faciliter l'extraction.

Ajoutons que rien n'est simple et facile comme ce procédé, qui, parmi les choses merveilleuses de l'électricité, est une des plus merveilleuses.

(1) On n'a malheureusement exploré qu'un seul côté chez Garfield, car il était impossible, sous peine d'amener aussitôt une issue fatale, de lui faire changer la position qu'il avait dans son lit, et c'est précisément de ce côté que se trouvait la balle, comme l'a démontré l'autopsie.

TABLE DES MATIÈRES

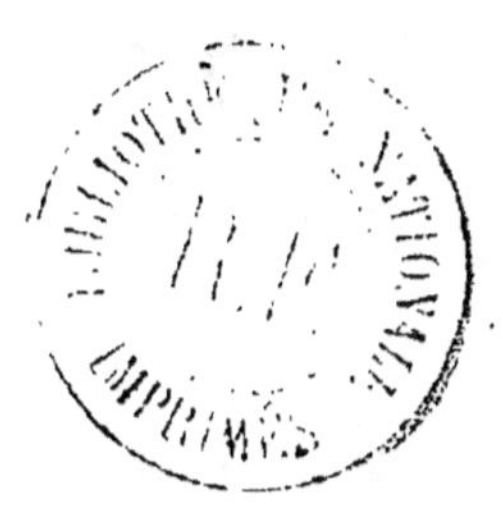

FIN DE LA TABLE DES MATIÈRES.

3443-81. — Corbeil. Imprimerie Crété

* 9 7 8 2 3 2 9 1 3 8 0 3 9 *